用药验方录

主编　相光鑫　甄思圆

副主编　张锡轩　孙小丽　商思阳

中国科学技术出版社

·北 京·

图书在版编目（CIP）数据

用药验方录 / 相光鑫, 甄思圆主编 . -- 北京：中
国科学技术出版社 , 2025. 4. -- ISBN 978-7-5236-1138-
8

Ⅰ . R289.5

中国国家版本馆 CIP 数据核字第 2025SJ9993 号

策划编辑	卢紫晔　崔小荣
责任编辑	孙海婷
装帧设计	北京文峰天下图书有限公司
责任校对	焦　宁
责任印制	李晓霖

出　　版	中国科学技术出版社
发　　行	中国科学技术出版社有限公司
地　　址	北京市海淀区中关村南大街 16 号
邮　　编	100081
发行电话	010-62173865
传　　真	010-62173081
网　　址	http://www.cspbooks.com.cn

开　　本	710mm×1000mm　1/16
字　　数	275 千字
印　　张	20.5
版　　次	2025 年 4 月第 1 版
印　　次	2025 年 4 月第 1 次印刷
印　　刷	北京兰星球彩色印刷有限公司
书　　号	ISBN 978-7-5236-1138-8 / R·3419
定　　价	98.00 元

内容提要

　　本书系从众多的中医药名家临床经验中辑录出来的用药经验。其中所收录的"经验"，有的来源于诸位名老中医的临床发明，系独家临床体会，自成一格；有的源自家传，世代相传；有的取自民间，已经过实践检验。每一方、每一法都历经千锤百炼，有实际效果佐证，对于中药的功效、治疗疾病的范围、使用的剂量、应用的注意事项等，多有所发展与创新，对读者提高使用药物的技巧，有很大的参考价值。全书内容丰富，实用性强，适合各级中医师、中医院校师生阅读参考。

前　言

中医药学是中华传统文化的瑰宝，历史悠久，源远流长，千百年来，逐渐形成了其完整的理论体系和独特的治疗方法，为中华民族的繁衍昌盛做出了伟大贡献。继承、发扬和振兴中医药事业，不可忽视的重要方面就是对老中医专家学者的学术专长和独特经验的整理发掘。

本书从已出版的众多名老中医经验集中辑录出诸位老中医的临床经验用方、用药经验、临床治验等，荟萃百家于一炉，全面反映了近年来中医药学临床应用的面貌，编排有序，分门别类，便于读者检索应用。

其中所收录"用药经验"多系临床实际体会，发前人所未发，足资借鉴。

由于历史原因，书中有的方、药涉及某些中药，如犀角、虎骨、穿山甲等，现已被禁止用于临床。如果需要用到这些方、药时，可选择其替代品，如犀角可用水牛角代替。书中为了文献的完整性，故保持其原貌，请读者理解。

书中部分方剂、药物的用量原为"两""钱""分"等，在编辑时，已经替换为以"g"为使用单位；原书部分方剂未标明用量，在参考原文献时请予以注意。

另外，书中所录方、药，请务必在专业人员的指导下进行应用，谢谢。

本书内容系辑录于已出版的名老中医临床经验、验方集、医论，在此，谨对文献资料的原著作者及名老中医致以衷心感谢！正是有了他们的整理、发掘，才使得中医得以薪火传承！

编者

目 录

第一章　用药概论

一、配剂

1. 用药量总以适应病情为宜

用药分量并不是越大越好越有效。西医重抑制，中医重调整。调整什么？就是调整人体气血阴阳，脏腑经络之平衡。药物的作用在于调整人体气血阴阳脏腑经络之偏颇，不是代替气血阴阳脏腑经络的功能。药物要通过人体才能发挥作用。药量太大的弊端有三，如下。

一是损伤胃气，生病后胃肠功能本就不太好，再重剂浪投，势必胃脘泛泛不适，甚至呕恶拒药。也就是药物分量之大，已超过了胃肠的负荷。

二是药物配伍之间有偏颇。如黄连、吴茱萸，若吴茱萸用量太大则抑制黄连的作用，黄连用量太大则抑制吴茱萸的作用。除了特殊情形外，通常黄连 3g、吴茱萸 1.5g 即可。

三是药物作用过猛烈，引起不良或不适反应。如黄芪量太大，易使虚火上炎，目眦发红，口干舌燥；熟地黄量太大易致脘闷纳呆；大黄、芒硝量过大更易使泻下如水。

相反，用药轻灵，可以调整脏腑经络之功能，调整气血阴阳使之平衡。薛生白《温病条辨》中有苏叶黄连饮治"呕恶不止，昼夜不瘥，欲死者，肺胃不和，肺不受邪"的条文，其中黄连只用 1.2g、紫苏叶只用 0.6～0.9g，2 味煎汤，呷下即止。王孟英评论说："此方药止二味，分不及钱，不但治上焦宜小剂，而轻药可以愈重病，所谓轻可去实也。"验之临床，确实如此。

是不是说药量越轻越好呢？也不是。因为药量过小会有药轻病重之弊，也难奏效。量大量小总以适应病情为好。在临床工作中，应当遵照

前贤吴鞠通的观点考虑："治上焦如羽，非轻不举；治中焦如衡，非平不安；治下焦如权，非重不沉。"[《董建华医学文集》]

2. 药量轻重，需当讲究

中医临证诊病，理、法、方、药俱当审慎，用药尤须仔细，疗效好坏与遣药得当与否有直接关系。

余早年临证，曾遇一水肿患者，周身恶肿已2个月，喘而不能平卧，入暮尤甚。纳差，神疲，脉证合参，诊为风水。予葶苈大枣泻肺汤合麻杏石甘汤为治。连进2剂而无显效，余暗自思忖：辨证无误，方证相合，有效为其必然。然而服药而不应，道理何在？百思不解，乃请教吾师瞿文楼先生。瞿师听完上述情况后，开口即问："葶苈子用量多少？"答曰："一钱（3g）。"又问："麻黄用量多少？"答曰："一分（0.3g）。"瞿师听后，即说："药虽对证而量不足。当即于原方中改葶苈子为三钱（9g）、麻黄为一钱（3g）。"患者服此方后，当晚即可平卧，续服三四剂后，肿已全消，食欲恢复。遂告痊愈，未见复发。

又曾治一痢疾患者，前医以芍药汤为治，不但无效，病情反而加重，延医至余，复视其方。见方中大黄用量为四钱（12g），心想：对赤痢患者用芍药汤乃为正治，并无偏差，唯大黄量略重，恐效果适得其反。遂将大黄减半，略加焦三仙以导滞。患者服1剂而应，2剂而愈。

由此可见，药量得当与否，对临证疗效有举足轻重的作用。水肿一例，病重而药轻，故尔罔效；痢疾一例，虽药量重，但未免太过，故欲速则不达。

理、法、方、药并无差错，所差者，药量也。稍一变更，疗效大增，患者病情立减，足见用药宜细推究，药量加减之间，实应因病而施，不可孟浪草率。[《燕山医话》——陈彤云]

3. 用药剂量小议

近来，在中药处方中，饮片用量似乎有增大的趋势，不管内、妇、儿、外诸科皆无例外，好像剂量越大疗效越好，是否如此，这是值得研究的。

剂量与疗效：剂量与疗效并不全成正比，有些药物治疗某种病证，其剂与疗效不仅不成正比，甚至出现相反的效果。如桑叶小剂量有散风清热、发汗的作用，大剂量却有敛阴止汗之功；白术小剂量有燥湿止泻的作用，大剂量却能治老年或产后气虚的便秘；红花小剂量养血，大剂量破血；川芎小剂量使妊娠家兔子宫收缩增强，大剂量反使子宫麻痹。无须累举，足以说明药物的量变会引起质变。小剂量能治疗，大剂量也能治病，剂量大小是根据病情的需要，不能信手开重剂大方。

剂量与体质：体质强弱和个体差异不同，对药物的耐受程度也不同。《素问·五常政大论》说："能毒者以厚药，不胜毒者以薄药。"虽以毒药为例，但也能说明用药剂量与体质有密切关系。我们传统用药习惯是，儿童和老年人的用量应少于壮年，妇女的用量应轻于男子。仅以儿童为例，一般来说，小儿用药量轻，这是由小儿的体质和生理特点决定的。其特点是"五脏六腑成而未全，全而未壮""脏腑柔弱，易虚易实，易寒易热"（《小儿药证直诀》）。根据这种特点用药必须审慎，若有差池，同毫厘之失，遂致千里之谬。所以随手重剂相投，实不应该。

剂量与疾病：病有轻重、虚实之别，一般轻病用量要轻，重病用量要重。因为病轻药重，药力太过，必伤正气；病重药轻，药效不足，不免延误病情，失去转机。虚证多属慢性病，治疗需要调理，一般不必重剂，病属虚证欲脱者，或重病邪实者，则施药剂量倍增，方可化险为夷。所以药量要根据病的具体情况而设，一味大量到底，实不可取。

剂量与配伍：方剂分大、小、缓、急、奇、偶、复，称为七方，组成按"君、臣、佐、使"进行，也就是说，药物组合有主有次，有辅有使。不管七方或"君臣佐使"组成原则，都表明药量有轻重之别，在七方中，大、急等方药味剂量要重，小、缓等方药味剂量要轻。可见，组成处方的药味剂量既不是都大，也不是都小，而是分孰大孰小有机的结合。如不同方名的厚朴三物汤和小承气汤，二者药物组成完全相同，但前者重用厚朴旨在利气，后者重用大黄意在攻下，说明处方中每味药剂量的改变，可以改变处方的治疗方向，所以要遵循剂量与配伍间的关系。

总之，用药剂量有一定的原则。要遵照三因制宜的原则，用药要巧，用量要准，力求恰到好处，切不可恣意增大药量，造成药材浪费和事与愿违的结果。[《燕山医话》——陈彤云]

4. 处方遣药要学会用轻量

中医治病的巧处在分量上。用量的大小要因人因病而定，以适合患者的体质和病情为宜。运用轻量方剂治病适用范围，有如下几点。

其一是上焦病。吴鞠通曾指出："上焦如羽，非轻不举。"因此治疗上焦疾病，不仅要多采用花叶一类质轻的药物，而且用量也要轻，煎法不宜久煎，否则药过病所，疗效反差。余曾用苏叶黄连汤治疗妇女胎前恶阻，呕恶不止，昼夜不瘥欲死，症属温热蕴于肺胃，肺胃不和，胃热移肺，肺不受邪，还归于胃，乃用黄连三四分（0.9～1.2g）以清湿热，紫苏叶二三分（0.6～0.9g）以通肺胃，投之多愈。查肺胃之气，非苏叶不能通，所以用轻量者，以轻剂恰治上焦之病，此方药只2味，不但治上焦宜小剂，而轻药竟可以治重病，所谓轻可去实也。盖气贵流通而邪气挠之，则用行窒滞，失其清虚灵动之机，故觉实矣。唯轻剂以轻清，则正气宣布，邪气潜消，而窒滞者自通。设投重药，不但已过病所，病不能去，而无病之地，反先遭其克伐。章虚谷氏谓轻剂为吴人质薄而设，殆未明治病之理也。川黄连不但治湿热，且可以降胃火之上冲；苏叶味甘辛而气芳香，通降顺气，独擅其长，然性温散，故虽与黄连并驾，尚减用分许而节制之，可谓方成知约矣。

其二是皮表病。皮毛和人体之表都属于人体之阳位，非轻剂药物不能达之。所以治此部位的疾病，一般采用轻剂，如桑菊饮、九味羌活汤、升阳散火汤等，应区别风热、寒湿、火郁之不同分别予之。

其三是慢性病。如慢性肺病、胃肠病、肝肾病等。患这些病的人日久体衰，加之长期服药，耗伤正气，不能急于求成。治疗时只用药物配成散剂或丸剂，小量服之，促进机体抗病能力的再生，通过渐积，慢慢起效，如春起回温，阳气布散，阴气自然消退，不期然而然。萌芽自然出土，自然茁壮而长矣。此理甚明，无待赘言。余曾治越南某患者，年迈体衰，病慢性结肠炎，久治不愈，对多种药物均有反应，中药禁服之品竟达 100 余种。就诊时每天进食不到一两（50g），形体消瘦，脉象缓弱，疾病的关键在于脾胃受损伤太甚，化源不能资生，乃先令停服中西药物 1 周，继用资生丸 1 剂，以剪刀将药物剪成粗末，每日煎服 9g，煮取 2 盅，早晚 2 次内服，守方月余，饮食大进而痊。

药物使用轻量，除在轻量剂型中配方以外，还有以下两种方法。

动药与静药想配伍而用于补益时，动药用量宜轻。所谓静药，是指具有补益作用、但易产生壅滞的药物，如党参、黄芪、白术、山药、熟地黄、山茱萸、鹿角胶、炙甘草等。所谓动药，是指具有调理气血作用、而易伤正损气的药物，如川芎、枳实、当归、柴胡、陈皮、肉桂、香附、桎柳、大腹皮、砂仁、豆蔻等。以阴阳归类，动药属阳，静药属阴，在组织方剂时两类药物相配伍，动药可推动静药，使补益作用增强，而副作用减少，这是处方的一种规律。例如在异功散中，参术苓草就是静药，用量宜重，陈皮是动药，用量宜轻，这样健脾的效果就会增加。久病怕动，一动则不堪收拾，所以静药应多于动药。

在处方中，引经药用量宜轻。所谓引经药，是引主药直达病所的药物。它的用量过大，反而会喧宾夺主，牵制主药发挥作用。如傅青主完带汤，主药是二术、山药、党参、白芍，用量很重，而柴胡和黑荆芥穗是引诸药入肝经和冲脉、带脉的药物，用量很轻，都只有几分，算得上是配伍的典型方剂。[《岳美中医话集》]

5. 药效不在剂量大小而在配伍灵巧

医生用药如射手击靶。好射手不凭枪弹多少，只要一发命中；好医生不在药剂大小，只要药证相投，用药灵巧。如一味追求增加剂量，不仅无功于治病，有时还起相反效果，且造成不应有的浪费。所谓"药证相投"基于辨证施治的功夫，"用药灵巧"乃指对方剂、药物的正确理解和灵活应用。对某些因剂量不同而功效相异的药，尤应慎重使用。如大黄小量健脾，量大即成泻剂；三七参少量（3～4.5g）以止血为主，多用（6g以上）即以化瘀为主；柴胡量大，发汗退热，量小则升提清阳。这都说明用量不同，功效悬殊。

常有因药量太大而出现弊端者。如半身不遂用黄芪，如果患者素来血压高，黄芪量大即易化热，造成血压更高，再次偏瘫，甚至危及生命。

例如，有一老人，素体阴血不足，腹胀便秘，某医始用芒硝、大黄，便秘不解，医生不详审证情，再次孟浪加药，硝黄大量并用，次日患者腹泻不止而死亡。当时的售药者抨击该医曰："兽医用药亦莫过如此而已。"［《张子琳医疗经验选辑》］

6. 用药如用兵，贵在少而精

《兵书》云："将在谋而不在勇，兵在精而不在多，乌合之众，虽多何用？"医家治病亦然，贵在辨证，药在少而精，辨证要调查分析，对病情要了如指掌，然后巧立处方，用药精简，攻其要端，常能事半功倍，挽救患者于垂危。

但在临床实践中，不少医者虽出于善意，随证增药，采用围攻战术，开大方少则十余味，多则数十味，问病堆药，拼凑成方，由于药味过多，相互牵制，药力分散，形成无帅之兵、无主之方，岂能药触病所，结果难以收效，徒药无功。尤其从事儿科者，更应引以为戒。因小儿机体具有"稚阴稚阳"之特点，遣方用药，更应倍加注意，既不可大剂寒凉，更不应重剂温补，加之小儿服药困难，剂型不宜过大，应适合婴儿特点，精方简药，突出重点，主次分明，量足力专，相辅相成，无充数之竽。

关于处方之大小，用药之多少，前人立有七方十剂，无疑是根据病情而定，要在辨证基础上合理选用。正如喻嘉言指出："凡用药不知君、臣、佐、使，头绪纷乱，率意妄施，药与病不相当，臣之罪也。"说明了药贵精专，注重配伍，临床每见百药不治之症，竟被遣方精专，直捣病所的 1～2 味或 3～5 味药物应手取效，例如独参汤、二妙散、生脉散、四逆汤、五味异功散、六君子汤、七味白术散等，沿用迄今，应之不衰，可知前人精方简药之心切，值得效仿。

吾根据小儿稚阴稚阳之体和服药困难的特点，在临床选方用药，以药精而味矫为原则，复杂重症每方不超过 8～9 味，简单轻症每方 6～8 味。如发汗解表不用麻黄、柴胡，常以藿香、紫苏梗透之，清热泻火不用三黄而用青黛以清之，实乃解表清邪，清热泻火一药二用之意也。

[《儿科名医刘韵远临证荟萃》]

7. 若用古方治今病，剂量需要适当增加

古方即古代方剂，它是古代医家在长期的医疗实践中，经过无数次临床验证所创立的。这些古方，之所以历千年而不衰，一个重要的原因，那就是疗效好，经得起历代医家的重复检验。那么今天我们再用同一首古方治疗同样的病证，有时疗效就不那么理想。这与以下几个因素有关。

（1）药物因素：古代医家所用的中草药，一般都是地道、天然、野生的，既无环境污染，又无掺杂使假，药品质量可谓真品、上乘。用现代中草药和古时相比，在疗效方面就大不一样了。首先，天然野生的和人工栽培的不同。近些年来由于野生药源的逐年减少，加之中草药需求量的逐年增多，供求矛盾日益突出，同时还有一个受经济利益驱动的原因，有不少中草药已经由野生来源为主，变成了人工栽培为主。药材的生长期明显缩短，有效成分减少，功效显然不及野生的好。如野山参可能生长几十年，甚至上百年，而人工栽培的普通园参一般都是 6 年采收，生长时间最长的石柱参也不过十几年采收，无论从功效还是从价格来看，相差甚远，其他药品也有类似情况。其次，加工炮制的不同，目前，有些地方根本不按中草药加工炮制规范制作，甚至省略了必要的工序。这在一定程度上必然影响药品的质量，偷工减料影响疗效。最后，以次充好，掺杂使假问题。

（2）患者体质因素：社会不断进步，医疗条件不断改善，现代人出生后不久就开始打疫苗，吃预防药，饮食结构和古时比也不一样，可以这么讲，现代人体质增强了，但对药物的敏感性却是降低了。古时没有抗生素，没有激素，不用化学合成药。现代人就不同了，众所周知，目前几乎每个患者都用过抗生素或化学合成药，有的甚至长期服用，这就不同程度地提高了人体对药物的耐受性，久而久之，难免出现抗药性。治疗这样的患者，医生在选方用药时，不灵活机动，依然照搬古方，不适当增加药品剂量，杯水车薪，怎么能收到理想的疗效呢？

此外，影响药物疗效的因素还有个体差异、地区差异、煎药过程、饮食宜忌、是否遵医嘱等方方面面。

根据这几十年来的临床体会，若用古方治今病，剂量需要适当增加。如果剂量适当增加了，其他方面注意到了，疗效自然也就提高了。
[《傅魁选临证秘要》]

8．药物的反佐

"反佐"是中医学有关方剂组织的法度之一。由于它在处方中属于佐使地位，往往得不到应有的重视，殊不知"反佐"是中医治疗法则的一个组成部分，绝非可有可无。

方剂中有些辅助"君"的药物，有时也称为"佐"。但这些药物的性能、功效往往与"君"相反，相互配合应用可以起到"相反相成"的作用，因此一般通称为"反佐"。当然，性能、功效相反的药物，用以辅助"臣"药，也属"反佐"。

"反佐"在临床应用上，一般来说可以达到这样几个目的：①防止"君""臣"产生各种副作用，如补中益气汤中的陈皮、黄土汤中的黄芩等；②扶助正气，以防"君""臣"伤及正气，如十枣汤中的大枣；③从相反的角度来协助"君""臣"，提高它们的疗效，如黄龙汤中的桔梗等；④诱导"君""臣"，使之能顺利地发挥应有的疗效，如白通加猪胆汁汤里的猪胆汁。由此可见，"反佐"药物虽然性能与"君""臣"药物相反，却能协助它们达到更好的治疗目的，实际上也起着"相佐"的作用。

"反佐"法在临床应用方面，一般有以下几种形式。

（1）用寒佐热法：主要用寒凉药物反佐温热之品，其目的是防止温热药过用助火，如黄土汤中用黄芩反佐附子；或防止温热药过用伤阴，且有诱导作用，如白通加猪胆汁汤中用猪胆汁反佐附子、干姜。

（2）用热佐寒法：主要用温热药物反佐寒凉之品，其目的是防止寒凉药过用伤阳，如滋肾丸中用肉桂反佐黄柏、知母；在防止寒凉药过用伤阳之际，又可达到增强疗效的作用，如左金丸中用吴茱萸反佐黄连，有加强疏肝止呕的作用。

（3）用补佐泻法：主要用补正药物反佐泻邪之品，其目的是祛邪而不伤正，如十枣汤中用大枣反佐甘遂、大戟和芫花。

（4）用泻佐补法：主要用行气、活血以及其他祛邪药物反佐补益之品，以防止补益气血以后产生气血壅滞，如归脾丸中用木香反佐参、芪、术、归和龙眼肉；或用以增强祛邪作用，如玉屏风散中用防风反佐黄芪、白术。

（5）用敛佐散法：主要用收敛药物反佐宣散之品，既防疏泄过量以致伤正，又能增强止咳平喘作用，如小青龙汤中用五味子反佐麻黄、桂枝、细辛。

（6）用散佐敛法：主要用宣散药物反佐收敛之品，其目的是防止收敛太过反致敛邪，如九仙散中用桔梗反佐罂粟壳、五味子。

（7）用升佐降法：主要用升提药物反佐泄降之品，其目的在于提壶揭盖，加强疗效，如黄龙汤中用桔梗反佐芒硝、大黄、枳实。

"反佐法"的内容丰富，临床应用取效甚捷，如能进一步研究，将可大大有利于提高临床疗效。[《叶显纯论方药》]

9. "轻可去实"的内涵及意义

徐之才"轻可去实"理论渊源于《黄帝内经》之"因其轻而扬之"。因此,拟订了几条,作为"轻可去实"的内涵:一是着眼于"轻",凡方剂之轻灵者,药性之于平淡者,如辛而微苦,甘淡、甘凉之属;二是煎药方法上的变动,使味厚气薄药之轻煎,取其气而不取其味;三是在使用范围上,如外感热病未入营血,弥留气分不解者,或湿热未清低热绵绵者,内伤中脘痞满或吐逆者,中焦湿热上泛,苔厚灰腻,流涎不止者,中焦脾胃最宜爱护,大苦大寒腻滞之剂,易碍胃纳遏气机,纵使病情需要,也应中病即止,药液宜少量分次服用,或浊药轻煎取其气,儿童老人,更须时时注意保护其纳运之机。

临床凡用"轻可去实"之法,药之品味不宜多,分量不宜重,介石类药每剂 15g 以下为宜,植物药一般 5～10g 即可,行气活血药等尤其不可过量,这是一般情况。对病情急重体格壮实者,不排除使用大方和重剂,但在服用药物时,一剂药也应分 3～4 次服完,以免伤胃。胃伤不仅不能载药运食,反而会壅塞气机使病情加重。"轻可去实",既是方剂功能的分类方法,也是治则与治法。因此,凡能发表散邪、扬清抑浊、顺气开闭、不腻不滞的方剂,用于临床,不论病之新久,病情轻重,施治得法而获效者,都可列入"轻可去实"的范围之中去。[《豫章医萃——名老中医临床经验精选》——钟新渊]

二、煎服

1. 中药汤剂及煎煮法

中药多是来源于自然界的物质,其中所含有效成分,常为溶解状态的自然结合,只有在汤剂中才能保持这种结合状态。尤以复方汤剂在混合煎煮中,某些不溶和难溶于水的主药与某些辅药互相结合起来,常能变成可溶的、复杂的结合物质。例如白虎汤中的石膏本难溶于水,若单独煎煮，其溶液中的浓度是很小的，但与知母、甘草、粳米等混合同煮，则这些物质所含的糖类、酸性物质等，愈能增加其溶解度。又如某些具有作用峻猛含生物碱的药物，当其和含有苷类、鞣质类等物质的药物同煎时，则能形成胶体状态，使在内服之后，吸收较为缓慢，不致发生急剧作用，药效平和持久，而且能产生协同作用。

昔之医家，关于汤剂煎煮的方法有很多记载，是非常重视的。现在则相反，药物的煎煮皆委之病家，又不详加说明，以致漫无准则，影响疗效。兹将汤剂的调制方法，摘要说明如下，以供参考。

（1）药材的切制：凡用作汤剂的药材，须先切成片、块、段，或研碎。无论采用何种形式，其厚薄或大小须一致，而且宜薄，薄则宜出汁。更需视药材的性质而定，如为质地坚硬的块根、茎、皮、果实，应切成纸一般的薄片。如研碎入汤，以研碾成中等粗的粉末即可。质地疏松的药材，如全草、叶以及部分根茎之类，可切成相当薄片4倍的厚片，或块、段用之，若研碎煎汤，则宜粗末为宜，不可过细，以免影响汤液滤清。

（2）煮药的器皿：煎煮汤剂的容器以陶制的瓦罐、砂锅，或银、紫铜器和搪瓷器皿为宜，常用砂锅。不可用铜、铁器皿。因铜易起绿，铁常生锈，许多药物一遇此等金属即发生化学变化而致变性。

（3）煎药的水量和质量：古时汤剂的水量，为药物的6～8倍。现在一般每剂药（一般药量）加水600mL，煮至250mL，或用水5份，煎取2份。总之，根据药物的多少增减水量。但也要注意药物性质及质地，以能煮出其有效成分而又便于服用为准则。至于水质，亦需讲究，应选择含矿物质及杂质较少的水为宜。古时常用雨水、雪水及长流水煎药，其意义就是这样。

（4）煎药的燃料及火候：煎药的燃料，古时多用桑柴、芦苇及木炭等物。火候则有文、武、紧、慢等之分。这说明调制汤剂的燃料与火候需根据药物性质及医疗用途而定。现在则多用木炭等多种火源。在火候方面，亦简化为文、武并用，即在未煮沸之前用武火，既沸之后，用文火保持小沸。

（5）煎药次数及时间：古时汤剂，每剂只煎1次，现时多煎2次。这在厚片不易出汁的补剂，尚属相宜。至于煎煮时间的长短，煎1次者，大凡煮沸后，保持小沸20分钟即可。若煎2次，只需煮沸10分钟。需要煮2次的补药，头煎煮沸后煎25～30分钟，二煎煮沸20分钟，离火静置片刻后滤出。

（6）先煎后煮及不宜煎者的药物举例：①凡芳香挥发性药物，如荆芥、薄荷、紫苏、藿香、香薷、桂枝、木香、玫瑰花等药均宜后煎或少煮。因煎者稍久，则其有效成分易于散失，影响疗效。②凡补益及味厚的药物，如何首乌、地黄、黄精、党参、黄芩、黄连、苦参等药，可以先煎或稍久煎，但亦不宜过久。③凡辛味药，如干姜、荜茇等不可先入煎。④泻药中的大黄、番泻叶不可久煎，芒硝、玄明粉等只需溶化即可。尤其是大黄久煎因其含有止泻作用的鞣质全部溶出，服后每致不泻。⑤凡含维生素及消化酶类的药物，如麦芽、六神曲、鸡内金、雷丸等药，均不宜煮，因有效成分遇高温则被破坏，故需作浸剂或丸、散剂用之。⑥诸矿物药的粉末及有细毛的药材，如石膏、龙骨、枇杷叶、旋覆花等，须用绢袋包煎。各种动物胶剂，如虎、鹿、龟、驴胶等，需另行蒸烊兑入，因其易沉附于药罐之底，每致烧焦失效。此外，有些难溶或不溶于水的药物，作汤剂则少效，如延胡索、滑石等，不可不知。

总之，汤剂的煎煮方法是多种多样的。在实际操作中，必须按照调剂法则及医师指示，认真对待，切不可草率从事，以免影响疗效。[《临证集要》]

2. 煎药、服药应依法度

煎药方法是古人多年经验的总结，煎药方法的正误对中药的疗效确有重要影响。不问中药的药性，将所有药物同入一罐用蒸汽冲的方法，其煎药效果不仅不好，有时反可能有害。仲景提出的煎药法应大力提倡。

煎药之法，关系药之验否，最宜深讲，如发散芳香之药，取其生而疏荡，故不宜久煎，且芳香之药，久煎则香气已失。补益滋腻之药，则宜全煎，以取其味，俾收补益之效。清凉药宜用炭火文火煨，忌煤火。方中有麻黄者，应先别煮二三沸，去沫，更益水如本数，乃纳余工，不尔令人烦。方中有芒硝、朴硝者，皆绞汤讫，纳汁中，更上火二三沸，烊尽乃服。方中有阿胶者，须另烊，冲和药服。方中有鸡子共同者，须将煮沸之他药汁，去渣少凉，再纳入鸡子黄搅和服。服桂枝汤后，须啜热粥以助药力。用茯苓桂枝甘草大枣汤，须嘱以甘澜水先煮茯苓。用五苓散，须嘱以白开水和服，服后多饮暖水。小建中汤，除饴糖外合煮，去渣后纳饮糖。大柴胡汤则煎减半，去渣再煎。柴胡加龙骨牡蛎汤，则煎药成而后纳大黄。蜀漆散、赤小豆当归散、半夏干姜散、白术散，均用浆水煎。风引汤，用苇囊盛药末，以井水煎。百合知母汤、百合滑石代赭石汤、百合地黄汤均用泉水煎。大半夏汤，应以水和蜜，扬二三百遍煎药。

服药方法，亦必依法度。病在上焦，宜发散者，应饭后服，使药性留于上焦而祛邪；补益之剂宜饮前服，使药在中焦得以迅速吸收而补虚。清热之剂宜冷服，温里之剂宜热服。驱虫、泻下之剂宜空腹服。安神之剂宜睡前服。补气、助阳之品宜晨间服，养阴、补血之剂宜夜间服。补益剂亦可按所补脏腑之旺时服药，同气相求其效更佳，如补肺药宜寅卯二时服用，补脾者宜辰巳二时服用，补心者宜午未二时服用。

[《医林拔萃》——黄树曾]

3. 中药的特殊制法、服法

医生在处方中会注明一些"脚注"，如"甘草（炙）"是对中药的特殊说明和规定。临床总结，有以下几个方面。

（1）临时炮制：是指用量极少的炮制加工药品，一般药厂不生产、中药业和医院中药房又不准备，多在调剂时临时加工。如"瓜蒌玄明粉拌""熟地黄砂仁拌""当归乳香面拌炒""生石膏糖拌炒""升麻蜜炙""党参米炒"等，这些药品，一定要根据医师意图，应炒则炒，应炙则炙，以符合医疗要求。

（2）煎熬与服用要求：由于中药来源不同，质地坚实与轻松也各有区别。为了保证药品更好地发挥效用，医师经常在煎熬和服用方面提出以下要求。

①对质地坚硬的药品，如矿石类的生石膏、生磁石、生赭石、生紫石英等；贝壳类的生牡蛎、生石决明、生瓦楞子、生蛤壳、生紫贝齿等；化石类的生龙骨、生龙齿、石蟹等，多注明"先煎"，以便充分溶出有效成分。

②对质地轻松具有芳香挥发特性的药品，如薄荷、佩兰、藿香、紫苏叶、荆芥穗等，多注明"后下"（后入），以防过煎挥发有效成分而失效。

③对较小的种子类药品，如车前子、葶苈子、秫米等和粉末类药品，如青黛、滑石粉，以及带有柔毛类药品，如旋覆花、枇杷叶等，多注明"包煎"（布包），以便使药液澄清，便于服用。

④对某些贵重药品，如人参、西洋参、鹿茸片、羚羊角片、犀角片等，为了保证药品疗效，避免损失药液，多注明"另煎"。

⑤对于胶类药品，如生阿胶、鹿角胶、龟甲胶、鳖甲胶、二仙胶等，多注明"烊化"（溶化、另炖），以防煎熬稠黏，难滤药液。

⑥对于汁液药品，如竹沥水、生姜汁、黄酒等，不需与群药共煮，多注明"另兑"。

⑦对某些贵重少量粉末类药品，如三七粉、沉香面、琥珀面、朱砂面、鹿茸面，或处方中附加的中成药如紫雪丹、安宫牛黄丸、局方至宝丹、至圣保元丹、妙灵丹、回生救急散等，多注明"分冲"。

以上各项要求，在调剂时，都必须另包（液体装瓶），另号（注明），以确保药品疗效和便于服用。

（3）捣碎：凡种子果实类及坚硬的根及根茎类（未经切片的品

种），用时多需打碎，目的是便于煎出有效成分。但因药品质地不同，其捣碎程度也有差异，所以处方注明字样亦有区别。一般常见的有打、碎、捣、研、杵、劈等。总之，凡质地坚硬的药品，如紫苏子、砂仁、白豆蔻、草豆蔻、瓜蒌子、决明子、川楝子、山慈菇等，必须捣碎；但桃仁、杏仁需捣成泥状，黄连需砸劈法，半夏需轻打成碎瓣等。

（4）去掉非药用部分：如枇杷叶、石韦"去毛"，麦冬、莲子"去心"，斑蝥虫、红娘子虫"去足翅"，白花蛇"去头"，大枣"去核"等，均需根据处方要求，进行处理。[《燕山医话》——金世元]

4. 热病服药法

今人服药，不管退热药或调理药，一般每日2次，早饭头汁，晚饭二汁。调理药这样服虽可，解热药就嫌时间太长。《伤寒例》说："作汤药，不可避晨夜，觉病须臾，即宜便治，不等早晚。"这是说有病急治，服药不拘早晚。又说："凡发汗温服汤药，其方虽言日三服，若病剧不解，可半日尽三服。"清代《吴鞠通医案》对外感热病服药法有："今晚一贴（剂，下同），明早一贴；今晚二贴，明早一贴。""煮成二碗，分3次服完。""六钱（18g）一包，一时一包。""周十二时八贴。""分六包，时许一包。"他的这种服药法，能使药力持续不断，是一种好方法。今作煎剂分2次服，大失吴氏立方之意。

凡发汗解热，必须温服，用其热促使汗出，冷服则不易出汗。若周身拘紧疼痛者，再加覆盖。至于辛凉解热药则取温服，稍凉服亦无妨，不必覆盖。[《姜春华论医集》]

5. 胃病患者服汤药注意

汤剂是迄今为止治疗脾胃病的常用剂型。随症加减，随时调整配伍用药，能更好地切合病情，所以也是主要的剂型。

汤剂一般分2次煎服，每次煎成的药量以200mL左右为宜。如患者胃气上逆，呕吐、恶心，或胃中湿浊，胃中辘辘有声，眩而欲吐，舌苔白腻，不欲饮水者，药液应适当浓缩。胃阴亏虚，舌红、口干欲饮者，药液的量可适当增多。

胃需腐熟水谷，要求饮食及药液均要热，故一般汤剂药液的温度以60℃左右为宜。必须温服，但不宜过烫，以免灼伤食管和胃的膜络；不宜过凉，以免寒凝气滞。《灵枢·师说》所说"食饮者，热无灼灼，寒无沧沧"，这对胃病患者确是至理名言，饮食和药液温度同样适用。

关于服药时间，一般胃病可在上、下午两餐饮食之间服药，如上午9时，下午3时左右。如因故不能上述时间服药者，也必须在进餐前或进餐后相隔1小时服药。脾胃气虚以餐前为宜，肝胃气滞证患者以餐后为宜，胃阴不足者餐前或餐后各1小时均可。总之，勿在服药后即进食或食后即服药，以免药与食物相杂，影响药物的效应。如胃痛以夜间尤甚或子夜、黎明胃痛发作时，最好在临睡前服1次药，最好是"头煎"药液，翌日白昼再服二煎。呕吐、反胃患者，宜在吐后胃中空虚之时服药。如呕吐量多或呈朝食暮吐者（十二指肠、幽门部溃疡引起不完全梗阻），也可用胃管抽出胃中潴留液，然后从胃管中注入浓缩的药液，再抽出胃管，右侧卧，腰臀部稍加垫高，以利药物作用于幽门梗阻部位，有利于改善局部病理损伤，提高疗效。

一般胃病服汤剂后，宜安坐约半小时为好。不要服后疾行，不要药后即劳作、持重或弯腰。[《徐景藩脾胃病治验辑要》]

6. 中药起效时间与毒副作用出现时间

对于中医、中药疗效评价的问题，虽然已经通过临床验证，但是由于中、西医的学术观点不同，某些西医对中药疗效的认识仍然存在着"鸡叫天亮，鸡不叫天也亮"的观点。这种观点固然与他们的学术观点和不以实践是检验真理的唯一标准的非科学态度有关，也与我们中医不够了解什么中药可以多长时间出现疗效、出现什么样的症状改善有关系。所以我们要想正确评价中药的疗效，必须深刻了解什么中药多长时间出现疗效、出现什么样的疗效。通过临床观察发现中药出现疗效大致有以下几种规律：①局部用药出现的作用快，内服药出现的作用慢。其中局部用药疗效快者可见用药后的一刹那间即症状缓解，而内服药则需15分钟至4小时才能出现疗效。②辛散药用药后出现的作用快，苦降药次之，甘缓药作用最慢。其中辛散药内服大致在30分钟至1小时即可症状缓解；苦降药则需30分钟至2小时，甚至4小时才出现效果；甘缓药常常1小时以上，甚至24小时后才出现效果。③表证用药后疗效出现的作用快，里证用药后疗效出现的作用缓。其中快者常常在2～8小时，慢者则需8～48小时。④虚证用药后疗效出现的作用慢，实证用药后疗效出现的作用快。其中实证快者15分钟至2小时，虚证慢者在4～48小时，甚至以上。⑤寒证用药后药效出现的作用快，热证用药后疗效出现的作用慢。其中快者仅需几分钟，甚者1小时；慢者则需40分钟至48时方才有效。⑥气分证用药后疗效出现得快，血分证用药后疗效出现得慢，其中快者十几分钟即可见效，而血分证则必须40分钟以上方可有效。⑦亡阳证用药后疗效出现得快，亡阴证用药后疗效出现得慢，其中快者约需十几分钟，甚者1小时；慢者则需40分钟，甚者2～4小时。

　　对于中药有无毒副作用的问题，在当前来说有两种观点。一种观点认为中药没有什么毒副作用，即使有也只能说很小；另一种观点则认为中药不但有的有毒性，而且有的有严重毒副作用。我同意后一种观点。但如何评价每味中药的毒副作用，还应具体问题具体分析。通过临床观察，大多表现为：①胃肠道的毒副反应出现于用药后的一瞬间至1～2小时。②心悸心慌的毒副反应出现于用药后30分钟至1小时。③头晕、四肢麻木的毒副反应出现于1小时左右。④大汗不止的毒副反应出现于用药后1小时左右。⑤口干古燥、咽喉肿痛的毒副反应出现于用药后1～2小时，甚至3～4小时以后。⑥烦躁狂乱的毒副反应出现于用药后1小时以后，甚至更长。⑦荨麻疹的毒副反应出现于用药后4～12小时，甚至48小时以后。⑧鼻衄、斑疹的毒副反应出现于用药后1～2小时，甚至48小时以后。反之，若不是在此时间内出现的毒副反应，则应考虑是不是中药引起的。[《中医临证经验与方法》]

三、杂谈

1. 用药与时令

辨证论治应结合时令因素，这是众所周知的。但在临床实际工作中不能很好落实，往往就患者病情而论，很少从天人相应、人与自然统一观来考虑。担心用了时令药会影响疗效，这是多余的。

用药要体现时令特点，一般在辨证当用方中加一二味时令药即可。例如夏暑之间，不论何病，皆宜加入藿、佩，以芳化暑湿之气，疗效大为提高；秋季可加用杏仁、桔梗以肃利肺气；冬宜桂枝、甘草以辛甘化阳；春宜柴胡、郁金条达肝木生发之气。药量一般宜小不宜大。太大就会喧宾夺主。

若病情与加时令药有明显矛盾时则不应加时令药。如春季遇肝肾阴虚一贯煎证的患者，则不必加柴胡，因古有柴胡动肝阴之说。很多疾病与节气变化相关，二十四个节气中，每逢节气前后一二天，患者病情常有加重或反复，一方面应提前向患者交代清楚，以便"适寒温、和意志而安精神"，另一方面可根据具体病情，在选方用药上予以适当考虑。

[《董建华医学文集》]

2. 浅谈药引的作用

近世处方用药都不太注意药引的作用，然有些药引不但确实有效，而且能成倍地提高药物的治疗效果。有些药引应用后，或可突出药物的某些特长，或可增强方药的药理作用，或可解除方药中某些药物的毒性，或起引经作用，引诸药直达病所，等等。

药引虽然不是方剂中的主要药物，却往往起着画龙点睛的作用。药引的种类繁多，一般都具有药源丰富、质地新鲜的特点，中药店不易保存，或是不必保存，因此，大多数患者可自己准备，在煎药时加入即可。这些药引多是日常生活中可以见到的药品或食物，如生姜、大葱、大枣、黄酒、猪蹄、锅巴、粳米等。

（1）黄酒：治疗血证经常应用三七，三七具有活血和止血两方面的功能，用白开水送下则止血效果好，用黄酒送下则活血效果好，故应根据不同的病证灵活掌握。又如治疗破伤风，应在用祛风止痉药的同时，加黄酒二两（100g）为引，黄酒通行经络皮肤，能令汗腺松弛而微汗出，使病邪从汗解，配合药物较好地发挥疗效。服小活络丹时用黄酒为引，亦比不用黄酒效果为佳。

（2）治感冒时，如果属于风热型，可用老葱须3个、白菜疙瘩1个（去老皮、切薄片）为引；如属风寒型，则可用红糖15g、生姜3片为引，能协助汤药发汗解表之力。

（3）治疗妊娠呕吐，用灶心土60g，煎汤澄清，取汁为引，既可健脾和胃，又能止呕。

（4）治疗胃不和时，每剂中药用60g饭锅巴为引（饭锅巴一般用大米制作，在焖大米饭时，令饭锅巴一面焦黄，然后除去上面的米粒，再放在锅内烤，使两面均为焦黄即可）。可助消化、增食欲。

（5）治疗乳汁不足时，用七星猪蹄1只，煮极烂熟，置阴凉处放冷去油，只用清汤代水煎药，既可补虚，又能提高其他药物的疗效。

（6）用青葱管1尺，洗净、切为寸段为引，治疗关节炎，既可通络，又能引导药物直达病所。

此类例子不少，临证时应注意向患者交代清楚药引的用法，以提高治疗效果。当然，也并非每个方剂中必有药引，而要具体分析、区别对待。[《临证医案医方（修订本）》]

3. 药引的妙用

药引和中医方剂的组成关系，其中包含着"归经"学说。人体的经络系统网络周身，通达表里，内连五脏六腑，处络四肢百骸，筋骨皮毛，使内外表里成为一个统一的整体。因此，不同的药物所发挥的作用，与各个脏腑和各经络有着密切的联系。这是中医辨证论用药的理论根据，也是药物发挥作用的归宿。如小儿发生咳、哮喘、肺炎等呼吸道病变时，当用桔梗、杏仁、黄芩、桑白皮等肺经的药物来组成方剂，借以更好地发挥方剂止咳定喘的疗效。因此，按经用药是中医治病的理论基础之一，一直指导着临床实践。

（1）"辨证按经用药，首先要针对病情，使用要讲究科学，既要知常，也要达变"。常用的引经药，如木通、黄连入心经，黄柏则入小肠经，柴胡入肝经，青皮则入胆经，苍术入脾经，石膏则入胃经，桔梗、杏仁入肺经，白芷入大肠经，肉桂入肾经，滑石则入膀胱经，钩藤入心包经，连翘则入三焦经。木香入冲脉，王不留行入任脉，黑附子入督脉，川续断则入带脉。上肢用桂枝，下肢用牛膝，头面用川芎，腰部用桑寄生，命门用补骨脂，丹田用砂仁，骨髓用熟地黄，尿道用甘草梢，胞宫用童便。这是一般原则，而不能错用，如太阳经病应用羌活、防风为引，而不能用阳明经病的升麻、葛根，用错则达不到治疗效果。

即便是同一归经的药物，作用也各有别。如黄芩、干姜、百合、葶苈子，都是归入肺经的药物，其功用差别很大。

甚至同一品种的药物，其不同的药用部分，又有不同的作用。如麻黄发汗，麻黄根则止汗；当归身补血，当归头止血，当归尾破血，全当归则和血。

还有同一药物，其剂量不同，则作用又有差别，如红花重用则破血，少用则养血。

（2）归经是指某一药物根据它的性味颜色归入某一经而发生疗效。推而广之，临床上任何药物，都可进入体内某一部位而达病所，借以更好发挥其功能，别看药引是处方中的配角，它的作用却不可小看，有时甚至能收"药半功倍"之效。例如，治疗风寒感冒时在辛温解表剂中加药引生姜3片、葱根3个，可增强解表发汗的作用；治疗风热咳嗽，在辛凉解表宣肺方中加药引鲜枇杷叶2片，刷去毛布包，可增强肃肺止咳的功效；治疗暑热患者，在清暑解热方中加用药引鲜荷叶1角，可增强清暑药的功效；治疗脾胃虚弱的患者，在健脾益气方中加入煨姜2片、大枣 5 枚，可增强调和营卫的作用；治疗肺阴虚损、热病伤津，在养阴补虚方中加入药引银耳 20g、海夫人 10 枚，可增强滋补调理的作用；治疗小便不畅或尿频急的患者，在清热利尿药中加入药引鲜车前草 3 株、灯芯草 3 根，可增强清利利水的功能；治疗白痦常用鲜芹菜为引，可助清热透痦；治疗痢疾常用鲜马齿苋为引，可助清热解毒止痢；治疗神昏窍闭常用鲜菖蒲为引，则增强宣闭通窍之力。

"药引尚可起到矫味和减低某些药物的毒性作用"，如在用川乌、草乌方中，加入甘草为引，可以降低乌头的毒性；在用天南星、半夏的方中加入生姜同样可以降低其毒性；方中加用白糖、红糖、冰糖、饴糖可以矫味；如用桂圆肉包裹鸦胆子吞服、米饭包裹牵牛子末吞服，可以减轻对胃的刺激。

此外，"药引在成药中的应用价值也是不可低估的，既可增强成药的疗效，也可使成药更具有多种功能"。如用薄荷为引煎汤代丸，可以增加疏风清热的作用；用金银箔为引煎水化丸，可以增强镇惊安神的作用等。

（3）药引治疗疾病十分广泛，如可用于儿科四大要证——疹痘惊疳。

麻疹治疗方面虽有透达、解毒、养阴三大法则，但重点主要在透。为了使麻疹很好透达，不致遗毒逗留，可在清热透疹方中采用新鲜的西河柳（又称观音柳）数条为引，以助透发。尤其在麻疹欲陷之际，常用樱桃核 10g 为引，使其复透，而免陷伏生变。

惊风是一切抽搐疾病的总称，小儿"无惊不变，无惊不走"，常可迅速夺走小儿宝贵生命，所以前贤认为"小儿疾患无越惊风之险"。若在清热化痰、镇惊息风的处方中加用金银器 1～2 件，为引煎煮，则可增强镇惊定搐的作用。

疳证是小儿一切虚弱疾病变化转归的结果，积为疳之母，积不治可以成疳，但疳证并非全由积而成。故在治疳的处方中加用干蟾皮为引，常收清热除蒸、消痞除胀之功。

总之，不同的疾病可以根据不同的证情而选用药引，才能有的放矢，起到增强药效、祛除疾病的目的。有些药引需要病家自己寻找，应当详细说明，以免出错，同时还应注意剂量，绝不能喧宾夺主，忽视整个处方的配伍。[《孙谨臣儿科集验录》]

4. 引经药的运用

由于人体的脏腑、经络密切相关，将其联系成一个整体，而药物都有一定的归经，其走行的方向道路不同，所以临证用药应强调引经药的选用。引经药的使用犹如行途中的向导，有了向导就能顺利到达目的地。

六经各有引经药。如太阳经病引经药是羌活、防风；阳明经病引经药是升麻、葛根、白芷；少阳经病引经药是柴胡；太阳经病引经药是苍术；少阴经病引经药是独活；厥阴经病引经药是细辛、川芎、青皮。治疗时按经络走行的方向、部位，根据病变的范围所在，选用适当的引经药物才能直达病所。如病在头，选用羌活、白芷、川芎；病在胸肋，选用柴胡、青皮；病在腰部，选用杜仲；病在髋部，选用独活；病在腿足，选用牛膝；病在上肢，选用桂枝等。[《医林拔萃》——石玉生]

5. 药物的归经

依据药物的性能而归经：因药物的性能各有专长，能泻肺火，不一定能泻肾火，能补脾的，不一定能补肾，所以因性能的不同而归经亦异。例如，桔梗与杏仁同入肺经，但是杏仁除能祛痰止咳而归入肺经外，同时能润大肠燥结，所以它又并入手阳明大肠经。又如，枸杞子在眼科临床上的应用为明目兼治眼目赤痛，而目为肝之窍，故枸杞子归入肝经，同时枸杞子又能治肾虚腰足酸软，故又归入肾经，所以用内服药治疗眼病时，须依据经络学说而处方，则能取得较好疗效。例如眼病的"黄膜上冲证"，症状出现时，系在风轮下缘，向上升冲，根据《内经》的解释，阳明为目下纲，故黄膜上冲证在十二经见证中，则属于足阳明胃经。因胃与脾相为表里，故又归于脾经。因此对本证的处方是"通脾泻胃"，方中重用石膏，因石膏归于足阳明胃经之故。又如"色赤如胭脂症"，它的症状均出现在眼的白睛，白睛为气轮，属手太阴肺经。又该病因肺热喘咳而致者，可用退赤散，而此方的主药为入手太阴肺经的桑白皮。诸如此类，均依据经络学说的处方用药原则为基础。兹将归经的药物举例如下。

通行十二经者：附子、甘草；手少阴心经：远志、酸枣仁；手太阴肺经：桑白皮、桔梗；手厥阴心包经：川芎、蒲黄；足少阴肾经：肉苁蓉、熟地黄；足太阴脾经：白术、陈廪米；足厥阴肝经：龙胆、柴胡；手阳明大肠经：大黄、火麻仁；手太阳小肠经：车前子、木通；手少阳三焦经：栀子、朴硝；足太阳膀胱经：木通、茵陈；足阳明胃经：山楂、石膏；足少阳胆经：龙胆、柴胡。

总的说来，药物应用的规律，除了依寒热温凉的药性不同、升降浮沉的作用不同、补泻不同分类外，药物的归经不可轻视。如能掌握药物归经的规律，则在临床上自能有条不紊地处理错综复杂的疾病，而达到预期的效果。[《眼科名家陆南山学术经验集》]

6. 带脉药考六类

带脉的引经药，《得配本草》附录《奇经药考》及《杂病源流犀烛》中的"带脉病源流篇"等，都有记载。朱老归纳先贤的经验，补充一己之得，将带脉药分类如下。

（1）升提带脉：升麻、五味子。升麻，《奇经药考》认为能缓带脉之缩急，朱老认为以升提带脉的弛松为妥。因㿗疝、肾著等症都可应用，甚至带下崩中久陷者，用本品颇验，都取其升提之力。五味子为带脉药，《傅青主女科》中宽带汤用五味子，谓："或疑方中用五味、白芍之酸收，不增带脉之急而反得带脉之宽，殊不可解。"他又解释："用五味之酸以生肾水，则肾能益带，似相碍而实相济也。"（少腹急迫不孕章）朱老不能同意他的论点，因为五味子的性能，正如李东垣所说"补气不足，升也，酸以收逆气"（《本草纲目》五味子条所引），盖味酸能收敛带脉，补气则巩固它提系的功能而奏升提之效。

（2）固托带脉：龙骨、牡蛎、海螵蛸、椿根皮。《奇经药考》认为"龙骨治带脉为病"，盖带下久陷，非固托不能奏效，除龙骨外，尚有牡蛎、海螵蛸都有固托带脉的功效，带下日久，上列诸品均可选用。

（3）止带脉之疼痛：白芍、甘草。《奇经药考》认为"白芍治带下腹痛"，又说"甘草缓带脉之急"，凡是带脉失调而发生疼痛现象，芍药、甘草二者并用，有协同安抚带脉，而收止痛之功。

（4）温带脉之寒：艾叶、干姜。《奇经药考》认为艾叶能温下焦，暖胞宫，所以能祛带脉之寒。干姜辛热散寒，带脉受寒，则功能减退，弛垂而酸痛，用热药温暖，寒祛而功能恢复，所以甘姜苓术汤中用本品，其理即在于此。

（5）清带脉之湿热：黄芩、黄柏、白芷炭、车前子。《杂病源流犀烛·带脉病源流》认为黄芩亦为治带脉病要药，凡带脉有湿热滞留，黄芩之外可加黄柏。如果形体虚胖，湿重而兼阴部痛痒并有水肿的，可加白芷炭、车前子，以增燥湿之力，尤其白芷，《神农本草经》已述其治带下之效，近人更认为是治湿热带下的引经药。

（6）补带脉之阴：当归、熟地黄。叶天士治奇经之法，以当归为治带脉病主药，"带脉为病，用当归以为宣补"（《临证医案指南》）。带脉阴虚营亏，当归之外，可加熟地黄，效力更为显著。[《中医当代妇科八大家》——朱小南]

7. 花类药解妇人之郁

妇科疾病多由"郁"而生。"郁"是指气机郁结。早在《素问·阴阳别论》即言："二阳之病发心脾，有不得隐曲，女子不月。"指出情志抑郁而致闭经。

郁，可由家庭、环境关系，忧思、顾虑等诱发而起，使肝气郁结，气机不畅而致病；也可由于阴血不足，水不涵木而致肝气上逆，疏泄失常，以致出现肝气郁结的症状。

妇人之"郁"一般治法多以疏肝解郁的逍遥散或加牡丹皮、栀子。然笔者嫌其辛燥伤阴，宜取其法而换其药，用花类以疏肝解郁，并多用于月经前的调经治疗。

花者，华也，乃本草精华。诸花皆散，故花可散邪，外感用之；气味芳香，芳香以解郁，故杂病用之。《素问·奇病论》有曰："治之以兰，除陈气也。"故芳香、轻清之花类，有疏肝解郁之功效，善解妇人之郁。

常用的花类有茉莉花、杭菊花、南豆花、鸡蛋花、川厚朴花、素馨花、玫瑰花等。

茉莉花，性味芳香微辛微温。情志抑郁，肝气郁结者最适宜，为解郁常用之药，一般花茶取用。花类药中，其解郁力最强，药有时焗服。若肝郁化火者，配以甘苦微寒之杭菊花为宜，取其平肝、清热、解郁。二者均是解郁调经常用之品，多用于经前，以疏肝解郁。

南豆花（扁豆花之优质者），芳香甘平，一般皆云能清解暑湿，殊不知其亦有清热解郁，气香醒脾，以畅脾神之妙用，我常作解郁调经之常用药品，配麦芽、柏子仁，即有催经之力，何需必用牡丹皮、牛膝、益母草以强行通经耶？

鸡蛋花，芳香甘平，除清热利湿，治湿热下痢（赤白）里急后重外，气香解郁，鲜时色黄白，干时色赤黑，是气分药而兼入血分也。治室女月经先期，室女痛经而冲热者。

川厚朴花，微苦辛微温，用于气郁而致胸腹胀痛、嗳气、呕恶者，有开郁和肝脾的作用。药用时宜后下。女子善怀，宜以宽慰，药以榛苓，榛即厚朴，与茯苓二药仲景收入半夏厚朴汤中，后世之四七汤理七情气即本于此。今将厚朴改为四川产之厚朴花，以花类解妇人郁，岂不妙哉！

素馨花，气香，亦能解郁，治胸胁不舒，心胃气痛，但味苦价昂，故我很少用。

玫瑰花，气香性微温，味甘微苦，为理气和血行血之品，入肝脾经。治肝气郁结之甚，或气滞血瘀者，用于痛经，经行结块。药用时宜后下，以留其香。

总而言之，妇人多系血虚气郁，我以自订养血方（熟地黄、怀山药、云茯苓、枸杞子、炙甘草、菟丝子、莲须、桑寄生、柏子仁、晒龙眼或大枣）而加药类解郁于妇人常见病，常获良效。[《南方医话》——郭燕文]

8. 经病用药七不宜

治月经病重在调理，即调理脏腑气血之功能。方虽不离四物、四君之类，然而用药当严谨，行经期间，更宜慎重。余遵前贤之训，结合自身临床体验，概括为七个不宜，即：理气不宜过用香窜，以免耗气；清热不宜过用苦寒，以免伤阴；祛寒不宜过用辛热，以免动血；补益不宜过用甘温，以免助热；止血不宜过用固涩，以免留瘀；行血不宜过用攻逐，以免伤正；调经先期不宜止，愆期不宜破。[《三湘医萃·医话》——杨升三]

9. 妊娠用药宜忌

妊娠用药不宜过于滋补，以免有碍脾胃。凡发汗、峻下、滑利、行血、祛瘀、耗气以及有毒之药，均应慎用或不用，以免伤胎。如有迫切需要，亦可适当选用，"有故无殒，亦无殒也"。但须严格掌握剂量，"衰其大半而止"。

胎前用药，宜以清热养血为主，兼以健脾顺气，汗、下、利小便是为三禁。盖汗则损阳伤气，下则损阴伤血，利小便则损津伤液也。

妊娠清热宜用黄芩；补脾勿离白术；温胃止呕，顺气镇痛宜加砂仁；补肾固胎，尤宜杜仲。方用安胎饮（即四物汤加党参、白术、黄芩、陈皮、紫苏、甘草）化裁，使气血旺、脾胃健、肝肾强，则胎元得固。此为妊娠用药之宜忌也。[《三湘医萃·医话》——杨升三]

10. 脘痛用"花"

慢性胃炎，在中医学属于"胃脘痛"的范畴，多有中脘胀痛的症状。因此，常用芳香解郁、理气止痛的药物。而临证用香附、木香、厚朴、砂仁、豆蔻等香燥药物常非所宜，而绿萼梅、玫瑰花、代代花、佛手花、厚朴花、扁豆花等花类药物却有良好的疗效。究其原因，有下述几点。

（1）"肝为刚脏，体阴用阳""气血冲和，万病不生，一有怫郁，诸病生焉"。慢性胃炎多有中脘胀痛，痞满嗳气，恶心干呕，泛吐酸水等症。此乃肝木侮其所胜，横克中土所致。花味芳香，大有理气解郁之功。花性和平，却无助长厥少木火之弊。

（2）"胃为阳土，喜润恶燥""胃宜降则和"。慢性胃炎虽有胀痛痞满诸症，而辛香燥热，动阴伤津之品也在所当忌。花类香散，润中有通，理气而不伤津，悦脾而能降胃。深合胃之喜润喜通之性。

（3）花类药其质轻清，轻可去实，以轻取胜。

（4）花类药物系用其含苞待放之花蕾，具有芬芳浓郁之味。"浊气在上则生䐜胀"，芳香可以化浊，浊去胀消。

（5）花类秉受少阳春升之气。能升脾之"清"而降胃之"浊"。则升降有序，枢机启运，生机无穷。[《南方医话》——赵国仁]

11. 服中药忌食

（1）牡丹皮：忌蒜、胡荽。

（2）补骨脂：忌芸苔及诸血。

（3）荆芥：忌鱼蟹、驴肉。

（4）苍耳：忌猪肉、马肉、米泔。

（5）地黄：忌葱、蒜、萝卜、诸血。

（6）牛膝：忌牛肉。

（7）大黄：忌冷水。

（8）蓖麻：忌食炒豆终生，犯之即危。

（9）天冬：忌鲤鱼。误食中毒浮萍汁解。

（10）何首乌：忌诸血、无鳞鱼、萝卜、蒜、葱、铁器。

（11）土茯苓：忌茶、牛肉。

（12）菖蒲：忌饴糖、羊肉、铁器。

（13）桔梗：忌猪肉。

（14）黄精：忌梅实、花、叶、子。

（15）白术：忌桃、李、雀肉、青鱼、白菜。苍术忌同。

（16）蜂蜜：忌生葱、莴苣，同食令利下。忌鱼。

（17）蚖螂：忌羊肉。

（18）朱砂：忌鲤鱼。

（19）鲫鱼：忌蒜、砂糖、芥末、猪肝、鸡肉、雉肉、鹿肉、猴肉、麦冬。

（20）鳝鱼：忌犬肉、犬血。

（21）鳖肉：忌鸡蛋、苋菜、猪肉、兔肉、鸭肉、芥子、薄荷。妊娠忌。

（22）鸡肉：忌蒜、李、兔、鱼、生葱、糯米、犬肉。

（23）鸡蛋：忌蒜葱、韭子、鳖肉、兔肉、糯米、鲤鱼。

（24）雉肉：忌核桃、菌蕈、木耳、荞面、葱。冬月宜。

（25）鹑：忌猪肝、蕈菌。

（26）雀：忌李、酱、白术、妊妇。冬月宜。

（27）燕：肉不可仞，食伤人神。

（28）乌鸦：肉不可食，食令人昏。

（29）孔雀：肉不可仞，食其肉，其后服药必不效。

（30）猪肉：忌生姜、荞麦、吴茱萸、胡荽、牛肉、羊肝、鸡蛋、鲫鱼、龟鳖、乌梅、桔梗、黄连、胡黄连、苍耳。

（31）鲢鱼：忌甘草。

（32）猪血：忌地黄、何首乌、黄豆。

（33）猪肝：服药人忌。并忌鱼、鹌鹑。

（34）猪肾：冬月忌食，久食伤肾。

（35）猪胰：忌男子多食损阳。

（36）狗肉：忌蒜、菱。九月勿食。

（37）羊脑：男子食，损精气，和酒服，伤心。

（38）羊肝：忌猪肉、梅子、小豆、生椒、苦笋。妊妇忌。

（39）牛肉：忌猪肉、米酒、韭、薤、生姜。

（40）马血：忌生马血，入人肉中即肿，连心即死。马肝有毒，不可食。

（41）兔肉：忌鸡肉、姜、橘、芥。妊妇忌。8～10月可食，余月伤人神气。

（42）蛤：忌醋。

（43）人参：忌萝卜。

（44）黄连：忌猪肉。

（45）细辛、远志：忌生菜。

（46）常山：忌生葱、生菜、醋。

（47）甘草：忌白菜、海藻。

（48）半夏：忌饴糖、羊肉。

（49）杏仁：忌小米。

（50）干姜：忌麦冬、兔、蛤、鲫鱼。

（51）乌头：忌豉。

（52）鳖甲：忌苋菜。

（53）诸药皆忌：胡荽、蒜、生冷、炙煿犬肉、鱼腥、酸臭、陈腐、黏滑、肥腻之物。[《刘越医案医论集》]

12. 药物功用的两重性

每个药物都有两重性，不过有的比较明显，有的不太明显就是了。例如：大黄既能泻下通便，又能收敛止泻；胡桃肉既能涩肠止泻，缩尿止遗，又能润肠通便，滑窍消石。因此，临床上应用某个药物的某一作用时，常常采用炮制的方法消除或减低其相反成分，以达到某种用药目的。例如，大黄在临床应用时为了减少其泻下通便作用常常加工成熟大黄，肉豆蔻为了减少其润便作用常常加工成煨肉豆蔻等。

有些药物的两重性是通过它的性味、归经、功用来体现的。例如：硫黄的润肠通便和补火止泻是通过它的性味酸温，归经入命门、大肠，补火助阳体现出来的；人参、白术的通便和止泻作用是通过人参性味甘微苦微温、归经入脾肺、功用补益脾肺，白术性味甘苦温、归经入脾胃、功用补脾益气体现出来的；肉苁蓉的通便和止泻作用是通过它的性味甘咸温，归经入肾、大肠，功用补肾壮阳体现出来的。因此，临床应用某个药物进行治疗时，尤应重视它的性味、归经、功用，而不应过多地拘于其能治某某病证。

有些药物的两重性是通过其对某些证候的特性表现出来的。例如：菟丝子，诸书很少记载其有通便和止泻的作用，但在应用于肝肾俱虚、阴阳不足的患者身上时，却表现出了很好的润便和止泻作用；山茱萸、五味子，诸书均明确列明其有收敛固涩之功，而殊少列其有利小便之效，而在临床上应用于肾气亏损、小便不利的患者身上却表现出很好的利尿作用；防风、独活，诸书多仅列防风散风解表、胜湿止痛、祛风解痉，独活祛风胜湿止痛、散寒解表，而殊少列其有止泻、通便之效，而在临床上应用于风邪入里的泄泻、便秘时，却表现出了很好的止泻、通便作用；砂仁，诸书均列其有行气止痛、温胃止呕的作用，而殊少提到其有收敛固涩之效，然其用于湿热或寒湿泄泻、遗精、遗尿时，却表现出了很好的收敛固涩作用；栀子、黄连，诸书均云栀子泻火除烦、泄热利湿，黄连清热泻火、清热燥湿，而殊少提到其能致泻、致吐的不良反应，而在临床上应用于脾胃虚寒的患者时，却经常出现呕吐、泄泻的不良反应。因此，临床应用每个药物时必须首先考虑证候的性质。

有些药物的两重性中的某些特性只能通过药物之间的配伍才能体现

出来。例如：紫苏叶本是一个以发表散寒、行气宽中见长的药物，但在与黄连配伍之后，却明显表现出了止吐之效，若与神曲配合，用于食滞不化的呕吐，常常获得意想不到的效果；陈皮与甘草，诸书均不列其能通便，而两药配伍常可收到通便之效。如此等等，不胜枚举。

总之，每个药物都有其两重性，所以临床应用每个药物时，一定要注意采用恰当的办法去发挥其有效的功用。[《中医临证经验与方法》]

13. 中药可出现过敏反应

中药药性有异，因人体体质不同，对各种药物的耐受与反应亦各有差异。现常说用西药有的出现过敏反应，其实服中药也常遇到个别人有过敏现象，常因不严重而往往被人忽视。仅我经见者，有的对黄芪过敏，有的对桂枝过敏，也有的对炒酸枣仁过敏，还有的对陈皮过敏；近年来报道，对苦参、地龙等过敏反应者较多。

一般表现：轻度有皮疹、瘙痒或恶心等。将致敏药味去掉后则愈，未见引起严重后果。在临证处方时，若配伍适当，则反应可避免或减轻，如对玉屏风散中之黄芪过敏者甚罕见，大约与伍防风、白术有关。故医者在配伍时宜细加推敲。[《张子琳医疗经验选辑》]

14. 药物毒性、功用与体质

在临床的过程中，经常发现有的患者应用某些药物的量极反应。有的患者用量极大则有很好的疗效，有的患者用量极小则有很好的疗效。例如：川乌、草乌、附子，有的患者仅用至 0.5g 就发生了麻木、抽搐、心悸、昏迷；大黄，有的患者用量达 200g 而不出现腹痛泄泻，而有的患者仅仅应用 0.5g 却发生严重的腹痛泄泻；熟地黄，有的患者虽用至 250g 而无腻膈之害，而有的患者仅仅至 3g 却发生了明显的胃脘胀满；白术，有的患者虽用微量即出现便秘，而有的患者虽用大剂却更加泄泻；红花，有的患者应用 0.5g 即发生堕胎，而有的患者应用 15g 后却出现了固胎之效；麻黄，有的患者用量达 60g 却无汗出，而有的患者虽然仅仅用了 0.3g 却出现了心悸、汗出不止。如此等等，这是仅仅应用药量的大小。去细读前人之中药著作，在论述每个药物时，大都将性味、归经、功效、临证应用放到一起进行论述，而不分列性味、归经、功效、应用，且大都不列用量、不列条目。写功效时必写证候性质，写毒性时亦列体质与证候性质。就是说列功效、列毒性时，无不与体质和证候性质相联系，无不把体质、证候性质作为功效大小、毒性大小的指标。所以研究、审查每个药物的功效、毒性时，必须与体质、证候性质相联系。[《中医临证经验与方法》]

15. 孟澍江用药心悟

为医之道，贵在辨证，辨证当以中医理论为基础，以四诊八纲为运用，然后得出"证"的概念。有证要有方，有方要有药，是以理、法、方、药，是中医临床之要素。其中选药尤为重要。

药有四气五味，必须配合得当，药证相合，方见功效。用药要专，不可庞杂，切不可"头痛治头，脚痛治脚"，面面俱到，处处不漏，结果必然是杂乱无章，药物重叠。

药的用量，亦不可过轻过重，轻重之法，当视症情轻重缓急而定。病轻药重，则药过病所；病重药轻，则药不能及，均非所宜。另外，药的用量，还应根据药的本身性味质地而定，如滋补药芪、地之类，轻用则无力；若细辛、麻黄、黄连等则不宜重用。古人有云"（细）辛不过钱，麻（黄）不过八"，此当不必拘泥。但这种严格控制其量，无非示人以规矩，至于剧毒药如雷公藤治肾炎、风湿痛，白花蛇、乌梢蛇等虫类药治关节炎及类风湿关节炎，均有较好的疗效。当然用之宜慎，不可滥用、久服。经云"大毒治病，十衰其六"，即是此意。

对于药物配伍，亦有讲究，配伍得好，可以增强疗效，俗称为对子药。如牛蒡子配蝉蜕清热透疹，三棱配莪术活血止痛，姜黄配海桐皮治脊痛，防己、薏苡仁配络石藤治腓肠肌转筋，天麻配南星化痰除眩，石膏配细辛治头痛、牙痛，细辛配川芎治头痛、心绞痛，全蝎配蜈蚣治头面神经麻痹及三叉神经痛，干姜配乌梅治嘈杂吐酸，桃仁配红花通络和血而有祛瘀生新之效，人参配附子除痹止痛，桂枝配附子回阳救逆。其他古代成方中，如瓜蒌配薤白治胸痹，延胡索配川楝子治胃痛、疝痛，蒲黄配五灵脂治瘀血痛，白芍配甘草治筋挛急及腹虚痛，桂枝配甘草解除冲逆，此种配伍方剂甚多，举不胜举，可在临床上选择运用。[《孟澍江中医学术集萃》]

16. 专主一证之要药

（1）腰痛：如肝肾虚寒，腰痛用杜仲；肝肾虚热腰痛，用女贞子。

（2）膀胱：膀胱气寒不化，溺闭用肉桂，膀胱气热不化溺闭，用知母。知母苦甘寒、无毒，下则润肾，燥而滋阴，上则清肺热。

（3）脊痛：阳虚劳损脊痛，用鹿角胶，阴虚劳损脊痛用猪脊髓。

（4）乳痈：凉消乳痈用蒲公英，温消乳痈用橘叶汁。

（5）痨虫：凉杀痨虫用明目砂，温杀痨虫用水獭肝。

（6）肝风：凉定肝风用羚角，温定肝风用肉桂。

（7）内风：散内风用嫩钩藤，湿散内风用明天麻。

（8）郁疹：热郁发疹用蝉蜕、牛蒡，寒郁发疹用柽柳（柽柳俗称西河柳，独入阳明，其功专发麻疹）。

（9）呕吐：热体呕吐用竹茹、芦根，寒体呕吐用丁香、柿蒂。

（10）流涎：胃热流涎用子芩，脾寒流涎用丁香、柿蒂，脾寒流涎用益智。

（11）眩晕：阴虚眩晕用菊花、黑芝麻，阳虚眩晕用山茱萸、鹿角霜。滋肝木之阴，阴心包之火。黑芝麻填髓脑。

（12）脚气：温热脚气用防己、赤小豆，寒湿脚气用槟榔、杉木片。

（13）胁痛：热郁胁痛用广郁金、川楝子，寒瘀胁痛用当归须、苏子霜。

（14）阳痿：虚寒阳痿用阳起石、鹿茸，虚热阳痿用女贞子、石斛。

（15）嗜卧：热体肝火郁胃、困倦嗜卧用生地黄、青黛，寒体脾湿、困倦嗜卧用香苣、苍术。

（16）痰病：湿热为痰用黄芩、胆南星，燥热为痰用天花粉、竹沥，寒湿有痰用陈皮、半夏，寒燥有痰用姜汁、白芥。

（17）肾病：肾经湿热用黄柏、知母，肾经寒湿用小茴香、附子，肾经燥热用龟甲、黑豆，肾经寒燥用肉苁蓉、胡桃。

试举一证一脏为例，余可类推，诚能自儆知一不知二之弊。庶几同一肝燥不致以治寒燥之枸杞、当归，误治温燥。同一胃湿不致以寒湿之草果、肉蔻，误治湿热乎。庶几热体胎动之黄芩、苎麻根，寒体之艾叶、杜仲。热体邪迷之朱砂、白薇，寒体邪迷之赛龙齿、雄黄。热体遗精之牡蛎、决明，寒体遗精之桑螵、益智。热体崩漏之侧柏、蓟根，寒体崩漏之海螵蛸、禹粮。热体通络之丝瓜络、竹沥，寒体通络之白芥、乳香。热体肺虚之沙参，寒体肺虚之人参。热体心液亏之柏子仁、麦冬心，寒体心液亏之龙眼肉、炒酸枣仁，均不致混用乎。唯是此篇所举，皆寒热对待者，燥湿未备也。攻补升降、滑涩、散敛、通塞更未及也。皆不可以混用者也。何可依稀仿佛，抄袭成篇，反咎责之无效也哉。

以上系辨体质以察病因，就病因而再用药，实乃疗病总诀。[《左季云证治实验录》]

17. 药名变化与避讳

《神农本草经》中有薯蓣而无山药之名，到了唐代因避代宗李豫的讳，改名为薯药。降及宋代因宋英宗名赵曙，又将薯字改为山，遂成山药。

再如延胡索这味药，在宋代严用和的《济生方》和明代的《本草汇方》中都是按此名写的，玄参在元版《千金翼方》也是按此名写的，但到了清代吴其濬所著的《植物名实图考》一书中，为了避康熙皇帝的名字玄烨，将延胡索改为元胡，将玄参改为元参。

由于古代避讳这一陋规，致使许多书中将本来习用的名字改换成其他字，给学习带来了困难，以上是药物避讳变化的几例。[《五十年临证得失录》]

18. 虎骨的临床替代

虎骨，国家已明令禁止销售、使用。然中药品种繁多，有许多是功效相同或近似者，可互相代用而不影响疗效。

虎骨应用不是十分广泛，且水煎不易出味，古方多入丸散或酒醴中。虎骨性味辛甘大温，主要作用是追风与健骨。

用于追风之常用方有二：一是《圣济总录》之大活络丹，方中药味多至50种，属于动物类的追风药已有乌梢蛇、白花蛇、全蝎等，虎骨并非主药，将方中之动物药稍加大其量已足，不必另代（方中亦有犀角，不用亦无关紧要）；二是《太平圣惠方》中之史国公药酒，亦治中风后半身不遂、手足拘挛、麻痹不仁等症，拙意用白花蛇及全蝎两者代替虎骨，追风之力可能更佳。

虎骨作强筋健骨之用，以治痿症之常用方亦有二：一是《太平惠民和剂局方》虎骨四斤丸，二是丹溪虎潜丸，前者偏于助阳，后者偏于补阴。笔者曾用山羊胫骨及其髓代替虎骨，疗效甚佳。《本草纲目》羊胫骨治筋骨挛痛无力，而其髓则有填阴补髓之功，正合虎潜丸中用猪脊髓之义。至于后世有用虎骨入汤剂治肢体痿弱者，可用鹿筋代之，温煦之性既同，而补虚之功更胜一筹也。[《百年百名中医临床家——何炎燊》]

19. 犀角的药物替代

犀角，国家已明令禁止销售、使用。然中药品种繁多，有许多是功效相同或近似者，可互相代用而不影响疗效。然必须依照中医辨证论治的立法、处方、用药原则，又须熟悉被代用之药所具有的效能，及其在方中所起的作用，才能运用自如，不能像某些方书所说的"如无犀角，代以升麻"那么笼统。

（1）治疗心胃两经气营燔热，如《太平圣惠方》中几首犀角散，可用黄连、生地黄两药代之。因两药皆入心胃两经，既清气分炽热，又能内彻营阴也。如方中已有黄连、生地黄，可加大其量，再用栀子、竹茹一两味已足。

（2）邪入血分，发斑发疹或吐血衄血，急需清热解毒，凉血活血者，如《千金要方》犀角地黄汤。可根据辨证孰为主次，分别用药代之。消斑透疹可用红条紫草、金银花、丝瓜络等凉血透络之品。治疗各种热性出血，笔者常用犀角地黄汤复入《金匮要略》泻心汤及大量白茅根（鲜者可用至500g），虽无犀角而疗效不逊。

（3）犀角是血肉有情之品，借其通灵之性，入心包络以解热苏神，此则非上述药物可代，如安宫牛黄丸、叶氏神犀丹、吴氏清宫、清营诸方等，笔者每用羚羊角合玳瑁代之。羚羊角主要作用虽是凉肝息风，然亦有清心热、镇心神作用。玳瑁咸寒入心肝两经，古人多用治中风失语、神昏瞀乱诸症，故至宝丹用之。李时珍说："玳瑁解毒清热之功，同于犀角。"与羚羊角合用，相得益彰。玳瑁产于南海，羚羊主产于我国西北，目前药源尚可保证。[《百年百名中医临床家——何炎燊》]

20. 比类取象识药性

人与动物、植物、矿物，均受自然界的影响，人的某些生理、病理现象必然与动植物的生理、病理现象相似，故用动物、植物、矿物的某些特异的状况来纠正人体的病理现象是完全可能的。

如植物之花、叶均质轻而向上，故常用来宣散表邪；金石之品重坠向下，故常用来降逆、镇潜；多孔、中空之植物多具通利之功；多汁植物往往具补液之效。

中医辨药，注重色香味形；论性，注重寒热温凉；辨类，分作金石草木禽兽虫鱼；辨味，分出苦咸酸淡辛甘；辨功用，分为汗吐下和温清消补。芳香之品都能舒气行经，芳烈之品都能开中祛浊；味厚者走阴，味薄者走阳；辛甘之味无降，苦咸之味无升，酸涩之味无散，甘淡之味无攻。诸根皆升，如升麻、葛根、柴胡、黄芪等俱有升提作用，然若味苦质重之大黄，则降而不升矣；诸子皆降，麻仁、杏仁、葶苈、牵牛等是；诸药与叶皆散，辛夷、菊花、桑叶、薄荷、苏叶等俱系发散之药，至于厚朴花之宽中、旋覆花之润利祛痰、月季花之调月经、淫羊藿之助阳、十大功劳叶之治痨伤、枇杷叶之降逆，又是花叶之变格。

以心治心：肉桂心行血而疗心痛，竹叶卷心、莲子心、连翘心、连心麦冬皆清心安神之品；筋以治筋：如蹄筋食之能补筋；络以治络：如橘络、丝瓜络等之舒络；皮以治皮：如白鲜皮之治皮肤湿热疮疹。凡物之中空者皆能疏气，如苇茎；多孔者皆能通利，如木通；有刺者皆能息风，如刺蒺藜；有芽者皆能透发，如大豆黄卷；多汁者皆能增液，如麦冬；色白者入肺，如贝母、百合；色赤者入心，如朱砂；色青者入肝，如青黛、苍龙齿；色黄者入脾，如甘草、黄芪；色黑者入肾，如熟地黄、玄参。有不然者乃其变也。[《医林拔萃》——黄树曾]

21. 药性气味功用忌宜总诀

（1）知药味：辛辣入肺能疏散，苦味入心能泻火，甘味养胃能补脾，酸味入肝主涵敛，咸味入肾以软坚。

（2）识药性：轻者能浮且能升，可以上入心肺经；重者能沉又能降，药物内实能攻里；药的桠枝达四肢，药的皮走皮肤。药的苗端透清窍，果木取心入脏腑。干燥的药行气分，滋润的药入血分。

（3）讲究气味：寒热温凉是药气，酸苦甘辛咸淡味。气属阳而专主升，味属阴而主降下。气厚属于纯阳类，味厚多属纯阴类。味薄谓之阴中阳，气薄谓之阳中阴。气薄药性多发泄，气厚药性多发热；味厚药性能降泻，味薄药性能疏通。辛甘发散属于阳，酸苦涌泻谓之阴；咸味降泄亦谓阴，淡味渗泄谓之阳。用气取其动能行，用味取其静能守。

（4）明白宜忌：欲表散者忌酸寒，欲降下者忌辛甘。阳旺多火忌热辣，阳衰体虚忌沉寒。上盛体质忌升散，下实体质忌秘涩；上虚体质忌降药，下虚体质忌泄泻。甘甜忌于中满症，苦寒勿施于假热。

能记上述四要诀，可懂中医用药法。[《中医实践经验录》]

22. 炮制应依法度

同一药物的炮制方法不同，其性质、功用则异。例如，"生半夏有毒，仅可作阴疽药，不宜内服"；用竹沥浸透之半夏则"可治痰火，呕逆难眠""青盐半夏系用青盐制过，温燥之性大减，能降虚火、蠲痰饮，治阴虚火旺挟痰饮"，姜制半夏则"辛温而燥，长于祛脾湿不化所聚痰饮及和胃降逆"。又如，"生姜辛微温，能横散胸中寒邪，具发青止呕化痰之功，宜用于外感风寒呕吐或痰饮病""炮姜苦温，发散之性大减，有温寒之力，能引药入血分而温经止血""干姜温肺、脾、胃，具守敛之功，为治里寒证之要药"。

再如土炒之药，多能入脾而助运；醋炒之药多能入肝；盐水炒之药，多能入肾；酒炒之药，多能活血；清炒者，多可使药性转温；炒焦者，能增助消化、健脾胃之功；炒炭者，多能收涩止血；麸炒、姜汁炒者，可矫其腥味、减其毒性等。所以，应特别重视药物的炮制。[《医林拔萃》——黄树曾]

23. 择药应别生熟

中药的炮制作用十分重要，炮制可以提高中药的效能，降低毒性，矫正药叶，改变性能，但这并不意味着排斥生药，而应根据临床需要灵活选择生熟制品。

（1）生熟制品的不同作用：应根据具体病证进行选用：如生山楂活血化瘀，降低血脂，抑制皮脂腺分泌，可以治疗高脂血症、痤疮等；用焦山楂则开胃助运止泻，可以治疗泄泻、伤食；用生何首乌润肠通便解毒，治疗肠燥便秘；用制何首乌滋补肝肾精血，治疗虚损病证、脱发白发；生黄芪补气升阳、托毒生肌，蜜炙黄芪则补气作用更强；生大黄泻下力猛，制大黄泻下力缓。

（2）应该炮制为熟制品后应用的药物：有些药物炮制后功用增强，或毒性降低，如杜仲须炒后有效成分才能析出，故较生用效佳。其他如酸枣仁亦以炒后入药为佳。

（3）生制品的应用：还有些药物炮制后毒性下降，药效亦减，如天南星、半夏等，故在临床上可使用生制品，以达到较好的疗效。又如全蝎、蜈蚣水煎煮后服用，人体不易吸收，故可研细末直接吞服以提高疗效。

（4）止血药生用与炭用并举：十灰散虽为止血药的代表方，但在临床上却应根据病证或选生制品，或选炭制品。如凉血止血多大量应用生药。如四生丸中的鲜荷叶、鲜艾叶、鲜侧柏叶、鲜生地黄。其他如鲜白茅根、鲜藕节、鲜沙参、生地黄、生地榆等均为清润止血之品，疗效反而较炭剂为佳，烧炭不存性，炭化后止血作用反减，即使在月经淋漓不尽时，也可选用生蒲黄治疗。当然，在收敛止血时则仍可应用炭剂，如生地黄炭、防风炭、炮姜炭等。[《胡建华学术经验撷英》]

第二章　中药各论

二画

丁　香

为桃金娘科植物丁香的干燥花蕾。辛，温。归脾、胃、肺、肾经。

丁香与白丁香

丁香，《本草纲目》把它归入香木类，为健脾胃、补肾阳要药，能祛胃寒，止泻痢。白丁香乃麻雀的粪便，能消积胀，治痈疖及一切疮疡。[《干祖望医书三种》]

丁香降逆

旋复花代赭汤之益气降逆人所共知，惜有时疗效平平。笔者于此加公丁香2～3g，重者亦可9g。临床证实其降逆平嗳及止呕之效，远较原方为佳。幽门不全性梗阻呈现呕吐、嗳气不止，身体日渐羸弱，病势危笃者多人，经用此法调治，均转危为安，逐渐痊愈。公丁香气味芳香雄烈，性温而降，其化浊、降逆、和胃之效堪为此类药之佼佼者，故可大大提高旋复代赭汤之功用。[《黄河医话》——杜雨茂]

丁香、柿蒂配伍应用

丁香与柿蒂习用于胃寒呃逆，主要作用为和胃降逆。胃病患者，胃气不和，常有气逆，故可据证用之。丁香有理气定痛作用。

（1）嗳气频频，食后嗳气而食物反流，味不酸者溢自食管下段，味酸者泛自胃中，只要没有明显的阴虚证，可用丁香、柿蒂，配以半夏、赭石等。

（2）胃脘嘈杂，隐痛，欲进酸食，得醋可缓者，可用小量丁香，促进胃酸分泌功能。

可配肉桂。

（4）胃镜检查见有胆汁反流至胃、胃液反流至食管，可在辨证方中加入丁香、柿蒂，有助于改善反流。[《徐景藩脾胃病治验辑要》]

人　参

为五加科植物人参的干燥根和根茎。味甘、微苦，性微温。归肺、脾、心、肾经。

人参补气中之阴

古所用之人参，即今之党参。党参性平，味甘。《神农本草经》谓其主五脏，李东垣常云：血虚以人参补之。在补气生血的方剂中，常参人参、黄芪等药物相配伍。黄芪在补气中能发挥其升阳、补中、生发（逐邪、内托）、固表等性能，而人参在补气中能发挥其滋阴、润燥、生血、止汗等性能。气虚者，补其不足，因而仲景治表虚则用黄芪，治里虚则用人参。张锡纯曾治胸中大气下陷二则，"因一当外感之余，津液铄耗，人参兼能滋津液；一当久病之余，元气亏损，人参兼能固元气也"。可知人参能益气滋阴，而黄芪能益气升阳。同属补气之药，而又专主阴阳之别，互相配伍，则其效益彰。[《宁夏中医药学术经验汇编（第一集）》——李雪岩]

人参临床服用方法

如果用人参治病，应把它放在参盅里，每次 10g 加水 60mL，隔水蒸炖。吉林参炖 90 分钟，花旗参炖 30 分钟即可，不能认为炖得越久越出味，加热过久，一部分有效成分会被破坏。参炖好后，一次或多次分服。急重病服参，应去渣不用，而慢性病和保健用参，应该连渣服食。因此，我自己就用一种"速食法"，如下。

把切片的人参 5～10g，加水 1 杯，煮沸 5 分钟，候稍温，加入少许蜜糖调味，连水连渣一起吃完。这样既方便，又没有一点浪费。世俗食参弃渣，未免可惜，至于"渣能解参"之说，更是无稽之谈了。

最简便的方法是噙服。每天早起，边晨运，边噙几片人参，慢慢嚼烂咽下。这方法比速食法更简便。但两者各有优点，速食法用量稍大，可以间歇服食（每周 1～2 次），噙服法用量较少，宜于细水长流。

清代名医徐大椿治一病患，前医误诊为虚证，每日服人参三钱（9g），已费千金，竟至昏迷，身强如尸，遍体生痰核以千计。徐氏用莱菔子为末，和人中药汤剂治之，三日能言，五日能坐，一月能行，半年痰核全消，此病误用人参补助痰火，莱菔子善于下气消痰，故能治愈。服参期间，禁食萝卜，也有道理。此外，没有什么严格禁食的了。[《百年百名中医临床家——何炎燊》]

阴虚阳亢者不宜用红参

红参甘温微苦，入脾、肺二经。可大补元气，补肺益脾，生津安神，临床应用甚广。红参虽有可用之利，但用之不当，亦有弊端。作者曾见数例气阴两虚、心动悸、脉结代之冠心病患者，用后心律正常，但出现心烦、头痛、夜寐不安及血压升高。停药 3～5 天血压即正常，诸症亦消失。故阴虚阳亢及实证者确不宜用。从临床实践看，吾认为对老年气虚患者，每冬服红参 30～60g，确可起到益寿延年之效。青壮年虚损患者，用后健康恢复亦快。但健康之青壮年人做补益剂用后，部分人出现胸脘满闷、烦躁不安的症状。另一部分人显得精力饱满过剩，但 2～3 年后很快出现早期衰老，不可不慎。[《黄河医话》——张翼]

人参、五灵脂同用

《神农本草经》言五灵脂恶人参，因之一般医家皆不敢同用。李中梓以为二者同功乃益显；李延昰《脉诀汇辨》载中梓治张某之妻一案说："食下辄噎，胸中隐痛，先与二陈加当归尾、桃仁、郁金、五灵脂，症不衰，因思人参与五灵脂同剂，善于浚血，即以前剂入人参二钱（6g），倍用五灵脂，再剂而血从大便出，十剂而噎止。"笔者于痃癖之病（肝脾肿大者），亦常二者同用，并未见任何不良反应。[《姜春华论

医集》]

人指甲

人指甲。甘、咸，平。

人指甲之鉴别与炮制

人指甲，古称"爪甲"。用于医疗上的记载，最早见于唐代《千金要方》。当时主要用于内服，后来由于临床经验的发展，在外科、喉科、眼科等外用药方面，亦多配制采用。

其性味甘咸无毒，具有拔毒、收敛、生肌之效。单味研末，以治耳疳（耳流黄水），或配伍其他药物以治咽喉碎烂之症（如成药锡类散中即有指甲配制），效果颇佳。

古时应用爪甲，往往指、趾不分，但根据临床应用，则以指甲为优。但收购指甲时，往往有趾甲混杂其中，殊难识别。若用以下二法，真赝可以立辨。一以肉眼观察：指甲质薄，明净而轻，正反面相差无多；而趾甲则质厚，粗糙而重，细视之，分内外两层，内层更粗糙，犹如角化之硬皮。一以鼻嗅其气味：在煅制时，手指甲有焦毛气味，足趾甲除毛发烧焦气味外，并另有一种秽臭之气，不堪入鼻。

指甲外用，多研粉以入散剂。但生者不易研粉，必须进行煅制，而煅制之法，必须讲究。盖因指甲易为火燃，如直接用火煅制，往往易于焦枯而丧失药性，不堪入药。必须用淘净黄沙，置于锅内，先行炒热，然后将指甲倾入，不时伴炒，直至指甲微黄而胀大发松时，即为煅成之候。此时取出候冷，筛去黄沙，既存其性，而又易于研细。[《张赞臣临床经验选编》]

九香虫

为蝽科昆虫九香虫的干燥体。11月至次年3月前捕捉，置适宜容器内，用酒少许将其闷死，取出阴干。或置沸水中烫死，取出，干燥。咸，温。归肝、脾、肾经。

九香虫用于胃脘病

蝽科昆虫九香虫的干燥虫体，性味咸温，功擅理气通络止痛。煎剂每日常用量为5～10g。适应证有如下数项。

（1）胃脘疼痛久病时发，痛位比较固定，痛甚常窜及下胸、背、胁等部位，可配用九香虫。

（2）胃脘痞胀难受，心窝时有堵塞感，其胀可及于下胸、腹部，嗳气、矢气不遂，用一般理气药物效果不著者，可加九香虫。

（3）食管炎或反流性食管炎、贲门失弛缓症，自觉胸骨下方隐痛不适，常伴有嘈杂、恶心、食物反流，甚则呕吐，一般药物治疗不效者，可配用此药。

本药有活血作用，凡胃病有上消化道出血史，一般在2个月以内，慎用或不用九香虫。胃阴甚虚而兼气滞血瘀，胃脘部灼痛，舌红而干，不宜用九香虫。如用后出现荨麻疹或皮下紫癜者，应立即停用。原有过敏性紫癜者，不用或慎用。[《徐景藩脾胃病治验辑要》]

九香虫用于气滞胃痛

气滞胃痛大多为肝木不疏，横逆犯胃，胃气郁滞，不通而痛所致，临床甚为常见，证候特点为脘胁胀痛，时作时休，不思纳谷，伴嗳气频作等，正如《素问·六元正纪大论》中说："木郁之疾，民病胃脘当心而痛，上支两胁，膈咽不通，食饮不下。"临证治疗遵"木郁达之"之训，常用四逆散或柴胡疏肝散适加九香虫、白芍、甘草治之，以疏肝达郁、理气和胃、缓急止痛，每收佳效。

曾治王某，女，37岁。1996年3月3日诊。患者有胃脘痛病史4

年余，每因情志不遂而反复发作。曾查B超：肝、胆、脾、胰正常；上消化道钡餐示：胃炎；胃镜示：慢性浅表性胃炎、十二指肠炎。此次因与家人生气而诱发胃痛周余，予吗丁啉、三九胃泰冲剂等无效。刻诊胃脘胀痛不止，食后尤甚，嗳气频作，不泛酸，不思纳谷，便干，苔薄白，脉细弦。肝胃不和。治拟九香虫合四逆散加味治之。药用：九香虫 6g，香附 10g，佛手 10g，枳壳 10g，炒白芍 20g，甘草 5g，黄芩 10g，仙鹤草 15g，合欢皮 10g，槟榔 6g。3 剂药后疼痛大减，便干好转。原方去槟榔，继服 4 剂胃痛得休。[《中医临证与方药应用心得》]

三画

土鳖虫

为鳖蠊科昆虫地鳖或冀地鳖的雌虫干燥全体。全国均有，主产于湖南、湖北、江苏、河南，江苏的产品最佳。野生者，夏季捕捉；饲养者全年可捕捉。用沸水烫死，晒干或烘干。咸，寒；有小毒。归肝经。

土鳖虫的功用

本品味咸，性寒凉，功能破血逐瘀，消症散结。主治有四，如下。

（1）产后乳汁不通，用土鳖虫 10g，粪焙研粉，分 3 次，以木通煎汤送服。

（2）腱鞘囊肿，大如桂圆，疼痛者，每用粉 10g，作一日量，分 3 次服，以白酒送下。

（3）急性腰扭伤，量及服法如（2）。

（4）治银屑病，用土茯苓、金银花各 30g，煎汤送服粉末，成人每服 3g，日服 2 次。[《来春茂医话》]

土鳖虫用于胃脘病

土鳖虫，鳖蠊科昆虫。性味咸寒，功用为逐瘀破癥，通络活血，煎剂常用量每日 5～10g。适用如下。

（1）食管功能障碍较重，饮食吞咽时胸骨后不适、欠畅，或有隐痛，甚则呕吐少量食物，可据证配加此药。

（2）贲门弛缓，剑突部有不适、刺痛感，或伴恶心呕吐，可配加土鳖虫。

（3）上腹部有跌打损伤史，以后胃部时觉隐痛，痛位较固定，久治未愈，内有瘀阻，可配加土鳖虫，并加降香。

如用后出现荨麻疹或皮下紫癜者，应即停用。原有过敏性紫癜者，不用或慎用。[《徐景藩脾胃病治验辑要》]

土茯苓

为百合科植物光叶菝葜的干燥根茎。夏、秋二季采挖，除去须根，洗净，干燥；或趁鲜切成薄片，干燥。甘、淡，平。归肝、胃经。

土茯苓临床应用

土茯苓属攀缘藤本，是壮族自治区重要而常用药材之一，其性味甘淡平，有解毒、除湿、利关节、健脾胃、强筋骨的作用，能治淋浊、带下、风湿痹痛、小儿疳积、恶疮等内外妇儿各科的疾病，疗效显著，药源丰富。

症见发热寒战，骨节烦痛，小便短赤，舌苔黄腻，脉象缓滑者，此为湿热交蒸，蕴结于经络，脉道不通得之湿热痹证，常用宣痹汤（防己、杏仁、滑石、连翘、栀子、薏苡仁、半夏、晚蚕沙、赤小豆）加土茯苓治之，以加强清热利湿、解毒通络、宣利关节之功。

由于饮食不节，或暴食暴饮而导致食积停滞，症见胸脘痞满，腹胀时痛，嗳腐吞酸，厌食呕恶，大便泄泻者，治之当用消食化滞之法，以保和丸（山楂、神曲、半夏、茯苓、陈皮、连翘、萝卜子）加减出入。方中虽有茯苓健脾利湿，和胃止泻之功，但恐其力轻不胜任，常有土茯苓为伍，不仅加强健脾利湿之力，而且有除秽解毒之功，二苓合用，则祛污除秽之力倍增。

红斑狼疮患者，症见高热烦躁，口渴引饮，大便干结，小便短赤，苔黄糙而平，舌质红，脉洪数者，此为热毒炽盛之变，治之宜用凉血解毒之法，以犀角地黄汤（犀角、生地黄、赤芍、牡丹皮）加土茯苓、野菊花、首乌藤、丹参、麦冬为法。症见大便干结，口渴引饮，苔干舌红，本是津伤之候，而仍用土茯苓之淡渗，意在取其解毒而不是利湿，而且生地黄、麦冬之中配用，虽渗亦无妨。

小儿厌食纳呆，面黄肌瘦，毛发焦枯，肝大青筋，大便溏薄，脉象虚弱者，此为虚实夹杂、疳积为患之候，治当用健脾消疳、活血通络之法，以异功散加淮山药、莲子肉、莪术、山楂、土茯苓治之，则既能健脾扶正，又能祛邪除积，促进气血的恢复。

妇女带下量多，色泽黄白相兼而质稠秽，甚则阴道瘙痒难忍，脉象缓滑，舌苔黄腻者，此为湿热下注，蕴滞于胞宫，治之宜用清热利湿、解毒止痒之法，以四妙散（黄柏、苍术、怀牛膝、薏苡仁）加土茯苓、连翘、槟榔、鱼腥草治之。如少腹刺痛或辣痛，带下夹血丝，色泽赤白黄混夹者，此为湿热之邪，阻遏气机，灼伤阴络，宜再加凌霄花、大小蓟、牡丹皮、藕节等凉血化瘀之品。

总之，土茯苓是甘淡平之品，配寒药则能清，配温药则能养，配补药则能扶正，配攻利药则能解毒祛邪，是健脾利湿、解毒除秽而不伤正之良药，用之得当，其效显著。[《班秀文临床经验辑要》]

三　七

为五加科植物三七的干燥根和根茎。主产于云南、广西等地，夏末秋初花开前或冬季种子成熟后采挖，去尽泥土，洗净，晒干。生用或研细粉用。甘、微苦，温。归肝、胃经。

三七制法不同，效用不同

三七解毒之力甚佳，化瘀血而不伤新血，且关节经络积久之瘀滞，皆能化之，内服止血，与凝涩止血药不同，无血瘀留滞脏腑之弊，而善消积久之瘀血，这是三七最突出的独具特性。又因其用法之异，效能有别。

（1）油炙，用以补气血为主。三七油炙可峻补气血，用于气虚血亏之贫血，补气血之力速而效确，且无壅塞之弊，用于产后气血大亏，眩晕，大汗出或一身痛尤宜。

有形之血不能自生，而生于无形之气，阳生阴长。三七与人参同科属，形味皆似，由其补血之用，可知其有补气之力。用于补气血当炙用，或与物同炖，或与瘦肉、蛋同蒸食，血肉有情，疗效更佳。

（2）酒浸，用以活血化瘀、行气止痛。三七得酒，活血化瘀功效即增，且行气止痛，祛腐生新，促瘀凝之消散及慢性病灶之修复，并不失其补气血之功，消散不克伐。新产妇一日，以酒适量送服生三七3g，可防产后胎盘残留或恶露不下之弊，能清理子宫及促进子宫或产道在分娩过程损伤之恢复，防止感染。并用于多种妇科病及慢性胃炎、动脉硬化、静脉炎、冠心病、风心病、肺气肿、肝脾肿大、骨质增生、疣、跌损瘀肿，皆可以酒三七适量、断续长服而获治。并有益于脑血栓之消除。

（3）生用，以活血止血、补气化瘀、生肌解毒为主。出血，乃血不循经而溢出于外，可渗出肌肤，或凝滞于脏腑之中，有气血、寒热、虚实、伤瘀之异，治当有别。出血，虽有瘀者多，亦有无瘀者，有瘀，三七可用，无瘀应慎用，应注意三七活血之力，或可使出血复发、加剧等。三七止血之功效，乃由其活血之机制而实现。《本草求真》谓"血因敷散则血止"之机，还指明并非一切出血证皆可用者。生用，并有补气、行气之功。因其补气、行气、活血、化瘀、消肿、止血、止痛、生肌、解毒之功效，用于痈疽肿毒及癌症的治疗，用之得当，可获卓效。能降血压，增加血管弹性，益寿。[《刘越医案医论集》]

三七可行血

三七可止血，诚然，跌、搓、金疮之初患时，以其根或叶捣烂外敷，效胜于内服，顾鲜者难得，得其根之干粉掺敷亦佳；若以内服言，则不宜执止血一见，《神农本草经》言三七性温、味甘苦，能止血行血，不独以止血为言，盖其止血之用长于因血瘀而致之出血，故跌搓、击、仆者以"金不换"名之，是行瘀之用明矣，是正本草行血之谓也。

曾于1970年春遇一妇暴崩，示余前医方，于止涩中入三七三钱（9g），组方之理有缀，而余计其不效，询之果三剂而血量不衰也，所以然者，三七量过，此妇崩已五日，无瘀可言也，故去三七，重用地黄而愈。

中医研究院之《中药学简编》三七禁忌条中，以"血虚无瘀者慎用"为言，得之矣。近时动物实验证实"三七根块流浸膏，能缩短家兔血液凝固时间"，是正三七止血之用，"三七皂苷给猴等动物静脉注射，有溶血作用"，是正三七化瘀之用，亦"行血"之义也。甚矣药性之不可不格者如此，忆故友艾润之戒余之言曰："知药之利，尤当知药之害"，不禁追今逝者。[《瓣杏医谈》]

三七的临床用量

三七小剂量用3～9g，白开水送服，则有止血之效。临床每用于各种出血，如咯血、吐血、衄血、便血、尿血及妇人之崩漏下血，外伤性出血等，效果良好。若大剂量使用，黄酒送服，则活血化瘀，止痛效果颇佳。曾治一血栓闭塞性脉管炎患者，曾用其他止痛药均无效，终日痛叫不休。当药中三七量服到每日30g时，患者竟安然入睡，彻夜未醒。以后有另一血栓性静脉炎患者，下肢疼痛难忍，并有胸腹部多处静脉血栓形成，仍以三七每日30g大剂量服用，获得显效。[《临证医案医方（修订本）》]

三七、琥珀配伍应用

琥珀有镇惊安神，活血化瘀，利尿通淋之功；三七能化瘀止血，消肿定痛。两药合用，能增强活血化瘀止血之功，使止血而不留瘀。外伤必有血瘀，头颅外伤必然受惊伤神，琥珀和三七同用，不但活血，且可镇惊安神。尿血的治疗既要水道通利，且要化瘀止血，琥珀和三七同用，即能达此目的，取得良效。[《叶景华医技精选》]

干 姜

为姜科植物姜的干燥根茎。主产于四川、广东、广西、湖南、湖北等地。均系栽培。冬季采收。纯净后切片晒干或低温烘干。生用。辛，热。归脾、胃、肾、心、肺经。

干姜类药功效

干姜类分干姜和炮姜两种。

干姜性热味辛，具有温中祛寒、回阳救逆、温肺化饮功效。正如《珍珠囊》云："干姜其用有四：通心助阳，一也；去脏腑沉寒痼冷，二也；发诸经寒气，三也；治感寒腹痛，四也。"

炮姜为干姜炒至表现焦黑色而成，性温、味苦涩，其温里作用弱于干姜，长于温经止血。《本草从新》曰："炮黑，止吐衄诸血。"常用治吐血、崩漏、泄泻等症。[《南方医话》——张运开]

可用于小儿寒哮

干姜是生姜水洗后晒干而成，又名白姜、淡干姜。味辛辣，性温热，无毒。《本草纲目》记载："治胸满，咳逆上气……，消痰下气。"清代吴仪洛所著《本草从新》更为明确地指出干姜能"利肺气而治寒嗽"。可见它对呼吸道疾病如咳嗽、哮喘之属于寒证者，有一定的疗效，这是前人的经验。干姜究竟能不能治疗咳嗽与哮喘呢？这里有一个从错配药中偶然得到的经验，可资佐证。

先父往年治一寒哮小儿孙某，14个月。初春之际，感受风寒，以致恶寒发热，无汗。一天许，又增咳嗽气喘，病情转重来诊。诊见：患儿面色灰白，唇口发绀，喘息与痰鸣交织，声如曳锯，痰质清稀，躁扰难安，舌淡紫、苔白，指纹晦暗不明。此系风寒束表，痰阻气道，肺失宣肃所致之寒哮证。治以宣肺解表，降气化痰。先父处以：紫苏叶 6g，紫苏子 3g，防风 4.5g，淡豆豉 6g，前胡 4.5g，橘红 2.4g，制半夏 4.5g，川郁金 3g，葱管 3g（1 剂）。

煎成后，家属给患儿喂药。药一入口，即见患儿摇头吐舌，哭闹不休。勉强喂入二三匙，不忍再喂。家属心知有异，乃亲自尝一尝，觉其味辛辣，难以下咽。随即提药罐来问，先父亲口尝了一尝，果然是辣难进口。检视罐中之药，发现其中有一簇淡干姜，而无淡豆豉。知是药工误将淡豆豉配为淡干姜。立即随家属前往看望患儿，及至其家，见患儿已安然入睡，呼吸平和，其病若失。先父由此得到启示，凡属风寒表证并发哮喘者，只需于辛温解表药中稍加干姜（1～1.5g），即能平喘止哮。余沿用此法治疗小儿及成人寒哮，均获得良好效果。

干姜辛能入肺、宣肺，温能化痰、通阳。《金匮要略·痰饮咳嗽病脉证并治第十二》有云："病痰饮者，当以温药和之。"运用干姜治疗寒性哮喘，药与证合，故效果良好。足见前人的经验贵在从临床实践中来，是值得我们借鉴的。[《长江医话》——孙浩]

大青叶

为十字花科植物菘蓝的干燥叶。主产于江苏、安徽、河北、河南、浙江等地。冬季栽培，夏、秋二季分 2～3 次采收叶片，略洗，切碎，晒干生用或鲜用。本品又名蓝靛叶、靛青叶。苦、寒。归心、胃经。

大青合玄参，乳蛾肿痛善治

小儿咽喉疾病最常见者为"乳蛾"，该症分急、慢性两种。发则恶寒发热，咽喉红肿疼痛，重者吞咽不利。取大青叶与玄参二药同用，所治"乳蛾"病例，疗效甚佳。

急慢性乳蛾，缘肺胃素虚，病邪乘虚侵犯其所系部位而得。正如《小儿卫生总微论方·咽喉总论》谓："小儿咽喉生病者，由风毒湿热搏于气血，随其经络虚处所著，则生其病。"所谓"经络虚处"，实指肺胃二经而言。故治疗此证，常取玄参养肺胃之阴而降火，大青叶解热毒之邪而消蛾。《汤液本草》引张易水曰："玄参乃枢机之剂，管领诸气，上下肃清而不浊，风药中多用之。"是故玄参养阴清肺而无滋腻留邪之弊。《药性本草》谓大青"治瘟疫寒热"；《卫生易简方》用"大青捣汁灌，治喉痹"，可见其清热解毒之效甚著。二药相伍，是治疗小儿乳蛾之良方。

治慢性乳蛾，宜合清热解毒、养阴生津、散瘀消肿药于一方，其中玄参、大青叶则每方必用。[《孙谨臣儿科集验录》]

大 枣

为鼠李科植物枣的干燥成熟果实。主产于河北、河南、山东、陕西等地。秋季果实成熟时采收，晒干，生用。甘，温。归脾、胃、心经。

生姜、大枣配伍应用

姜、枣配用，之所以能够出现于各种不同治法的方剂之中，广泛适用于各种不同的病证，是和它们所具有的作用有着密切关系的。

生姜性味辛温，功能散寒解表、温中和胃；大枣性味甘平，功能补益脾胃；相互配用，则具有调和营卫和调和脾胃的作用。例如柯韵伯说："用姜、枣以调营卫。"（见《名医方论》大青龙汤项下），罗东逸说："姜、枣和脾养胃，所以安定中州者至矣。"（见《名医方论》旋复代赭汤项下）。特别是两者相配，相得益彰，更博得柯韵伯的赞赏："姜、枣之相得，阳表阴里，并行不悖，是刚柔相剂（当为济）之为和也。"（见《名医方论》桂枝汤项下）。因此，对于外感表证，运用姜、枣主要取其调和营卫的作用，如桂枝汤、柴葛解肌汤、大青龙汤、参苏饮、杏苏散等即是；对于内伤杂病、脾胃失和之证，佐以姜枣相配，则又具有调和脾胃的功效，所以旋覆代赭汤、平胃散、四神丸、黄龙汤等方中无不用之；另有些方剂如藿香正气散、《太平惠民和剂局方》六和汤中姜、枣相配应用，则调和营卫与调和脾胃的作用两者兼而有之。

正因为"胃乃卫之源，脾乃营之本"，因此不仅吴茱萸汤、旋复代赭汤之用姜、枣并非取其调和营卫的作用，即桂枝汤、大青龙汤等方用姜、枣调和营卫，在一定意义上来说也和调和脾胃的功能有着密切的关系。汪昂在桂枝汤项下明确指出："姜，辛温能散，枣，甘温能和。此不专于发散，又以行脾之津液而和营卫者也。"（见《医方集解》），在大青龙汤项下又说："姜、枣又能行脾之津液而和营卫。"（同上）尤其是桂枝汤增饴糖、倍芍药，由调和营卫之方一变而为调和脾胃的小建中汤，其中姜、枣相配并未变化，更为明显地说明了姜、枣配用的两个功能的密切关系。

基于以上所述，可见对于姜、枣配用的调和脾胃作用，绝不可以忽视。也正因为如此，对于姜、枣配合应用于其他治法的方剂之中也就不难理解了。补虚方剂，如六君子汤、归脾汤、人参养营汤等方用之，乃因"脾胃为后天之本"，脾胃调和则既可加强补虚药剂的吸收，又可免于补益之剂的壅滞；化痰方剂如温胆汤、涤痰汤等方用之，乃因"脾为生痰之源"，脾胃调和则痰自不生，乃治本之法也；活血方剂如通窍活血汤用之，乃因"脾为气血生化之源"，脾胃调和则气血充沛，既能助其活血，又可防其伤正；除湿之剂如平胃散用之，乃因"土喜燥而恶湿"，脾胃调和则运化自健，诸证自瘳。[《叶显纯论方药》]

大　黄

为蓼科植物掌叶大黄、唐古特大黄或药用大黄的干燥根和根茎。掌叶大黄和唐古特大黄称北大黄，主产于青海、甘肃等地。药用大黄药材称南大黄，主产于四川。于秋末茎叶枯萎或次春发芽前采挖。生用、酒炒、炒炭或制熟用。本品又名生大黄、熟大黄、酒大黄、大黄炭、将军、川军、酒军。苦，寒。归脾、胃、大肠、肝、心包经。

生大黄与制大黄

大黄为蓼科多年生草本植物掌叶大黄及唐古特大黄或药用大黄的根茎，生用为生大黄，酒制则为酒制大黄，炒炭称为大黄炭。生、制大黄作用同中有异，各有侧重。生大黄通腑泄热力强，主治温热病、热结便秘、高热不退神昏谵语等证。酒制大黄虽泄下力较弱，但活血祛瘀较佳，主治瘀血之证，如妇女瘀血经闭，产后恶露不下，癥瘕积聚及跌打损伤等证，大黄炭则以止血为优，主治血热妄行之吐、衄、便血等出血等证。[《高辉远经验研究》]

大黄用于哮喘发作

用通腑泄热法治疗哮喘，是邵氏的一个经验，应用于一些顽固难愈病例。哮喘发作时，胸膈发热，苔黄舌红者，在治标方药中加入生大黄3～9g，对于平喘往往有一定的效用。邵氏有时亦加用芦荟同煎，泄热通便之力更为峻烈，剂量可用到3g。但需注意，有些患者可能出现腹痛，当减轻剂量。[《现代名中医内科绝技》——邵长荣]

巧用大黄止久痢

方书尝谓，大黄苦寒泄热，攻下通便，又治下痢赤白，里急腹痛，多用于热痢初起，肠道湿热积滞不化，诚有效验。然而，久痢寒热错杂，虚中挟实者，是否可用大黄呢？据余临证所验，答案是肯定的。

因久痢迁延，反复发作，病邪入络，易致血瘀气滞，痰湿郁结，常见里急后重、便黏液脓血等症，临证选用木香、枳壳调气则后重自除，然黏液脓血则不易除尽，不少久痢患者在接受治疗过程中，诸症均已好转，唯大便表面的黏液难除，西医学所称的"慢性痢疾""慢性肠炎"等常有此状，中医认为乃瘀血之故，治疗极为棘手。此刻若巧用酒大黄活血祛瘀，多能见效。其巧者有三：一曰巧制，一般不用生大黄，必须酒制炒炭后用，初用见大便次数太多者，要求炒炭存性不能马虎，如药店无酒大黄炭出售，可以自制（方法是将生大黄片用黄酒均匀喷淋，稍焖片刻，置锅内文火炒黑，取出晾干即得）。二曰巧用，剂量宜控制在6～10g，不能太大。并应先小量试投，待患者适应且再逐渐加大用量。三曰巧服，即用粉剂吞服（可装胶囊），效果比水煎剂效果好，但剂量须酌减。

经观察，大黄酒制炒炭后，其苦寒之性及泻下之力较弱，活血化瘀作用较强，用后几天有腹泻反应，小剂量酒大黄还具有健胃作用，因此治疗久痢患者可在辨证的前提下放胆选用，凡寒热错杂者合乌梅丸，脾肾阳虚者合双补汤（《温病条辨》方），脾虚气弱者合参苓白术散等，对改善症状、增进食欲、缩短疗程、减少复发有一定作用。[《长江医话》——王辉武]

大黄（炭）用于慢性胃炎

慢性胃炎患者多虚中夹瘀，或湿瘀交阻于胃中。胃以通降为顺。大黄功擅降胃通腑，炒炭存性其泻下之力已缓，而化瘀和胃之功仍存。我体会，慢性胃病除辨证为脾胃虚寒者外，其他各证型皆可于相应的处方中少加大黄炭以祛瘀。我的用法是：辨证为肝胃不和或湿瘀交阻者，每用大黄炭3～5g，常和丹参饮（丹参、砂仁、檀香）、二陈汤、左金丸等伍用；或和解肝煎（厚朴、半夏、陈皮、茯苓、砂仁、紫苏叶、赤芍、甘草）配伍应用。若辨证为胃阴不足者，大黄炭用量宜小，一般为2～3g，常和生地黄、当归、白芍、石斛、太子参、枳壳、乌梅、甘草等配伍应用，取其化瘀降胃则补药得力。曾治两例慢性萎缩性胃炎患者，一辨理论上为肝胃不和兼湿瘀交阻，一为胃阴不足。均于相应的处方中加大黄炭。经治疗，不仅自觉症状明显改善，且纤维胃镜复查，原胃窦部萎缩炎症消失。[《诊余随笔》]

大黄用于血证

应用大黄、黄连、黄芩（三黄泻心汤）治吐衄血证，倡自汉代的张仲景。后世医家多宗之。清代唐容川著《血证论》把三黄泻心汤列为血证诸方之道。谓本方"得力在大黄一味，逆折而下，破瘀逐陈，使不为患"。近年来，大量的临床和实验研究证明，大黄不仅有抗菌消炎的作用，同时也是祛瘀止血之良药，现已广泛应用于上消化道出血及肺病咯血。治疗吐衄、便血，属于热实者，用生大黄，以增强清热祛瘀降气止血之力；若辨证偏于寒虚者，大黄炭同党参、白术、炮姜、附子、白芍、甘草、灶心土等伍用，在益气温阳止血药中少加苦寒通瘀之品，以防辛温药太过伤阴，二则寒温并用，和调气血，俾阳复瘀除有助于病体的早日恢复。治疗肺病咳血（包括支气管扩张咳血及肺结核咳血），常以大黄炭与地黄、白芍、北沙参、麦冬、五味子、茜草根、侧柏叶等伍用，益阴化瘀清热止血，俾气阴复，瘀热解而咳血可止。[《诊余随笔》]

大黄应用于复发性口疮

本病常反复发作，疼痛较甚，碍于饮食，患者深感痛苦。检查：舌边及唇内有椭圆形小的溃疡，少则 1～2 个，多则 3～4 个。舌质多偏红，脉弦细略数。根据中医学理论：唇为脾窍，舌为心苗。本病的机制，与脾胃阴虚、湿热中阻、心火上炎有关。取内外兼治之法。内服药常以凉膈散、平胃散加减化裁，药用大黄炭、枳壳、厚朴、焦栀子、连翘、黄连、薄荷、生山药、薏苡仁、石斛、甘草等，日服 1 剂。外用加味冰硼散：冰片 2g、硼砂 9g、朱砂 4.5g、青黛 4.5g、柿霜 4.5g（如无柿霜用以上 4 味亦可），共研极细末。以苇管吹患处，每日 2～3 次。一般在用药后 2～3 天症状可很快减轻，口腔溃疡即逐渐愈合，是大黄之功也。[《诊余随笔》]

大黄治全身水肿

余少时，一堂弟，约 7 岁，患全身水肿几达半年之久，皮肤㿠白娇嫩，几欲出水，不知其病起于何因。乡间无医药，唯赖单方验方冀其幸中。谁知药不对症，愈治愈沉疴。一日，家中请得一草医，他貌有难色，视之良久，乃曰："此病不治必死，治则或可生还，只是关隘险甚，不敢施治耳。"我叔祖道："病已至此，亦只好死马当活马医，死无怨言。"那草医即取生大黄一大块，命煎汤顿服。服后患儿下泻如注，水肿全消，经饮食调理而愈。今已 50 余年，现作海员驰奔于各大洋中。

回顾此证，似为肾小球肾炎。其本为肾热，标为脾肾阳虚，脾肾阳虚尿闭而水肿，氮质血症亦日增。用大黄解下焦之肾热，是谓治本，且有消水及解氮质血症之毒的作用，水消后再调理脾胃则脾肾之阳得复，故愈。

自余为医，凡遇尿毒症而体力能支者，恒用大黄解毒消肿，多能延长病家生命。[《长江医话》——杨柏如]

大黄用于肾炎尿毒症

尿毒症是慢性肾病晚期的严重综合征。近年来，应用大黄治疗本病证已屡见报道。取大黄降胃通腑、化瘀泄浊，有助于浊邪的排泄。临床亦常用之，以大黄同附子、半夏、茯苓、泽泻、党参、丹参、陈皮、厚朴、生姜等伍用。是为降逆化瘀泄浊同益气温阳相合。对于呕逆频作、脘腹满胀者，每能改善症状，缓解病情。待恶心、呕吐等症好转，水肿消退，病情稳定后，亦可于大剂的益气化瘀补肾药中，少加大黄。附子扶正为主，祛瘀温通为佐，从而使补药得力，有助于体内浊邪的排泄，正气的恢复。[《诊余随笔》]

应用大黄应注意宜忌

大黄的忌症而言，有如表证未罢，血虚气弱，脾胃虚寒，无实热、积滞、瘀结，以及胎前产后，均应不用或慎用。

我早年尝采《温疫论》吴又可专尚大黄方法，治疗湿温化热、血分热毒诸证。如热邪深陷血分，高热、神昏、斑疹、吐血、便血、衄血、舌色深绛或紫降，以及重症麻疹、猩红热、斑疹伤寒、流脑等，以及急性化脓性之感染诸症有实热者，均用生大黄配合清热解毒诸药，效果好。曾治一精神分裂症发狂者，大便数日不下，用生大黄18g，研为末，嘱家属分 2 次冷开水调服，服后大便解，神情亦安。再用他药调治。又治一妇女，以跌仆后脑落地受伤，出现神不清，二便不通。处方以祛瘀实，用生大黄为主服后便通，症状减轻，可见对大黄"不可畏而不用"。

某哺乳妇，由于大便不畅而自购生大黄泡滚水服，得畅便，但其乳婴也由此而腹泻2天，可见大黄之泻下成分还能进入乳汁之中，引起婴儿腹泻。故对大黄亦"不可忽而轻用"。[《何任医学经验集》]

大黄药效与下列因素有关

历代医著均云大黄为泻下之剧药，临床用之亦有非如此之效者，细审其因，多与下列因素有关。

（1）产地：西宁大黄比四川大黄泻下的作用强。

（2）加工：生用泻下作用比炮制的作用强。

（3）配伍：与理气药、泻下药配伍泻下作用强，与利水药配伍泻下作用弱。

（4）证候：实热津伤证的泻下作用弱，阳虚寒湿的泻下作用强。

（5）用药次数：第一次比第三、第四次强。所以为了收到泻下作用的效果，其用量常常在1～160g浮动。[《中医临证经验与方法》]

大黄久服与伤正

大黄有泻热毒、破积滞、行瘀血等功用。临床常将大黄用于：急腹症，慢性肾炎和急、慢性肾衰竭，感染性疾病、高热而大便秘结者，作为活血化瘀的主药。多年来应用经验有以下几点。

（1）大黄是急重症的要药，使用得当，疗效卓著。

（2）要达到通腑目的，必须用生大黄后入。热结盛者剂量要大，可用15～20g，并与玄明粉同用。若仍未通便者，可用大黄煎汤，或用粉剂加温开水保留灌肠。大便多者可用制大黄。单味大黄需长期服用者，可将其研成粉，装入胶囊或制成片吞服。每个患者对大黄反应不一，特别对年老患者，应从小剂量开始，以免因用量过大而致泻下不止。

（3）传统认为大黄是攻逐之品，过用要伤正气，但临床观察，有大黄适应证而长期应用者，未见因此而出现正气亏虚情况。如有一部分慢性肾衰竭患者，连续应用大黄 1～2 年，未发现有不良反应，部分病例原来有正虚情况，随着病情好转而正气渐恢复。[《叶景华医技精选》]

大黄攻下注意煎、服法

在急腹症的治疗中，通便为常用之法，大黄为常用之药。为了达到攻下的目的，有的医生用大黄达 30g 或更多。我在治疗急腹症中体会到，大黄的攻下作用主要在于煎法和其配伍，不一定增加其用量。对于一般性的攻下，只需在攻下剂中加入大黄 10g 左右即可，若需猛攻必配芒硝。

大黄的攻下作用与其煎法很有关系，一般而言，待汤药煎成后再入大黄，大黄入煎时间不宜超过 5 分钟，久煎则攻下作用递减。大黄的泻下作用有时很猛烈，这常可引起医生和患者的恐惧。对此《伤寒论》尝以服冷粥止泻，我在临床中以冷开水代冷粥亦可达止泻目的。服药前事先准备一杯冷开水，待泻下次数达到预定数，即饮冷开水，其泻即止。

用冷开水止药物引起的泻下，不仅适用于大黄，而且对甘遂、芫花等药所致泻下均可达止泻目的。[《黄河医话》——朱宗元]

大黄、芒硝配伍应用

大黄可用于上呼吸道感染及胃出血，有清热消炎之力，可谓从根本上治。我以前治上消化道出血，参考《医学衷中参西录》，选方用大黄、生赭石、上肉桂，压成药面，服之有效。大黄在《伤寒论》承气汤中后下，可达到泻下作用，至多用 12～15g。肠胃坚实者可能不泻，但也有用 6g 泻到不得了。此药和番泻叶、火麻仁、郁李仁、商陆、芫花、大戟、甘遂不同，后几味药刺激性较强。

硝黄配伍，成为一对，相互促进，在《伤寒论》大承气汤中作主药使用。大黄，《本草经》谓其可"主百部、除寒热邪气、逐五藏积聚、留癖"，能蠕动肠胃，合芒硝软坚散结，对存有"宿食""燥屎"者有效。但临床上有时光降燥屎不行，还应加行气药枳实、厚朴，则力量更大。

故无邪热者不用大黄，无坚积者不用芒硝。若属虚证，两者都宜慎用或不用，庶几免生"虚虚"之弊。[《岳美中医话集》]

山茱萸

为山茱萸科植物山茱萸除去果核的干燥成熟果肉。主产于浙江、安徽、河南、陕西、山西等地。10～11月，果实颜色变红时采摘，用文火烘焙或置沸水中略烫，及时挤出果核，晒干或烘干用。酸、涩，微温。归肝、肾经。

山茱萸擅治虚喘

用山茱萸以纳气固脱，这是近贤张锡纯独得之秘。此药善于涵阴敛阳，对于肝肾本虚，阴阳之气行将涣散的虚喘欲脱（以气短而不续，慌张里急，提之不升，吸之不下，常致长引一息为快为辨证要点）具有特效。《医学衷中参西录》说，山茱萸"得木气最厚，酸敛之中，大具条畅之性，故善于救脱"，又曰："山茱萸之性不独补肝也，凡人身之阴阳气血将散者，皆能敛之……"（见《医学衷中参西录》第一卷）。书中多载实例，可资参考。

昔治叶姓少年，素体羸弱，立春过后，暴喘汗出，声低息短，心悸动甚，口干唇燥，精神疲乏，四肢厥冷，面色泛红，额部扪之烘热，脉来浮散无力，知为虚喘，阳气欲脱。本欲进参附以救脱，但口唇干燥，有伤阴之象，附子大热，则非所宜；人参昂贵，而且难以骤得。细思本证，阳虚阴耗，肝肾两亏，选用山茱萸一药，既可两补肝肾，纳气平喘；又能涵阴敛阳，止汗固脱，有两全之妙。遂独用山茱萸60g，去核浓煎顿服，须臾喘缓厥回，继以来复汤进之，药用山茱萸60g、生龙骨30g、生牡蛎30g、生杭白芍18g、潞党参12g、炙甘草6g。服3剂后，喘息尽已，依嘱常服山茱萸，调理半年，宿疾渐除。

又治陈姓老妇，患喘症30余年。此次暴发，适余养病在家，遂来邀诊，勉为同往。见患者气喘抬肩，喉间痰鸣如锯，神识不清，唇干口裂，舌质紫黑，脉浮大无力，症情危笃。西医诊为肺源性心脏病，其时家属已在料理后事。审其脉症属肝肾两亏，阴阳欲离。急用山茱萸60g浓煎灌服，约半小时许喘息稍缓而后渐复，能睁眼辨人。继以来复汤加味，药用太子参6g、龙骨30g、白芍18g、炙甘草6g、山茱萸（去核）6g、紫苏子9g、麦冬10g、五味子3g。水煎，3剂。药后诸症均减，乃用参麦饮合泻白散调治，百日而愈，随访多年，未见复发。[《南方医话》——余慎初]

山　药

为薯蓣科植物薯蓣的干燥块茎，主产于河南省，湖南、江南等地亦产，习惯认为河南怀庆地区者最佳，称怀山药。在11～12月采挖。刮去粗皮，晒干或烘干，为"毛山药"；再经浸软闷透，搓压为圆柱状，晒干打光，成为"光山药"。润透，切厚片，生用。甘，平。归脾、肺、肾经。

山药健脾功多

怀山药味甘性平，作用缓和，为一味平补脾胃之药，既能补气，又能养阴。不寒不燥，补而不滞，养阴不腻，功专平补三焦。所以治脾胃虚弱之食少倦怠，体弱无力，久泻带下及小儿营养不良症之参苓白术散即用之；如以怀山药配鸡内金、砂仁、白术共研细面，常服效亦佳。再如张锡纯治一中年妇女，泄泻数月不止，病势垂危，屡治百药无效，遂授以山药煮粥方，每服30g，日服3次，2日痊愈，继服数日，身体康健。

治小儿脾胃虚弱，消化不良，形体消瘦，大便不实，或肚大青筋，肝脾大等症，可用小儿调胃散：炒山药、建神曲各18g，清半夏15g，藿香、枳壳各12g，炒谷芽、炒麦芽、陈皮各9g，木香6g。共研细末，

3～6岁每次1.5g，3岁以下每次1g，日服2～3次，加白糖水调服，久服乃效。

单味煮汁、代茶常饮可治肺虚劳咳气喘。张锡纯治烦热消渴引饮之玉液汤、滋膵饮均以生怀山药为君，能获捷效。肾虚遗精尿频者每多选用，效果较佳。

怀山药味甘主补，生用质润偏凉，偏补肺肾之阴，炒用性变微温，甘温入脾，偏补脾胃之气，故能上补肺气，中健脾胃，下滋肾阴。因其药性和平，用量宜大，少则不易见功，唯脾虚湿盛、胸腹满闷者，不宜应用。[《黄河医话》——邵文杰]

山慈菇

为兰科植物杜鹃兰、独蒜兰等的干燥假鳞茎。甘、微辛，性寒；有小毒。归肝、脾经。

山慈菇为末内服，妙在解毒祛痰

本品配伍他药内服，治一切食物中毒及湿温时邪所致的神昏闷乱、呕恶泄泻、小儿痰壅惊闭等症（如玉枢丹）。先父认为本品的卓著功效在于解毒祛痰，凡时行疫毒所致的疾病，均可内服。对小儿顿咳、流感，疗效尤佳。

刘某，男，4岁。顿咳10余日，咳则面红、目赤、唇紫，腰背蜷曲，头项青筋暴露，涕泪俱下，呕恶食物、痰涎，舌红，苔黄略厚，脉滑数。证属风呛肺络，伏而化热，邪热炼液成痰，痰热交阻气道，治以解毒祛痰、润肺止咳。处方：桑叶络6g，枯黄芩4.5g，南沙参9g，麦冬9g，甘草3g，山慈菇（研末，另包）1.8g。上药煎汤送服山慈菇末0.6g，日服3次，2剂。二诊：药后，顿咳大减，诸症悉缓，原方继服3剂而愈。

按：本例为顿咳中期，如不及早控制，肺经风热将更形鸱张，可迫血妄行而发生鼻衄、目衄、咳血等症。若热邪深陷心营或劫肝动风，亦可出现神昏瘛疭等恶候。本品微辛入肺，甘寒清热养阴，且具有以毒攻毒的作用，对小儿顿咳的治疗，似可以"专病专药"视之。[《孙谨臣儿科集验录》]

川 乌

为毛茛科植物乌头的干燥母根。主产于四川、云南、陕西、湖南等地。夏、秋二季采挖，晒干。生用或制后用。辛、苦，热；有大毒。归心、肝、脾、肾经。

附子与乌头

附子为毛茛科多年生草本植物乌头的子根，其块根为乌头。两药均为温燥有毒之品，但其功能主治有别，毒性峻缓不同。附子辛热有毒，善入脏腑，功能偏回阳救逆，温肾助阳，主治亡阳及诸脏阳气虚弱之证等。而乌头辛温毒性比附子更强，善入经络，功能偏祛风除湿，散寒止痛，主治寒湿痹痛及跌打损伤疼痛等证。[《高辉远经验研究》]

川乌、草乌应从小量、久煎

川乌、草乌为治寒痹之要药，但大辛大热有毒，一般均应制用。若症状仍难改善，可改用生川乌、草乌，宜由小量开始递增，先各用1.5g，如无反应可渐增到各3～5g，煎煮时间应长，1～1.5小时，可加甘草同煮以缓毒性。若药后出现唇舌发麻、头晕、心悸、脉迟有歇止者，皆为毒性反应，即应停药，并用甘草、生姜各15g煎服解救。[《谢海洲临床经验辑要》]

乌头的用量和用法

乌头有大毒无疑，古人在实践中认识到乌头毒性只有通过炮制才能去除。实际上毒去则有效成分也随之而去。现代药理证实炮制以后有效成分损失80%以上。笔者通过亲自尝试，证明了这一结论。药物的有效成分大量丧失，也就是直接浪费大量药材，还由于炮制不得其法，致使临床掌握困难，只得采取量小多煎以冀安全，可是安全系数越大，随之应有的疗效也就越少。生乌头的有效成分相对稳定，临床使用相比之下反较容易掌握，药量既小，疗效亦比较正确，所以笔者认为用制乌头倒不如用生乌头为好。

使用乌头的剂量根据笔者实践体会，南通市的制川乌、草乌治疗量是 20～35g，量多可用到 40g，一日 1 次煎服。生川乌、草乌每次 1g，一日 1 次，如果加大剂量加速疗效，可以一日 2 次，总量不得超过 3g。服用间隔时间 6～8 小时为宜。此外，制川乌、草乌既已制矣，在煎服时就不宜久煎和武火煎，以免更煞其毒，减其疗效。

使用生川乌、草乌时，宜用粉末装成胶囊，或作蜜丸。胶囊易沉化，吸收快、起效速；蜜丸沉化慢、吸收缓、起效迟。壮实之躯宜用胶囊，虚弱之体蜜丸为当。机体各异，用量多寡当有分别。初次服用乌头的患者宜从小量开始为妥，先用 0.5g，一日 1 次，继用 0.5g，一日 3 次，依此方法渐增至有反应为度。唇舌麻木，这是轻度反应，面部、肢体均感麻木，这已较重矣，不可再增加剂量。一般服药以后都需休息 2～3 小时。

如服用过量乌头中毒时，胃内灼热明显，四肢麻木，肌肉抽搐（主要见于四肢和颜面），言语困难，视听力减退，血压下降。心律失常，此时必须卧床休息，给予中西结合对症解毒救治。中药用甘草、金银花、绿豆；针灸刺内关、合谷等穴位；西医用洗胃、导泻、补液、升压、抗心律紊乱等对症处理。治疗及时都可以救治。[《医海拾贝——江苏当代老中医经验选》——李再白]

甘草解草乌毒

草乌又名"毒公""射网"。有毒之意也。时珍曰："草乌头取汁晒为毒取，射禽兽，故有'射罔'之称。"草乌性味辛温大毒，为临床治寒湿痹痛、男子肾气衰弱、阴汗、瘰疬之要品，疗效卓著。但其毒性亦大，用时宜谨慎，必须注意适量。否则毒性反应剧烈。

曾有一老医生用草乌配川乌，用量稍大（各12g），患者服后半时许发生颤抖，医生亦惊慌无措，抖作一团。后用生甘草煎汤服之始缓解。

据《大明本草》记载："人中射罔毒，以甘草、蓝叶、小豆叶、浮萍、冷水、荠苨，皆可一味御之。"是为解毒之法。为医者，既明药性，又得通晓解除药毒之法。否则，一味莽撞用药，出现毒性反应便束手无措，其后果必然是误人害己。[《张子琳医疗经验选辑》]

川贝母

为百合科植物川贝母、暗紫贝母、甘肃贝母、梭砂贝母等的干燥鳞茎。前三者按不同性状习惯称"松贝"和"青贝"；后者称"炉贝"。主产于四川、云南、甘肃等地。夏、秋二季采挖，除去须根，粗皮，晒干，生用。苦、甘，微寒。归肺、心经。

川贝、象贝与大贝

产于四川者，名川贝母，形小如豆而味淡；能润肺清火，消痰解郁，专作祛痰止咳的镇咳药，消痰擅消久积者。象贝亦称浙贝母，以浙江象山产者为良，大如菱肉而味苦；能化痰止嗽，开宣肺气，消痰擅消风热之痰。大贝，也称土贝母，各地有产，以其体形较大故名；主消痰退肿，故为外科常用药。[《干祖望医书三种》]

川贝与浙贝之治嗽

咳嗽一症，首先辨别内伤与外感。盖外感咳嗽属实，治宜宣肺；内伤咳嗽多虚，治宜甘润；虽同一咳嗽，治疗之法不一，二者不可混淆不分，世人不察，多以川贝价昂，意其疗效必高，医者欲用，以投患者之心理，而病者愿服，以速其疾病之痊愈。浙贝价廉，必治疗不如川贝，故此种看法殊属不妥，极宜正之。

川贝母，苦、甘、微寒、滋润性强，适于肺痨、肺痿之咳嗽，以及肺燥干咳等症。浙贝母，苦寒、宣肺力强，性偏疏散，适用于伤风外感之咳嗽。外感咳嗽多由肺邪郁伏，不得畅宣。假咳嗽以出其邪，邪清则咳嗽自止。此时用浙贝最为合适，不得因其价廉，摒而不用。以价高之川贝其效必大，不知川贝性润，试思宜用浙贝开肺化痰之治，而用润肺之川贝，则润而不开，肺邪由何而出，是养痈遗患耳。[《孙润斋医案医话》]

贝母应用宜与忌

知母可以润肾燥。肾恶燥，燥则开合不利而水湿蓄郁不行，本品能润肾燥，故对湿热郁阻而肢体水肿之证，有良效。

知母性寒滑，下行，在治热时，有热去阴生之可能，若用之太过可致脾胃受伤，真阴暗损，此药并非滋阴补益之品。用之于祛邪则可，用之于扶正则不可。[《燕山医话》——焦树德]

贝母化痰合郁金，可开痰食结胸

川郁金本为疏肝解郁、祛瘀止痛的要药。因其有开肺解郁之功，多与浙贝母合用。两药均有味辛苦泄、微寒的共性，辛开苦泄，合用之，可开肺降气豁痰。

其中浙贝母为化痰止咳药，治外感风热及痰火郁结之咳嗽。川郁金非化痰药，具有行气解郁、活血破瘀的功用。两药同用，一取贝母化痰，一取郁金下气。使在肺之痰随肺气肃降而下行。郁金又具有轻扬之性，能上行入心及包络。《外科全生集·马氏试验秘方》白金丸中以郁金配白矾治疗癫狂，痰热蒙闭心窍，即取其有解郁清心之用。[《孙谨臣儿科集验录》]

四画

天　冬

为百合科植物天冬的干燥块根。主产于贵州、四川、广西等地。

秋、冬二季采挖，洗净，除去茎基和须根，置沸水中煮或蒸至透心，趁热除去外皮，洗净，干燥。甘、苦，寒。归肺、肾经。

天冬治本元不足、虚火所生胶痰

天冬入肺兼入肾，润燥而兼清痰之下源。盖痰之标在脾肺，其本在肾。按天冬所能清热保肺，下通于肾，观此，则天冬治痰乃治本元不足、虚火所生之胶痰也。此与外感咳嗽、痰饮咳嗽，风火痰喘等之稠痰，均迥不相同。[《长江医话》——王希知]

天冬鲜品捣汁，能愈口舌生疮

天冬属甘寒生津之品，能清金降火，养阴润燥，用治肺燥咳嗽，取鲜品生用，治胃热口疮，其生津润燥之效尤著。

李某，男，10岁。平时嗜食香燥之品，胃有积热上熏，以致唇舌腐破，经久不愈，或愈后再发，不胜其苦，舌红口干，小溲短赤，因畏服药，嘱采鲜天冬洗净捣汁噙服，连服1周即愈。[《孙谨臣儿科集验录》]

天南星

为天南星科植物天南星、异叶天南星或东北天南星的干燥块茎。天南星主产于河南、河北、四川等地；异叶天南星主产于江苏、浙江等地；东北天南星主产于辽宁、吉林等地。秋、冬二季采挖，除去须根及外皮，晒干，即生南星；用姜汁、明矾制过用，为制南星。苦、辛，温；有毒。归肺、肝、脾经。

制天南星与胆南星

天南星为天南星科多年生草本植物天南星及东北南星或异叶天南星的干燥块茎，除去茎叶、须根和外皮，洗净晒干，即为天南星；经白矾水浸泡，再与生姜共煮，切片晒干，即为制天南星；取生天南星研末，与牛胆汁加工制成小块状或圆柱状，即为胆南星。生天南星毒性较大，一般不做内服。制天南星与胆南星其性味、功效均不尽相同。制天南星性温，味苦辛，具燥湿化痰、祛风止痉之功能，主治顽痰咳嗽，胸膈胀闷和中风痰壅及癫痫等证。胆南星则性凉，吐苦，具清热化痰、息风定惊之功能，主治痰热惊风抽搐及癫狂等证。[《高辉远经验研究》]

生天南星的药效比制天南星好

我长期以生天南星广泛应用于临床，通过数以万计的人次实践，从未发生过中毒现象和其他不良反应。本品的息风解痉作用颇佳。凡动风抽搐、晕厥之症，均可结合辨证处方使用之。我长期用生天南星配合全蝎、蜈蚣（二虫均以研粉或制片吞服为宜）、钩藤、地龙、白芍、丹参、石菖蒲、远志等治疗癫痫，取得较好的效果。此外，用于治疗震颤麻痹而见肢体震颤，与全蝎、蜈蚣、僵蚕、钩藤等同用；治疗耳源性眩晕而见景物旋转、眼球震颤，与菊花、枸杞子、墨旱莲、石菖蒲等同用；治疗面神经麻痹而见口眼㖞斜、面唇抽动，与全蝎、僵蚕、白附子等同用；治疗半身不遂，肢体麻木疼痛，与补阴还五汤同用，均有一定效果。

生天南星还能镇静止痛。凡狂躁、失眠、头痛等症，均可适当使用生天南星。我常用本品配合炙甘草、淮小麦、大枣、生铁落、大黄、知母、百合等治疗精神分裂症之狂躁不宁者，确有良效。此外，治疗三叉神经痛、血管神经性头痛，可与全蝎、蜈蚣、川芎、丹参、红花等同用；用以息风解痉，化瘀止痛，亦常能获效。

生天南星有较好的化痰、镇咳、平喘作用。对各种咳喘痰多均适用。例如治老年慢性支气管炎气急、咳痰不爽，本品可与小青龙汤相配，如治感冒咳嗽，久而不愈，可与止嗽散同用，均能提高疗效。我在20世纪60年代初曾以麻黄、射干、生半夏、生天南星、炙紫菀、炙百部6味药配制成"麻干片"，治疗哮喘咳嗽，收效颇佳。

生天南星兼能散结消肿。我常用莪术相配，治疗腹腔肿块；与海藻、昆布相配，治疗甲状腺肿大、颈淋巴结核，使患者的胀痛逐步减轻。肿块缩小，有的还渐渐消散而愈。

总之，生天南星的药效确实比制天南星好，且无明显的不良反应。[《长江医话》——胡建华]

解天南星毒法

天南星性温有毒，与半夏同属天南星科，为多年生草本植物。本品毒性较半夏尤为剧烈，须经炮制，方可入药内服。否则，容易中毒。中毒则口腔黏膜糜烂，甚则部分坏死脱落，唇舌水肿麻木，大量流涎，味觉丧失，言语不清，咽喉干燥灼热，声音嘶哑。每以生姜捣汁，开水冲服可稍缓解，不易速愈。此外无其他特效疗法。

1964年间，邻村张某误食夹杂于蔬菜中之生天南星一粒。甫下咽，顿觉麻辣刺喉，不能言语。某医即令以生姜煮汤内服，仍不减轻，急就诊于余。寻思《本草纲目》有天南星"得防风则不麻"句。即以防风20g、生姜10g同煎汤给服。服后觉麻辣之感减轻，渐能言语。入夜再服1次，次日早起，除喉间尚有轻微之燥热感外，唇舌不复觉麻。[《三湘医萃·医话》——陶庆升]

生天南星加冰片，疖肿红痛可施

夏令暑热熏蒸，汗渍肌肤，湿热伤于血络，常令小儿发生疖肿。如肿胀较甚，有化脓趋势者，可用生天南星、冰片研粉水调外敷，恒收肿消痛止之效。

天南星味辛而苦，有毒。《本草从新》谓其能"治风散血""攻积拔肿""喉痹舌疮，结核疝瘕，痈毒疥癣，蛇虫咬毒，调末敷之"。冰片出自《本草纲目》，味苦、辛，性凉，用治疮疡痈肿，能散瘀止痛，二药长于外治，味辛能发，用辛温性味之南星，外敷热毒之疖肿，殆亦"火郁发之"之义。[《孙谨臣儿科集验录》]

天　麻

为兰科植物天麻的干燥块茎。主产于四川、贵州、云南等地。立冬后至次年清明前采挖，冬季茎枯时采挖者名"冬麻"，质量优良；春季发芽时采挖者名"春麻"，质量较差。采挖后趁鲜除去外皮、地上茎及菌丝，洗净，蒸透，晒干、晾干或烘干。用时润透，切片。甘，平。归肝经。

天麻如何切片

天麻片根据药工的熟练程度可以切得极薄，从实践来看，必须掌握以下几点。

（1）天麻原生药在采掘后，经刮皮、水煮或蒸，然后晒干或烘干，其质体十分坚硬，在切片前必须加热使其软化，然后上刀，这样切出的片既透明又光滑。

（2）天麻绝不可以用冷水泡软切片，这样处理由于天麻中已经晒干的黏液质受冷水浸泡而出现黏性，在切片时就粘刀，片张之间互相粘连，而且表面不光滑。同时水泡天麻很不容易掌握时间，有的块茎较小已经浸透，有的块茎较大乃未浸透，因此在切片时常成碎片或碎块。

[《名医医术精粹》——张忍]

天麻如何辨识真伪

（1）真天麻具有鹦歌嘴，幼茎的茎基呈嫩红色，恰如鹦鹉之嘴，因为天麻必须在刚刚抽茎时采挖，否则根茎即成空壳，药效不大，因此它常有长 1～2cm 的幼茎芽。

（2）天麻质重，由于加工原因，故其断面为半透明而被中医称为明天麻，伪品或质劣的则内部呈空洞。

（3）纵行纹路众多而不规则，但很自然，如由人工生成纵行纹，很不自然，一眼可以看出。

（4）横纹多、毛孔多，每一块天麻有数十个毛孔，横纹也有数十条，而伪品则否。

（5）味淡，微甜而带极微弱的苦味，嚼之发碎，有黏性，气特异。

[《名医医术精粹》——张忍]

木　瓜

为蔷薇科植物贴梗海棠和木瓜（榠楂）的干燥近成熟果实。前者习称"皱皮木瓜"，后者习称"光皮木瓜"。主产于安徽、湖北、四川、云南等地。安徽宣城产者称"宣木瓜"，质量较好。夏、秋二季果实绿黄时采摘。皱皮木瓜置水中烫至外皮灰白色，对半纵剖后晒干；光皮木瓜纵剖成二或四瓣置沸水中烫后晒干。切片，生用。酸，温。归肝、脾经。

木瓜有收涩之性可疗气淋

古书记载，尝有一船人因与新鲜木瓜同在船上而不欲解溲。《本草求真》中论及"木瓜气味酸涩，既于湿热可疏，复于损耗可敛，故能于脾有补，于筋可舒，于肺可敛，岂真肺胃虚弱，可为常用之味哉？然使食之太过，则又损齿与骨及犯癃闭，以其收涩甚而伐肝极，奈人仅知理肺，而不审其虚实妄投，殊为可惜。"从另一侧面证实木瓜确有固涩的作用。正所谓"木瓜，气脱能收，气滞能和"。

借鉴前人经验，并发挥之。对于久治不愈的气淋（气虚证），除用补脾益肾法之常法外，亦善于方中加用木瓜 10g 以收涩。肝主疏泄，调畅气机，气淋之虚证虽有脾肾不固的一面，也有肝失条达的一面。方中加用木瓜，合情合理，并且有效。

如治张某，女，45 岁，曾患慢性肾盂肾炎，小便频数，滴沥难尽，但无疼痛，遇劳即发，神疲乏力，腰酸膝软，舌淡脉沉经，面色㿠白，曾因为是尿路感染而长期服用清热利湿药及抗生素，虽曾加用补中益气丸，而疗效不甚满意，后加木瓜 10g 治之，症情竟日渐缓解。[《中医临证与方药应用心得》]

木瓜缩泉

消渴患者，夜间多饮多尿，侵扰睡眠，春夏尚可，入冬尤觉难安，每欲制约夜间尿频，以利休眠。教以宣木瓜 15g，煎汤入保温瓶，备夜间渴时饮用；另以木瓜 2～3 枚置床上，令闻其香。上法初用不应，必待三四日后，小便次数即渐减，旬日以后渴饮亦渐少。此虽非根治方法，因其有"扬汤止沸"之用，故患者亦称善。[《杏林小品》]

木 香

为菊科植物木香、川木香的根。木香产于印度、巴基斯坦、缅甸者，称为广木香，现我国已栽培成功。主产于云南、广西者，称为云木香；生产于四川、西藏等地者称为川木香。秋、冬二季采挖，除去泥沙及须根，切段，大的再纵剖成瓣，干燥后撞去粗皮。生用或煨用。辛、苦，温。归脾、胃、大肠、胆、三焦经。

木香与青木香

木香辛苦而温，擅于行气消胀定痛。青木香（马兜铃根）辛苦而寒，亦能行气而治胃痛。

（1）脾胃气虚、胃寒气滞，用广木香。胃阴不足，阴虚郁热或肝郁化火之胃痛，用青木香。胃痛久病寒热夹杂者，二药同用。

（2）胃脘灼痛，兼咽干而痛，伴有食物反流者，宜青木香。

（3）胃痛而兼头晕、头胀，肝经郁热而兼阳亢于上者，可用青木香。

（4）辛辣食品伤胃致脘痛者，可用青木香（配蒲公英等）。[《徐景藩脾胃病治验辑要》]

木香、熟地黄配伍应用

木香和熟地黄，前者可制后者滋腻之性。熟地黄甘温质润，入肝肾而功专养血滋阴，填精益髓，凡真阴不足，精髓亏虚者皆可用之，为养血益阴、滋补肝肾之要药。但其性黏腻碍胃，不宜久服。木香辛行苦泄温通，芳香气烈而味厚，善通行脾胃之滞气，可醒脾开胃，与熟地黄伍用，能减轻其腻胃和滞气之弊，有助于消化吸收和疗效发挥。[《王新陆文集》]

木香治诸疾的配伍药

木香，温。木香除肺中滞气，治中下二焦气结滞，须槟榔为使。气郁又阴火上冲者，用黄柏、知母，少以木香为佐。与补药为佐则补，与泻药为君则泄。[《刘越医案医论集》]

木 通

为木通科植物木通、三叶木通或白木通的干燥藤茎。木通主产于陕西、山东、江苏、安徽等地；三叶木通主产于河北、山西、山东、河南等地；白木通主产于西南地区。秋季采收，截取茎部，除去细枝，阴干即得，洗净润透，切片，晒干，生用。苦、寒；有毒。归心、小肠、膀胱经。

大量服用木通有引起肾衰竭危险

据《本草述钩元》《医宗金鉴》及《医学衷中参西录》都有重用木通一二两（30～60g），治疗痹痛的记载。近代名医蒲辅周医案中，为有重用木通单方。民间常用催乳及闪腰岔气搋伤等。近20年来各地报道，因服用木通一二两（30～60g）引起肾衰竭致死者，不下十数例。本人亦亲眼看到一例。因此必须引起高度警惕。由于《神农本草经》列为中品，《本草纲目》称谓毒，故不少人滥服用，导致恶性后果，这是临床中发现的新问题，要密切注意。同时各地药店出售的木通品种混乱，要及时整顿，剔除伪劣品种。[《五十年临证得失录》]

五灵脂

为鼯鼠科动物橙足鼯鼠的干燥粪便，又名寒号虫粪、寒雀粪。多产于广西、河北、山西、云南、福建、广东等地。苦、甘，微温，入心、肝、脾三经。

五灵脂可开郁散浊

五灵脂乃橙足鼯鼠（寒号鸟）的粪便。章次公先生曾创制"黑丑散"（五灵脂、黑牵牛子等研为末，每服 3～6g），对痢疾初起、胃肠积滞未除者，屡奏佳效。余的经验，凡痰瘀交阻，宿食不消，浊气闷塞，而致腹痛撑胀，此药悉可选用，往往可奏浊气下趋，阴阳调和，胀消痛定之效。曾治一王姓，男，44 岁。痢下白多赤少，日八九行，腹中切痛，里急后重，已三日。胸脘痞闷，不思饮食，舌苔白腻罩黄，脉滑数。湿热食滞交阻阳明，倾刮脂液，化为脓血，病在初期，祛邪为急，拟予宣清导浊、化滞和中。处方：桔梗 10g，炒枳壳 6g，生白芍 15g，黑牵牛子 4g，五灵脂 10g，青皮、陈皮各 5g，生甘草 5g，地枯萝 10g。连进 3 剂，腹痛大减，后重已除，下痢减为日二行，无赤白黏冻，原方去灵、丑，加山药 20g，续服 3 剂，调理而瘥。[《名老中医医话》——朱良春]

五灵脂用于妇科疾病

五灵脂咸温，入肝经。通利血脉，散瘀止痛，既入气分，又入血分。能行气，治气滞之疼痛；活血化瘀，治疗瘀血停留之腹痛。因其有芳香行气活血之功，配砂仁、豆蔻治胃脘疼痛。古书记载与人参相畏，但临床使用治疗胃脘虚寒性疼痛其效尚佳。寒号鸟以食松子为主，五灵脂为其鸟粪，含松脂油故能行气活血、缓急止痛。与蒲黄合用为失笑散，治疗妇女恶露不下或不尽，瘀血腹痛，经行腹痛；入少腹逐瘀汤，治疗胞宫瘀血、子宫寒冷、不孕症等。为妇女行气活血开闭之要药。[《中医当代妇科八大家》——刘奉五]

五倍子

为漆树科植物盐肤木、青麸杨或红麸杨叶上的虫瘿，主要由五倍子蚜寄生而形成。秋季采摘，置沸水中略煮或蒸至表面呈灰色，杀死蚜虫，取出，干燥。按外形不同，分为"肚倍"和"角倍"。酸、涩，寒。归肺、大肠、肾经。

五倍子熏洗治早泄

早泄患者，可用熏洗法进行治疗，取 20g 五倍子，文火煎熬 30 分钟，再加入适量温开水，乘热熏洗阴茎龟头数分钟，待水湿下降至 40℃ 左右时，可将龟头浸泡到药液中 5～10 分钟，每晚 1 次，15～20 天为 1 个疗程，一般 1～2 个疗程，待龟头皮肤黏膜变厚、变粗即可恢复正常。治疗期间，禁止性交。[《医林漫笔》]

五倍子的临床用途

五倍子效广用宏，概括其效能为：①敛肺止咳：用于肺虚久咳；②涩肠止泻：用于慢性泻痢；③固络止血：对各种出血均效；④止汗固精：用于盗汗、自汗及遗精滑泄；⑤收提脱坠：用于脱肛、子宫脱垂等症；⑥解毒医疮：用于诸种疮癣肿毒、赤眼及皮肤湿烂，并能解河豚鱼毒。

因其收敛作用较强，故凡新起之咳嗽、痢疾及便秘者，均不宜使用。

本品既可内服，又能外用。一般宜作丸、散剂使用，每日 2～5g；外用煎汤熏洗或研末外敷。其临床应用如下。

（1）自汗、盗汗：自汗、盗汗之病因甚多，自当审证求因，分别施治。由于本品既能止汗收汗，又善降火生津，故阴虚者最为适宜，如肺结核盗汗、小儿自汗等均可用之。法以五倍子研细末每取 3g，温开水调如糊状，填于脐部，以纱布覆盖固定，连用 3～5 天，得效即可停用。

（2）滑精、梦泄：无梦而遗为滑精，有梦而遗为梦泄。沈金鳌曰："滑精梦泄，固宜收涩，然必通而后能涩；《医学纲目》用五倍子 30g、茯苓 60g，以治虚而滑精者，泻多涩少，诚尽制方之妙。"可以师法。亦可以五倍子研末，用唾液和调，涂敷脐上，以纱布盖贴取效。但相火炽盛者，宜知柏地黄丸合水陆二仙丹以滋阴降火、收涩精气。

（3）肺虚久咳：久咳不已，肺气虚散，需补敛兼施，宜五倍、五味并用。朱丹溪曰："五倍子属金与水，嚼之善收顽痰，解热毒，佐他药尤良。黄昏咳嗽，乃火气浮入肺中，不宜用凉药，宜五倍、五味敛而降之。"此多属慢性支气管炎之候，新感暴咳不宜也。

（4）慢性泻痢：泻痢初起，属实、属热，宜清、宜导；而久泻久痢，则宜止、宜敛。五倍子其性不仅收敛，且有抗菌作用，故于慢性泻痢甚合。《本草纲目》以之治泻痢之附方，即有6首之多，其中以脾泄久痢方，配伍精当，临床应用，颇收佳效。对于非特异性结肠炎，亦有一定效果。

（5）各种出血：本品含有丰富之鞣质，能加速血凝而达到止血之效，内服、外敷均可。对于鼻衄、牙宣、咯血、吐血、崩漏、便血、尿血，无实火者，均可内服或外敷。一般单用五倍子或伍以半量之枯矾，共研细末，米粉糊为丸如梧子大，每服10～20粒，米汤饮下，一日2次，食后服，有止血之效。鼻衄、牙宣可取末外搽。

（6）遗尿：多由于肾气不充、膀胱失约所致，本品配合桑螵蛸各等分，研末，每服4g，一日2次，有补肾、固脬、缩尿之功。

（7）脱肛、子宫脱垂：二者均属气虚不足、中气下陷而致，治当益气升举以治其本，敛涩固脱而治其标，标本并举，收效较佳。

（8）宫颈糜烂：主证为带下绵绵，甚则腥臭，多见于慢性子宫颈炎患者，宫颈呈糜烂状，可以五倍子、枯矾等分为末，取消毒纱布一块，蘸药末贴塞于宫颈部，每日换药1次，有消炎止带、收敛生肌之功，奏效较速。

（9）口腔炎、齿龈炎：常由胃热火升而致，除予清胃降火之品内服外，另用五倍子、青黛等分研末外搽，有消炎散肿、收敛止痛之功，可以加速治愈。

（10）疮疡：本品长于解毒医疮，能杀灭多种病原菌，可谓一种"中药广谱抗生素"，故历代用其治一切肿毒、阴囊湿疮、癣癞湿烂诸疾。[《中国名老中医经验集萃》——朱良春]

车前子

为车前科植物车前或平车前的干燥成熟种子。前者分布全国各地，后者分布北方各省。夏、秋二季种子成熟时采收果穗，晒干，搓出种子，除去杂质。生用或盐水炙用。甘、寒。归肾、肝、肺、小肠经。

车前子治高血压病

高血压为常见病，而较理想的降压药尚付缺如。由于"双克"的利尿降压，联想到车前子也不妨一试，往年笔者曾以单味车前子临床观察50例，尚属满意。

考车前子，《神农本草经》主"利小便，久服轻身耐老"，《本草纲目》载"除湿痹，明目，去肝风热毒，止脑痛泪出，除心胸烦热"，《名医别录》称车前子能治"鼻衄、止烦、小便赤、下气"。主治症状亦多符高血压病的病理表现。

服法为每日9g，经治1个月不效，则加至18g，水煎服。3个月为1个疗程，经治后一般眩晕、头痛、目糊、失眠等证均有好转。治后收缩压降低到150mmHg以内者23人，占46%；舒张压降低到90mmHg以内者25人，占50%。特别是舒张压降低具有重要意义。

车前子性寒下气，故能愈肝风、除烦热。临床中未有不适反应，现代药理认为，钠的新陈代谢与高血压发病有关，车前子利尿的同时，亦排泄钠、钾，治疗前后观察比较，均有不同程度的降低，可证此说确有临床依据。日人高桥统间认为车前草素能兴奋副交感神经，阻抑交感神经，由此使末梢血管扩张导致血压下降。中药疗效奇妙之不可议者甚多，正有待发掘。单味车前子治疗高血压的报道尚未之见，颇堪研讨。
[《颜德馨临床经验辑要》]

车前子用于妇科疾病

车前子：甘、寒，入肝、肾、小肠、肺经。能清肺肝风热，利湿热，治疗赤白带下。完带汤中用车前子治疗白带，取其清利湿热之功。

八正散中用车前子清热、除湿、化带。本品入肾泄肾浊能补肾气，是以通为补。肾气丸中用车前子、牛膝佐六味丸治疗肾虚尿闭，取其下利补肾之功。五子衍宗丸中用车前子目的是补中有通，通中有补，既补肾又通利。车前子合萹蓄、瞿麦有通经之效，妇科常用于治疗经闭。[《中医当代妇科八大家》——刘奉五]

车前草

为车前科植物车前或平车前的干燥全草。甘，寒。归肾、肺、小肠、肝经。

车前草可治小儿水样泻

小儿腹泻，水样便一日数次，重者十几次，若不及时治疗，可转为慢脾风，或导致气脱液竭的危候。其病理是外感风寒，内伤饮食，脾运失常，清浊不分而发病。治疗当健脾利湿止泻。中医有"治湿不利小便，非其治也"之说。遵此理论，1978年我用鲜车前草一味，水煎服，治愈40多例小儿腹泻。近几年按此法共治疗2117例，总有效率97.26%。其中12小时以内止泻者占44.78%，12～24小时以内止泻者占46.62%。2 000多例无1例出现液脱气竭等恶化现象（仅3例出现轻度皮疹）。[《黄河医话》——杨高和]

车前草的临床应用

车前草性味甘寒，是入肝、肾、脾、肺诸经之药，有清热利尿、解毒通淋的作用。是内、外、妇、儿各科的疾病都可选用的药物。

（1）外感风热：凡是感风热之邪而头晕、头痛、咳嗽、脉浮数，舌苔薄黄，舌边尖红者，用车前草20g、山芝麻15g，煎水温服，即能使邪从汗解，又能从小便出，尤以暑湿交蒸而得者，用之甚宜。

（2）夏暑鼻衄：夏暑天气炎热，凡是鼻孔出血而色红者，多属暑热草 20g、鲜荷叶 30g，配适量的黄砂糖煎服，则能祛暑止血。

（3）尿血疼痛：小便色黄，短涩疼痛，甚或尿血者，此属湿热遏结下焦，膀胱郁热，损伤阴络之变。可用车前草 20g、墨旱莲 15g、藕节 25g，配适量黄砂糖煎水服，既能清热利尿，又能化瘀止血。

（4）目赤肿痛：两眼红肿疼痛，畏光羞明，迎风流泪者，此属肝经风热之变，以车前草 20g、九里明 15g、野菊花 20g，煎水内服，并用桑叶、龙船花各适量煎水熏洗，一般 3～5 天收效。

（5）小儿热泻：夏秋之间，小儿大便稀有薄垢腻，一日数次，或泻下暴迫，每日 10 余次，时带酸臭，脐腹微痛，身微热者，此属湿热泄泻。可用车前草 20g、番桃树嫩苗 15g，煎水内服，则能使邪热从小便出而收到清热止泄之功，亦即"利小便以实大便"之意。

（6）经带并病：妇女经行前后不定，量多少不一，色泽暗红而夹紫块，经将行而少，小腹胀痛，平时带下量多，色白黄而质稠秽者，此属湿瘀化热，经带并病之变，以车前草 20g、益母草 15g，煎水熏洗，则当时能收到经带并治之功。

总之，车前草是易得而应用很广泛的药物，只要辨证清楚，配伍得宜，则其疗效是很好的。[《班秀文临床经验辑要》]

升 药

为水银、火硝、白矾各等分混合升华而成。红色者称红升，黄色者称黄升。各地均有生产，以河北、湖北、湖南、江苏等地产量较大。研细末入药，陈久者良。本品又名升丹、三仙丹、红升丹、黄升丹。辛，热；有大毒。归肺、脾经。

升药与轻粉、降药的应用

轻粉、升药、降药三药均是以水银为主，经过升华提炼制成的丹药，虽均具有剧毒之性，但是，为治疗外科病症的常用要药。

轻粉，为水银、食盐、胆矾经过升华后所结成的白色片形的晶体物。功能提脓拔毒，常用于疮疡已溃、脓毒不清的病症。提脓丹以轻粉为主药，配合其他各药而组成，在治疗痈疽疮疡溃破方面，确有良好的提脓拔毒功效。

升药，为水银、火硝、雄黄、朱砂、皂矾等经提炼升华而成的结晶体。结在外层而色红的为红升；内层色淡而黄的名黄升；底层的凝结物较老而硬，名升药底。红升、黄升功用相同，但红升力较强，黄升稍次之。功能提脓拔毒，祛腐生肌，适用于痈疽疮毒，溃后脓少，腐肉不脱，新肉难生，例如三仙丹即本品与煅石膏、冰片，以 9 : 1 的分量配制而成，通称为九一丹。如要加强提毒功能，以 8 : 2 的分量配制，名为八二丹。还可用桑白皮纸或丝绵纸搓成长短不同的纸捻，粘上药粉作溃疡引流之用。升药底，则常与雄黄、大风子配用，以治疥癣，疗效颇佳。

降药，一称白降丹，由朱砂、雄黄、水银、硼砂、火硝、食盐、白矾、皂矾等提炼制成。功能拔毒祛腐，与升药近似，但提脓祛腐力更强，富有刺激性，能腐蚀肌肉，用量不宜过多，以久年顽疮及骨膜腐损形成漏管之症有显著疗效。如穿骨流注，疮口较小，窦道较深，脓液排泄不畅，或结成腐骨不脱，可用七线条插入疮疡腔道，拔出漏管，并使腐骨脱出（七线条制法：红升丹、白降丹各 30g，熟石膏 18g，冰片 1.5g，研极细末，加白及片适量加水煮烂，捣成糊状，净药粉和入拌匀如硬膏状，搓成线条，阴干备用）。

轻粉、升药、降药都有很强的刺激性，新制品不宜立即用，必须贮存多年后使用，越陈则性越驯，而功力不逊，所谓陈久者良。[《张赞臣临床经验选编》]

升　麻

为毛茛科植物大三叶升麻、兴安升麻（北升麻）或升麻的干燥根茎。主产于辽宁、吉林、黑龙江、河北、陕西、四川及山西等地。夏、秋二季采挖，除去泥沙，晒干切片。生用或蜜制用。辛、微甘，微寒。归肺、脾、胃、大肠经。

升麻功效非仅升提

经验：升麻一味，气味俱薄，轻清上浮，甘辛微寒，辛发散，寒清热，甘入脾，因脾气主升，故升麻常为太阴脾、阳明胃之引经药，能升举脾胃清气。自金元以后，一般医家用作升提、升阳，治疗中虚脾弱、阳气下陷之证。有用作治斑疹、咽喉、疮疡、热利者，取其发表透疹、散风解毒之功；亦有用其清热、解毒、凉血，有升清降浊之效。张仲景首先用升麻治阳毒，后人又有"无犀角，升麻代之"之说，用于治肌衄，可知此非取其温阳升提之用。有医家以升麻具升提作用，用于虚寒下利者，但有"升不过七"之说，必与大量培补脾土止泻之方同用，虽得小效而自喜，以为属升麻之功，其实无意中贬低了健脾补土各药的作用。

殊不知，升麻是一味较好的清热解毒药，于高热、发斑、咽喉肿痛、牙痛、疮疡、发热下利，以及外感温病热盛不退时，恒获良效。愚经临证，如麻后痢体虚兼湿热者，清其湿热，可加升麻使麻毒升提透出，所谓因势利导也。

治疝（昆布、海藻、橘核、荔核、川楝子、升麻）用升麻，有升举之力。治牙痛（细辛、骨碎补、蒺藜、薄荷、连翘、荆芥、牛蒡子、猪牙皂、升麻）用升麻，有载诸药性达病所之效。

治肌衄（阿胶、鳖甲、玄参、仙鹤草、升麻）用升麻，有清热凉血之功。

治发斑，常与生地黄、牡丹皮、赤芍等配伍。治咽喉赤痛，则与牛蒡子、玄参等配合。

治疮疡，配以连翘。治阳毒，伍以鳖甲。治热利，当与黄芩、黄连、芍药、金银花、枳实同用等。医者仅守其升提之论，不思其余，弃之不用，实可叹矣！[《长江医话》——彭开莹]

升麻的临床用途

张元素称升麻"若补其脾胃，非此为引而不补"，并认为升麻之用有四："手足阳明引经，一也；升阳于至阴之下，二也；阳明经分头痛，三也；去风邪在皮肤及至高之上，四也。"后世医家，莫不遵循其说而从其说。临床验证，此确为经验之谈。升麻能补能升，清热解毒，益不足，删有余，虚实之症皆可取用。旧药新用，阐发微旨，时感意犹未尽。总结临床体会亦有四端。

（1）善治功能低下类疾病，佐黄芪擅治内脏下坠、胃张力低下、胃黏膜脱垂、肠排空加速、脱肛等；伍桔梗、甘草治声带闭合不全；配赤芍、桃仁、丹参治慢性咽炎；与贯众炭、苎麻根合用治功能性出血；加白茧壳、韭菜子治疗遗溺等，屡有所获。

（2）能治血象偏低症状的多种血证，包括白血病、再生障碍性贫血、血小板减少症急性发作。血象低、高热，以升麻加清热凉血药，既有清热之效，又有提高血象之功；用治化疗或放疗引起的粒细胞缺乏症，与西洋参、鸡血藤、虎杖同用尤佳。作者有一验方，以升麻与阿胶、归身、黄芪、大枣治血小板减少症，近期疗效颇佳。

（3）擅治老年病：例如以升麻配苍、白术治气虚湿阻的脾胃病，升清降浊、颇感满意；与炮山甲、王不留行、益母草、莪术治前列腺肥大、前列腺炎屡验。作者经验，老年人的消化不良与泌尿系疾病非此不克。

（4）具清热解毒之功：古人云升麻可代犀角有一定意义，用治时邪高热，如糜烂性口腔炎、霉菌感染、急性中耳炎、丹毒、腮腺炎、败血症、疹痘发斑、狐惑等症，升麻率领清热解毒药味，独具殊功。[《中国

名老中医经验集萃》——颜德馨]

升麻治诸疾的配伍药

升麻，平。解百毒。

治手阳明风邪，伍葱白、白芷；治阳明齿痛，伍石膏；引少阳之气上行，伍柴胡；发阳明汗，伍葛根。

人参、黄芪，非升麻引之，不能上行。[《刘越医案医论集》]

丹　参

为唇形科植物丹参的干燥根和根茎。多为栽培，全国大部分地区均有。主产于四川、安徽、江苏、河南、山西等地。春、秋二季采挖，除去茎叶，洗净，润透，切成厚片，晒干。生用或酒炙用。苦，微寒。归心、肝经。

丹参用于脾胃病

丹参为临床常用的化瘀药，胃痛血瘀证古方有丹参饮。凡慢性胃脘疼痛，久痛入络，在辨证理论上方中常可配用。尤以气滞郁热及胃阴不足伴见血瘀证者，更为适合，前者配用理气清热药如青皮、佛手、蒲公英、浙贝母等；后者配入百合、麦冬、白芍之类。

曾有医者认为丹参一味具有四物汤之功效，对胃病气血亏虚，食欲不振，胃中隐痛而用大量丹参，结果是纳谷更少，其痛更甚。殊不知丹参药性属寒，有参之名，无参之实，多用久用则影响食欲，影响脾胃运化功能。故必须审证确当，配伍用药合于法度，可奏良效。否则，适得其反，于病无益。[《徐景藩脾胃病治验辑要》]

丹参的临床用量

丹参活血而不伤血，为临床常用的活血化瘀的主要药物。凡妇女月经不调、痛经、闭经，肝气郁滞之胁痛，心脉瘀阻之心血管疾病及其他瘀血证均可用之。丹参的常规用量为 15～30g，但根据病情可增加用量。如在治疗 2 例冠心病、重症心绞痛的过程中，曾以每剂药用丹参 60g 的重量而收显效。[《临证医案医方（修订本）》]

巴　豆

为大戟科植物巴豆的干燥成熟果实。主产于四川、广西、云南、贵州等。秋季果实成熟，果实尚未开裂时采摘。用仁或制霜。本品又名江子、刚子、巴豆霜。辛，热；有大毒。归胃、大肠经。

急喉痹巴豆可通

喉痹又称喉闭，《杂病源流犀烛》卷二十四说："喉痹，痹者闭也，必肿甚咽喉闭塞……"发病急者，叫"急喉痹"，亦称"卒喉痹"，古代还有"走马喉痹"之名。所谓"走马"，系形容病情危急，必须飞骑救治，刻不容缓之意。它包括西医学各种原因（如白喉、急性喉炎等）所引起的喉阻塞。

本症好发于儿童，因其发病急骤，容易窒息，可发生暴死。西医多采用气管切开术救急，然在农村偏僻之处，恒延误病机，每成愤事。

考古代医家治疗本症，常以巴豆为主。如唐《千金要方》、宋《足斋百一选方》等，都有用巴豆或以巴豆为主，吹喉治喉痹、急喉风的记载。《丹溪心法》治急喉风的雄黄解毒丸，亦用巴豆为主，其方注云"吐出顽涎即苏""下咽无有不活者"。由于急喉痹是因痰与毒结而成，所以我选用《伤寒论》的"三物白散"以祛痰，《丹溪心法》的"雄黄解毒丸"以解毒，两方均制成细粉末，交替服用，每次 0.6～1.2g，日服 3～4 次。患者每因吐出胶痰或伪膜或泻下黏腻便后，危象顿失。我在福州市传染病医院进行白喉病的中医药治疗研究时，曾用此法治疗观察了 36 例因白喉引起的喉阻塞，除 9 例因合并严重气管或支气管白喉，结合采用气管切开外，余 27 例均免于气管切开而愈。此外，对急性喉炎引起的喉阻塞，也取得卓著效果。

根据临床观察，本法适用于实证，仅限于喉阻塞，或合并有轻度的气管阻塞；不适用于虚证和较重的气管白喉或支气管白喉。

本法主药是巴豆，功能通关窍，以解除咽喉部之阻塞，李时珍谓主治"中恶喉痹，一切急病咽喉不通……"，再配以桔梗、贝母及雄黄、郁金等，以消痰、利咽、解毒、祛瘀。服药后之所以有涌吐和催泻的作用，主要是巴豆，其见效之迅速，是其他催吐、泻下药物之所不能及。巴豆有斩关夺隘之能，实非虚传，但巴豆为辛温有毒之品，只能急用，不能常服。助咽喉阻塞一解，则需依辨证改用其他方药治疗，切勿盲服滥用。[《南方医话》——黄永融]

冷粥止巴豆之泻有效

巴豆，辛温大毒为峻下逐水之品。有戡乱劫病之功，斩关夺门之力；用之得当，有推陈致新之效，用之不当，则犯伤阴耗液之弊。一般用于体实邪盛臌胀腹水盈盈者，或寒凝结滞肠胃积实坚坚者。常用0.5～1g，以巴豆去壳取仁去油为霜吞服，服之则有立竿见影之伟效。

1972年曾治潘某臌胀案：患者素体壮实，年近五旬，因建房造屋，节衣缩食，操劳过度，疲极伤肝；复加恼怒，不思纳食，肝脾遂致两伤；房屋落成则体日衰，腹日大，纳日差，就诊于西医，经多方检查为肝硬化。腹水中等，面颈有蜘蛛痣，肝掌，衄血；用西药利尿药、护肝药等治疗，初用有效，经治年余，用西药乏效而转中医治疗。据西医认为，肾损伤，不胜利尿。症见面色黑滞，腹胀青筋败露，脐平四肢瘦削，二便不畅，尿色深红，大便溏薄。证属本虚标实，肝脾血瘀之证，拟活血化瘀、养血柔肝以扶正；利水逐饮以祛邪。在祛邪中用番泻叶、桃花、大黄、玄明粉等下泻，初用有功，久用乏效，改用巴豆霜，服则峻泻无度，遂致脱肛，精神衰败，而呈亡阴亡阳之变，改用西药补液才得缓解。后查仲景书中关于"三物白散"中有记载"利过不止进冷粥一杯"，三物白散中有桔梗、贝母、巴豆；方中唯巴豆峻泻。故用巴豆泻下太过可用冷粥来止，但用之太晚虽用西药补液，竟泻下过度，肝肾二败而亡。

1980年治陈妇，年40余，患臌胀10余年，反复发作，多次治愈，现腹胀膨膨，急而攻下逐水以宽一时；念巴豆之攻下力峻，故用巴豆霜0.5g吞服，并嘱冷粥备置一碗，以防泻下无度。患者服后，畅下一次，腹宽大半，遂用冷粥服之，则泻下渐止。以后用此法重复数次，配合扶正之药，则臌胀渐消。

"巴豆性烈为最上，偏与牵牛不顺情"，这是十九畏歌中说明巴豆与牵牛的相互制抑作用，然经实验证明，巴豆性烈为最上，偏与冷粥不顺情；冷粥有止泻之功与巴豆相逆，此为医者所必知也；冷粥即粳米煮烂为粥，冷却后为冷粥，热粥无此功。冷粥治巴豆之峻泻有利无弊，又有护胃养脾之效，可为良善之法也。[《越医汇讲》]

水牛角

为牛科动物水牛的角。主产于华南、华东地区。取角后，水煮，除去角塞，干燥，镑片或挫成粗粉。生用，或制为浓缩粉用。苦，寒。归心、肝经。

应用水牛角治肌衄

肌肤出血名曰肌衄，以其色若葡萄，故又有葡萄疫之名。其证有虚实不同，实证多由血热，有热盛迫血、风热搏结、温热交阻之异；虚证则有阴虚火动、气虚不摄之别，然临床所见，各有热居多。古有犀角地黄汤是为正图。但犀角价格高昂，且为稀有缺药，故以水牛角代之，重用30～60g，随证相任，屡多获验。重用久服无苦寒之品抑遏生气、化燥伤阴、败胃留瘀之弊，堪称清热凉血之佳品。[《长江医话》——熟辉雄]

水　蛭

为水蛭科动物水蛭及蚂蟥等的干燥全体。咸、苦，平；有小毒。归肝经。

水蛭无毒辨

水，系瘀痰同治之品，具有破瘀血、利水道之功；但本品以破瘀血为主功，消溶痰水为功，是破瘀血消痰水而不伤阴之良药。笔者经用屡效，20余年未见毒副反应，因此是一味疗效卓著的无毒之品，值得引起医者重视。

然查历代本草专著，谓"有大毒"（《本草经疏》），有谓"有毒"（《名医别录》），就是新版的《中药大辞典》《中华人民共和国药典》均称"有毒"。这个"毒"如何认识只能由实践作答，或是古今药物有异，或需配伍应用有别，或是臆测，或是人云亦云。在《神农本草经》中载："味咸平，主逐恶血、瘀血、月闭、破血症积聚、无子，利水道。"我认为《神农本草经》对水蛭的性味、功效、主治的记载比较明确，未言其有毒，而谓其有破瘀利水之功。在《伤寒论》中抵当汤用水蛭30枚，大黄䗪虫丸中用至100枚，其药量可观。尤其大黄䗪虫丸的主治证候为一派本虚标实之征，所谓"五劳虚极，羸瘦腹满"者。由此可知仲景用水蛭是承《神农本草经》之言，而无所畏惧。后世张锡纯甚赞此药，他说："破瘀血而不伤新血，纯系水之精华生成，于气分丝毫无损，而瘀血默消于无形，真良药也。"我也赞同张氏之论，水蛭不但无毒，而是破瘀血消痰水不伤阴，却有"血肉有情"之性，不伤阴而补阴血之功，故临床可放胆用之。

我应用病症，主要用于中风（如脑出血、脑血栓形成及其后遗症），痹症（风湿性及类风湿关节炎），外伤头痛（脑内伤综合征），噎膈反胃（胃肿瘤），淋闭（前列腺肥大、泌尿系结石），肝脾血瘀（肝硬化），痰湿眩晕（耳源性眩晕），咳喘证（慢性支气管炎、肺气肿）及闭经等。临床常用配伍应用，很少单独使用，剂量为 10 ~ 20g，水煎入药。因本品不易研细，所以常入汤剂，其实为散剂更好。有时特制成丸剂，不但剂量可减少一半，而且效果更显。水蛭不宜火炙烤炒，宜生用效佳。临床上患者有畏其形之丑陋，认其有毒，造成心理上恶心反应，为此，要通知药房将成条水蛭粉碎成段或块，或加工研粉，装入胶囊吞服。

对疑难重症，辨证得当，用之收效甚速。如老慢支患者，痰鸣咳喘，如在苏子降气汤或小青龙汤中加水蛭 10 ~ 20g，较单纯用该方效果更捷。中风实证，痰壅昏迷（脑血栓形成）如在化痰开窍、通腑降逆方中加水蛭 10g 则不但可救其垂危，而对日后恢复有很好防治作用，如曾治一例中风患者，前后用有水蛭方 20 剂而康复如常人。[《越医汇讲》]

水蛭化癥瘕

赵云青先生，医学精深。1929 年又礼盐山张锡纯先生于天津。治验极多。孟广壁室人，小腹癥瘕，月经不通已数月，畏针灸及汤药。先生治以水蛭（微炒）轧面，每日 6g，加白糖冲服。服至 90g，月经通，癥块消。

张锡纯先生言，水蛭宜生用，疗效优于制熟者。轧面也宜生用。余见捕水蛭者，均以铁丝穿贯晒干，味殊腥。入丸散时，以烘干为宜。[《医林锥指》]

水蛭治遗精

水蛭化癥瘕、消积聚，《神农本草经》称其为化瘀行血之妙品。我姨兄李瑞东得一铃医传授，用之治滑精，则非《神农本草经》所载也。其法，取生水蛭用炒热之滑石粉烫（不能炒黑），轧面。加朱砂、琥珀。处方为水蛭 3g，朱砂、琥珀各 0.3g 合研。白水送服。每日 1 ~ 2 次。治愈多人。其功用是缩阳。遗精滑精者，有阴茎常勃起者，水蛭可抑制之。亦不引起阳痿。相火旺盛者宜之。[《医林锥指》]

水蛭宜生用、研粉冲服

凡动物药，如水蛭、全蝎、蜈蚣、胎盘等，均以低温烘干，研粉冲服为好。据张锡纯经验，治疗妇女经闭癥瘕，应当用生水蛭研粉冲服，否则不效。为了说明这个问题，他举了一个病例：一妇人因癥瘕不孕，"遂单用水蛭一两（50g），香油炙透，为末。每服五分（1.5g），一日2次，服完无效。后改用生者，如煎服法。一两（50g）犹未服完，癥瘕尽消，逾年即生男矣"。[《黄河医话》——陈家骅]

五画

甘 草

为豆科植物甘草、胀果甘草或光果甘草的干燥根及根茎。主产于内蒙古、新疆、甘肃、山西等地。春、秋二季采挖。除去须根及泥土，晒干。切厚片，生用或蜜炙用。甘，平。归心、肺、脾、胃经。

甘草生用与熟用

甘草生用气平，补脾胃不足而大泻心火；炙之则气温，补三焦元气。中满者，忌熟用，包括水煎。若服生甘草粉，则能通利二便，消除胀满、解毒。张锡纯谓："甘草熟用则补，生用则通。"甘草生用熟用，其性竟若是悬殊，用甘草者，可不于生熟之间加意乎？[《刘越医案医论集》]

甘草用于升陷

清气养生，来源于水谷之精微，脾强运健则清气升布。脾虚运差，则清气陷。其关键皆取决于脾气的强弱。李东垣立补中益气法，重点即是复脾。我自对甘草的新功能有新的认识以来，关于脾虚诸病用以代替参、芪，疗效甚为满意。如治内脏脱垂证，以前均使用参、芪，今改以甘草配升麻，不唯服后症状得到改善，而且效果稳定，长期服用，一般多能巩固。另有短气息促，并非哮喘，时呵欠，疲乏倦怠，虽饮食尚可，而舌淡，脉弱，已表现出脾肺不足及心肾之证。用大量甘草、佐以苓术，每能气续力增，这也是甘味归脾的作用。因肺主气，而气来源于水谷精微，必强脾健运，方可源源而生，故甘草之用乃"补之以味"的措施。所谓若清气陷而不升者，服之则能迅升，即属此理。[《燕山医话》——许公岩]

甘草用于培肾

先天之本在肾，肾亏则五脏悉虚，况久病之后，肾藏之精已不断四布充补了五脏，则本脏必有所亏耗，复因病情有增无已，故于补肾固本之药中加入适量之甘草，则诸证立见好转，此乃振肾兼有温脾之效。根据这种认识，就与一般单用归脾药物疗效有明显的不同。况甘草的类皮质激素作用也属于温养肾阳者。故于各种疾病之依靠使用激素者，无论是暂用或常用，重用甘草于对证方药中颇能代激素而获安。尤其慢性气管炎患者，已长期服用大量激素不能断离者，将方药中之甘草用量予以加大至 60～90g，服后症状即能减轻，若服后出现水肿，只需加入泽泻 18g 即可消除。[《燕山医话》——许公岩]

甘草误用致害，投治当慎

徐大椿尝有言曰："误用致害，虽甘草、人参亦毒药之类也。"其意固在阐明用药如兵，务求精当，发用乖舛，必受其殃，戒人于处方遣药之时，应深思熟虑，庶免邪未去而正已伤、旧未已而新又至耳。然明举甘草为例，则可见不唯峻毒刚烈、大寒大热之品当予注重，即甘缓补益若甘草者，亦不容无分彼此也。正由甘草性属平和，所用至广，对其忌用之例，易为常人所忽，此说中弊，犹如棒喝，诚未可视为故作惊人之语也。

盖药能治病，以其有个性之特长；性有偏胜，是以有利而即有弊；甘草，药也，故亦莫能置之例外焉。按甘草之功在于甘，而其弊亦在于甘，语云"甘令中满"，又曰"甘能助湿"，故缪希雍曰："中满者忌甘，呕家忌甘，酒家亦忌甘，诸湿肿满及胀病，咸不当服。"

　　证之临床实践，气滞中满者用之，每见胀闷愈增；验诸科研报道，能使尿量减少，水钠潴留，有碍水肿之治；是古人之见，乃经验中来，临证投治当慎，曷容等闲视之。此后，张山雷又补充之曰："湿热痰饮诸证，皆不能进甘腻，误得甘草，便成满闷，甚且入咽即呕，惟其浊腻太甚故耳。"又曰："痈疡……湿热内炽……寒湿凝滞为患，甘草甘腻，皆在所忌。"均致满、助湿推而广之而言。如是类比，概可贯以通之矣。[《叶显纯论方药》]

水肿也可用甘草

　　据现代药理研究，甘草中的甘草次酸有肾上腺皮质激素样作用，可引起水肿。因此有人认为，对水肿患者应当绝对忌用甘草，我认为不然。《金匮要略》中治水肿的甘草麻黄汤、麻黄附子汤都有甘草，临床用于治疗水肿，每可获效。如有些寒湿水肿患者，同时伴有怔忡心悸，辨证属寒湿两伤于太少，而少阴心气不足的，我常用麻黄10g、附片10g、炙甘草15～30g治疗。其中甘草用量虽超过麻黄，但药后往往水肿消退而怔忡心悸亦平。炙甘草可补心虚、安心神。此证乃寒湿之邪损伤少阴心气，故必重用炙甘草以配麻黄、附子。如弃甘草不用，实难取效。单味药的成分，只是单味药的部分成分，不能代表单味药本身的全部功效，更不能代表复方的功效。临床若被现代药理研究的单味药成分所束缚，缩手缩脚，不敢大胆运用中医理论去辨证论治，必然要降低疗效。[《名老中医医话》——万友生]

甘草、海藻配伍应用

　　海藻反甘草是"十八反"中之一反，因何相反，有何反应？尚未见过解说。

　　余当年学药时，曾反复品尝过百余种药，对海藻反甘草之说颇多疑义。1940年我在部队当医生，夏季敌人扫荡，我正患伤寒，随伤员隐藏于山林中，忽遭大风雨，此后每年夏秋间腹泻。1943年的一天，愚想试试海藻甘草是怎样反，第一天两药各服一钱（3g），无感觉。第二天各服二钱（6g）亦无反应。第三天各服三钱（9g），服后觉胃中转动，很舒适，无不良反应。后来我的腹泻病再未发作。这是偶然的发现，从此就有意于腹泻病用之，无论虚寒或热毒积滞，随证伍以海藻、甘草，都得到良好效验。从而领悟到海藻散瘀破气（阴凝气结）之理是可信的。合甘草甘咸相伍，气味和协，同入阴经，何反之有？

通过上述海藻、甘草能散阴气、解凝结的经验，于是便大胆扩大了使用范围：如再生障碍性贫血、血小板减少性紫斑以及各种失血症、各种结石等，效果都很理想。对癌症也有所试用，如乳腺癌、子宫癌、食道癌、胃癌等，在方中伍以海藻、甘草，也收到一定效果。

40年来海藻、甘草同用，没发生过任何问题。经验固然很宝贵，但仅仅是一点感性认识。至于"十八反"的机制如何，古人没有阐明，吾辈当明之。"十八反"中相反药甘遂与甘草，仲景早在甘遂半夏汤中同时应用，今人治胸痹心痛也多将附子与半夏同用，实践证明本草"十八反"中相反的药，不是不可同用，但是否都可同用，哪些可以同用，哪些不可同用，还需实践和理论上进一步探明。[《黄河医话》——贺本绪]

"藻戟芫遂俱战草"及漫谈

临床甘草应用之处颇多，知名度也最高。但世界上的事物都是一分为二的，甘草也有有害之处。众所周知的是"使人中满"，凡脾胃有湿邪而呕吐者，禁用。故《本草害利》强调："害！甘令人中满。有湿之人，若误用之，令成肿胀。故凡诸湿肿满胀病及呕家酒家，咸不宜服。"

"反大戟、甘遂、芫花、海藻……"，其实笔者就喜欢海藻与甘草并用，取其药力的加强，当然胃气薄弱的患者就不宜用了。且看《医宗金鉴·外科心法》引《外科正宗》的海藻玉壶丸而作为有效方药，此方中甘草与海藻并存。其所以然者，余听鸿（1847—1907）在《外科医案汇编·瘰疬》中解释得很详细，谓："海藻甘草之反，古人立方每每有之，甘遂甘草取其反者，可攻盘踞内之坚痰，甘草海藻取其反者，攻其凝外之坚痰也。"

甘草在处方上常有甘草梢与甘草节之分，但张山雷对用甘草节者，大加驳斥，谓："甘草有梢有头而独无节。可知明代尚无此谬说，俗医每谓甘草专治疡患，其说不知何本？"（见《疡科纲要》总论第三章第一节）

甘草除了调味、治病外，还可以预卜年之丰歉。清代吴翌凤《灯窗丛录》谓："岁欲丰，甘草先生……岁欲旱，旱草先生。"（旱草指蒺藜）［《干祖望医书三种》］

石菖蒲

为天南星科植物石菖蒲的干燥根茎。我国长江流域以南各省均有分布，主产于江苏、浙江、四川等地。秋、冬二季采挖，除去泥土及须根，晒干。生用。辛、苦，温。归心、胃经。

石菖蒲治鹅口疮有妙用

口疮小儿多患，俗称鹅口疮、雪口。它是由白色念珠球菌引起的口腔炎。在 20 世纪 70 年代曾用石菖蒲单味治疗小儿鹅口疮，疗效卓然，药简效著。方法：用石菖蒲 10g，水煎漱口，咽下也无害，一日 1 剂，一般 2～3 次见功。

考诸家本草，石菖蒲并无此功记载。然在《重庆堂随笔》中载："石菖蒲，舒心气，畅心神，怡心情，益心志，妙药也。清解药用之，赖以祛痰秽之浊卫官城；滋养药用之，借以宣心思之结而通神明。"缪希雍认为："通心脾二经之要药。"鹅口疮多系心脾积热，秽浊内蕴之证，口为脾之窍，舌为心之苗，故口舌之病，本品皆可用之，在治口疮上则显奇功。

石菖蒲为天南星科植物，与九节菖蒲有别，不可混用。它的变种又称金钱蒲或称细叶菖蒲、香蒲，可作案头清供，嗅气可清心僻秽，故为

观赏佳品，亦可供作药用。[《越医汇讲》]

石菖蒲临床用途

石菖蒲是常用中药之一，辛温，入心、肝二经，临床应用甚广。《本草备要》说："辛苦而温，芳香而散。补肝益心，开心孔，利九窍，明耳目，发音声。去湿逐风，除痰消积，开胃宽中。"蔡老中医多年临床摸索与探讨，归纳其功用如下：开窍醒脑；镇静止惊；宁心安神；止遗尿，通尿闭；开胃宽中。

（1）开窍醒脑：石菖蒲疏散开达，气味芳香，其性走窜，入心经，开心窍。对痰湿蒙闭、清阳不开所致的神昏谵语之证，常配合郁金、半夏等药，如菖蒲郁金汤。在治疗脑血管意外，各种脑部疾病引起的神识昏迷、二便失禁时，常常根据各自兼症进行辨证施治而加入石菖蒲、郁金、远志等药开窍醒脑。

（2）镇静止惊：现代药理研究表明石菖蒲对中枢神经系统有明显的镇静止惊作用。在临床对于癫痫患者，在辨证处方中加上石菖蒲以镇静止惊。

（3）宁心安神：石菖蒲入心肝经，补肝益心，对心神不安、健忘失眠等症有良好治疗作用。特别是痰火扰心，心神不定者更佳。临床常与远志、龙齿同用，如安神定志丸。

（4）止遗尿，通尿闭：遗尿与尿癃闭排除器质性病变外，大都是由于大脑皮质及皮质下中枢神经的功能失调。按照西医学的观点：必须调节中枢神经功能，促使膀胱恢复功能。中医学认为与肾至关重要，蔡老在临床中重视辨证与辨病相结合，在调理肾气时，多加石菖蒲、远志等调节中枢功能。

（5）开胃宽中：现代药理实验表明，石菖蒲煎剂内服能促进消化液的分泌及制止胃肠异常发酵，并有缓解平滑肌痉挛的作用。其气芳香，化湿辟浊，对于湿滞气塞、胸腹胀闷、食欲减退之症有特殊疗效。[《蔡友敬临床经验集》]

石菖蒲临床新用

石菖蒲气味浓郁芬芳，用以宣化湿浊，升发清阳，醒神健脑，止呕开胃；曾治王某呕吐不止，进食即吐已月余，多方求治无效，已致眩晕神昏，余用石菖蒲研粉 3g、竹沥 30g 冲服，一日量分 2 次服完。连服 3 天痊愈。

《神农本草经》谓："味辛温，主风寒湿痹，咳逆上气，开心孔，补五脏，通九窍，明耳目，出声音……"《名医别录》："无毒，上治耳聋、四肢湿痹、聪耳目、益心智……"余曾治多例用链霉素导致耳聋、耳鸣、眩晕的患者。用益气聪明汤《证治准绳》方：黄芪 15g、太子参 30g、升麻 6g、葛根 15g、蔓荆子 12g、白芍 12g、黄柏 9g、甘草 3g，加石菖蒲 9g。病情重笃者服药 2 个月，2 日 1 剂；病情较轻者服 3 剂，均能缓解症状恢复听力，耳鸣眩晕消失。

冠心病症见胸闷，心痛心悸，痛彻胸背，气短喘促。余用黄芪 30g、瓜蒌 12g、薤白 12g、紫丹参 15g、石菖蒲 12g，治疗多例胸痹患者，均获良好效验。本方具有宣阳通痹，活血化瘀，泄浊化痰，益气止痛之功。

外感热邪所致声音嘶哑，方用石菖蒲 9g、木蝴蝶 9g、蝉蜕 9g、诃子 9g、薄荷 9g，开合相济，通音迅捷。

《重庆堂随笔》言："石菖蒲，舒心气、畅心神、怡心情，益心志，妙药也。清解药用之，赖以祛痰秽之浊；滋养药用之，借以宣思之结而通神明。"有温而不热，辛而不燥之功效，故临床多用之，在辨证处方中加石菖蒲一味，可提高疗效，妙不可言。[《来春茂医镜》]

石　斛

为兰科环草石斛及同属多种植物的鲜茎或干茎。主产于四川、贵州、云南、广东、广西、安徽等地。全年均可采收，以秋季采收为佳。

烘干或晒干。鲜用者栽于砂石中，随时取用。甘，微寒。归胃、肾经。

石斛能补虚除痹

石斛借水石而生，其味甘平，一般皆知其能滋阴益胃，除热生津，最为温热家所赏用，但考之《神农本草经》"主伤中、除痹、下气、补五脏虚劳羸瘦"，甄权曰"治男子腰脚软弱……逐皮肌风痹、骨中久痛，补肾益力"，则石斛显有补虚除痹之能。溯诸临床运用，宋《太平圣惠方》第十九、第二十九、第三十诸卷，已备载诸多石斛散，皆以石斛为君，以治各种痹证。清代沈金鳌《妇科玉尺》亦善用石斛牛藤汤治产后腰腿痛，是石斛补虚除痹之功，固早为历代医家所珍视。余在20世纪50年代初期，涉猎上述书籍，取而用之临床，确有神效。这更说明吾辈对一些常用药物的运用知识也还明浅思短，狭隘欠宽，尚须博览群书，采经拾贝，以尽其用。[《长江医话》——俞大祥]

石 膏

为硫酸盐类矿物硬石膏族石膏，主含含水硫酸钙。分布极广，主产于湖北、甘肃、安徽及四川等地，以湖北应城产者最佳。全年可采。采挖后，除去泥沙及杂石，研细生用或煅用。辛、甘，大寒。归肺、胃经。

石膏应用心得

石膏之药，本为石质不轧细则煎不透，故必轧成细粉，最好用甘草水飞过治病为佳。有谓石膏太寒，而煅用之，且言煅用不伤脾胃，而不知煅过石膏，即将有效成分消失，将石膏宣散之性变为收敛（见做豆腐即知）。故内服必生用，方奏清热之功。但须掌握辨证准确，如大热，呼吸促迫，自汗，脉洪大有力，舌苔黄厚者，用之效如桴鼓；外感实热，轻证也用20～30g，如实热炽盛者，则可用至50～60g。余治一乙型脑炎患者，因壮热不退，曾用到120～150g，方热退康复告愈。

服石膏药后，最好静卧少时，适当盖被，以利内热外达，汗而解之。用石膏必嘱先煎。要温服，徐徐缓服，欲其药力常在上焦、中焦，不致寒冷下侵以致滑泄。

一般方书多谓产后忌用寒凉，但如有实热不除者，亦可以寒凉清之，且孙思邈治产后就有四石汤、五石汤之记载（皆重用石膏治产后热病经验）。《本经》明言，石膏宜于产乳，故产后亦非绝对不能用，如能佐以台党参、淮山药之类，则可放胆矣。[《医林漫笔》]

生石膏的临床用量

生石膏清热泻火，久煎治疗热性病之高热，效果相当理想，是急证临床当中用以退热的主要药物。凡热邪亢盛之高热，多以生石膏较大剂量使用，但还应据患者的体温情况来选择不同的用量。如成年人体温在38℃左右者，用量为 30g；体温在 39～40℃者，用量为 60g；体温在 40℃以上者，石膏能用到 90g。小儿用量酌减。例如，一患儿发高热，体温 30℃，3 天未退，用单味石膏 30g，水煎服，1 剂而愈。另外，临床常以石膏与麻黄相伍（10∶1），治疗大叶性肺炎出现的高热、咳喘，收效颇佳。对于一般的气分郁热，取常规剂量即可。[《临证医案医方（修订本）》]

生石膏的用量

生石膏治阳明内蒸之热，虽言能解肌，但无汗时用之，一定要佐以宣通之品，如葛根之类。关于石膏的用量，有人提出用则 30g 以上，少则无效。这在治疗高热、大渴引饮、面红目赤者是完全必要的，甚者可以用到 120～240g，但应先煮水，用此水再煎其他药，才能起到应有的作用；如治疗杂病，用生石膏 10～20g，清火也有很好的效果。[《燕山医话》——田从豁]

石膏若对证，不必忌其寒凉

自《名医别录》言石膏性大寒后，历代医家均视其为大寒之品，虽具有石膏适应证，亦较少用。若里有蕴热，脾胃无虚寒者，虽无阳明经之四大症，亦重用石膏，临证每获疗效。又石膏性凉而散，故有透表解肌之力；其质重则又可降逆镇静，盛认为他药与其配伍，则有不同的功效，常用以治气营高热、热哮、消渴等证之外，还可治肝阳上亢、胃火炽盛型高血压。

张锡纯有石膏宜生用切忌煅用之说。近人彭静山氏提出异议认为：石膏性寒，并煅过，或糖拌炒则不伤胃。黎伯概则谓："以生煅石膏并用以去涩味。"而盛则认为清热泻火石膏宜生用，效果较佳，降逆镇静煅石膏为宜，故临床常用煅石膏对于各种出血症如呕血、咯血、衄血等不属于实证者，配合应用，止血效果较佳。且认为石膏虽大寒但不苦，既清热又不伤阴，所以针对阴虚阳亢型的高血压病可大剂量使用。[《著名中医学家的学术经验》——盛国荣]

实热证石膏可用重剂

王石清先生言石膏一物，味辛微寒，功能外解肌热，内清实热，为治热狂斑疹之要药，医者多畏其寒而不敢用，间有自命胆识较大之医，遇有温病斑疹等险症，所投亦不过四五钱（12～15g）而已，岂不知里热炽或燔灼脏腑，想用数钱之石膏，救此实热之大症，犹如杯水车薪，岂能见效？及至病不见愈，医者不责己之胆小识低，意归咎于石膏之不效，可叹石膏之境遇，力不得伸，能不得展，不禁为之可惜。

近贤张锡纯先生，实有同地，以石膏之功用不可埋沧桑，曾在上海中医杂志投稿，提倡石膏之功用，北京名医孔伯华先生善治温病，为国人所知，常见用生石膏至数两，均能随手奏效，看来张孔二君，诚为石膏之知己。有人谓石膏乃大寒，恐服之后易败胃气，试问夏季暑热，是否可以多吃西瓜？西瓜能解渴利尿清暑祛热，人人皆知，而西瓜在中医学上则喻以"天生白虎汤"，白虎则以生石膏为名，换句话说：吃西瓜相当于吃生石膏，能说败胃吗？再者若无大热，岂能用石膏？若非夏暑之季，岂能吃西瓜？遇大热用生石膏，其性寒可清，其气辛可解，为辛凉重剂，是清肺胃之要药，其味甘或以生津液，故能止渴。其质重还能镇逆而治烦躁。见《伤寒论》："太阳中风，脉浮紧，发热恶寒，身疼痛,不汗出而烦躁者,大青龙汤主之。"名"膏"乃寓润泽之义,观仲景用石膏于产后,见《金匮要略》"妇人乳中虚,烦乱呕逆,安中益气,竹皮大丸主之"。岂能与苦寒之药所可比?因每遇大热高热,凡属实热证,则放胆用之,今夏司机郭某患高热,体温达41℃,按其脉尺肤热,其身灼热炽手,头痛如劈,神昏欲愦,亟投生石膏重用250g,采余师愚《疫疹一得》拟清瘟败毒饮方义加减,投药即愈。[《燕山医话》——李鸿祥]

生石膏、夏枯草配伍应用

对眩晕(高血压)的患者,有时用一般平肝潜阳之品,血压久缠不降,如详查患者若有头面烘热,脉洪大而大便不溏,甚至干结,此系阳明胃火挟肝阳上冲,不除阳明胃火则肝阳上亢不平。方中加入生石膏、夏枯草往往可以眩除脉静,血压迅速得降。[《医林拔萃》——陈慈煦]

石膏、附子配伍应用

舒弛远认为《伤寒论》六经可统百病,不拘何病,凡见少阳证即从少阳治,见阳明证即从阳明治,见二三经之证,即合二三经同治。据《伤寒论》六经内容之《六经分证》,因其分经而治,故极灵活,不为习俗所拘。如治"天庆班小生"患痢,其症上身发热,下身作冷,认为阳热在上,阴寒在下,心中烦热为阳明里证,用石膏;口苦咽干为少阳腑证,用黄芩;食不下属太阴,用黄芪、白术、半夏、砂仁;身重多汗为少阴亡阳,用熟附子、炮姜、补骨脂;厥逆腹痛为厥阴里寒,用生附子、吴茱萸,一剂病减。此等处方,若以套方常规衡之,岂不笑其杂乱无章耶?一般套方多清一色,寒则俱寒,热则俱热,补泻亦然;偶有所谓用所佐法者,于寒队中略加少量热药,热队中略加少量寒药,此外则极少寒热并用者。[《姜春华论医集》]

石见穿

为一年生草本；根略肥厚，多分支，紫褐色。唇形科植物华鼠尾草的全草。辛、苦，微寒。归肝、脾经。

石见穿用于脾胃病

石见穿又名石打穿，是唇形科植物紫参的全草，辛苦而平。《本草纲目》谓其主治"骨痛、大风、痈肿"。

据我的经验，此药具有清热、祛风、行瘀的作用，治疗胃病常用作佐药。凡肝胃不和，气郁化热或胃阴不足而郁热内生，瘀热内结，胃脘灼痛、刺痛，部位基本固定者，用之甚佳。

胃痛兼血瘀证而食欲不振，不欲食，胃口不开，配加石见穿15～30g，常有意外之效。慢性胃炎伴有肠上皮化生，或伴有不典型增生，用石见穿亦颇有效。[《徐景藩脾胃病治验辑要》]

龙　骨

为古代多种大型哺乳动物，如三趾马、犀类、鹿类、牛类、象类等的骨骼化石或象类门齿的化石。主产于山西、内蒙古、河南、河北、陕西、甘肃等地。全年均可采挖，除去泥土及杂质，贮于干燥处。生用或煅用。甘、涩，平。归心、肝、肾经。

龙骨的鉴别经验

龙骨、龙齿的真品可黏吸在舌上（多细孔），其味甘涩。[《医林拔萃》——周瑞生]

龙齿安魂，量小亦效

愆古称不寐，病因多端。前贤谓人卧则魂归于肝，魄藏于肺，魂魄归宅，则眠自安。宋代许叔微《普济本事方》倡用珍珠丸、独活汤即是其义。方以珍珠母为君，龙齿佐之，称"珍珠母入肝经为第一，龙齿与肝同类",云"龙齿安魂,虎睛定魄……东方苍龙,木也,属肝而藏魂……龙能变化,故魂游而不定……治魂飞扬者,宜以龙齿"。后世治不寐多相沿用。按虎睛已属罕有之物,龙齿亦生于古代化石,资源日少,久必枯竭,不若珍珠母之易得。故笔者用龙齿常小其量而功效不减。忆昔从师之时,曾治肝虚不寐病例,以养肝之剂合安神之品如柏子、合欢、炒酸枣仁、首乌藤之类,似效不效,师加龙齿二钱(6g)。初窃怪质重之物,量小如此,颇不惬意。然患者竟得安然入眠。始知用药对证,不在量大。如同用兵,兵不在众而在精,装饰不在勇而在谋。自经凡用龙齿及拟方投剂,均不专事以量取胜。顾近时初学医家,用之动辄两许、数两(以数十克计),恒念物力维艰,故录之以供参考。[《燕山医话》——符友丰]

龙　胆

为龙胆科植物龙胆、三花龙胆、条叶龙胆或坚龙胆的干燥根及根茎。我国南北各地均有分布。以东北产量最大,习称"关龙胆"。春、秋二季均可采挖,晒干,切段,生用。苦,寒。归肝、胆经。

龙胆治关节积液

膝关节积液与中医痰湿留滞骨节相似。膝为筋之府,肝主筋,筋附于骨节,即关节处之滑膜、韧带(筋)为肝所主。风寒湿邪侵袭,郁而化热,火炼津液为痰;或因气机不利,聚湿为饮,水湿痰饮,停于经络,积聚于骨节而成斯疾。

既往我也循常法,用三妙、四妙之类,其治在湿,然见效甚慢。后来阅读《续名医类案》魏玉璜云"木热则流脂,断无肝火盛而无痰者",方有所悟。治痰饮之大法,贵在调畅气机。丹溪翁谓:"气顺则一身之津液亦随气而顺矣。"所谓气顺,要在肝气条达。通过不断摸索,我认为龙胆是治疗膝关节积液的要药。《本草新编》谓其"功专利水、消湿";《神农本草经》曰"主骨间寒热";《本草正义》称其"疏通湿热之结"。清热、除湿、散结，均能使肝气条达。在使用中，因其适于苦寒，故常加桂枝以和营、通阳、利湿、下气、行瘀、补中；或加陈皮行气化痰、健中燥湿；或合三妙、四妙以清热利湿等。以此为主，据其证情加减组方，每获良效。

如治赵某，女青年，患风湿性关节炎，左膝肿痛，时有寒热、汗出，经中西药治疗，热退痛止，但左膝髌肿胀不消，查髌上囊肿胀显著，抽之有淡黄色液，量较多，舌淡红苔白，脉弦数。处方：龙胆24g，桂枝9g，薏苡仁20g，牛膝12g，陈皮12g，生姜3片，服3剂，患者症减大半，再3剂而瘥。

西医学认为，关节积液与组胺释放及变态反应有关。动物试验表明，龙胆泻肝汤（龙胆为主药）有抗组胺作用。据日本江田英昭研究，龙胆等对热证表现为主的变态反应有抑制作用，故推测以龙胆为主治疗膝关节积液可能与此有关。[《长江医话》——蒋立基]

用龙胆遇胃虚者应慎

我早年曾治一患者，据其肝胆湿热炽盛而投用龙胆15g（在此之前我最多用9g），谁知药后患者竟昏厥在地，呼之不应，我急往视之，其脉尚存，经采用灌浓糖水等措施。患者很快清醒，并大呼："苦死我也！"当时我曾亲尝药液，确实苦涩良久不消。然而药苦何以能产生如此强烈反应？以后读《本草经疏》得知，"龙胆草味既大苦，性复大寒，纯阴之药也，虽能除实热，胃虚血少之人不可轻投"。而我当时对病情观察不细，没有了解到患者因病痛已数日进食不多，服药时又系空腹，加之对药性认识不够，所以没有采取相应的预防措施，终致有此意外之事。经过多年的实践，我深深体会到即使胃虚之人，有肝胆实热证，龙胆亦可使用，但必须同时兼顾脾胃。相反，无胃虚情况，若重用龙胆时，亦应事先告知病家药苦，使其有精神准备，或在服药后吃些糖果，以缓和龙胆的苦味，这样，就可以避免一些不必要的副作用。[《名老中

医医话》——赵炳南]

北沙参

为伞形科植物珊瑚菜的干燥根。主产于山东及东北沿海地区。多系栽培品种，夏、秋二季采挖，沸水烫后去外皮，洗净晒干生用。甘、微苦，微寒。归肺、胃经。

南沙参与北沙参

南沙参，首载于《神农本草经》。为桔梗科沙参属多年生草本植物轮叶沙参和杏叶沙参及阔叶沙参的根。主产于安徽、四川、江苏等地。《神农本草经》云："主血积惊气，除寒热，补中，益肺气。"《本草纲目》曰："清肺火，治久咳肺痿。"

北沙参，首载于《本草汇言》。为伞形科多年生草本植物珊瑚菜的根。主产于山东、河北、辽宁、江苏等地。《本草从新》云："专补肺阴，清肺火。"《本草逢原》曰："有南北二种，北者坚实性寒，南者体虚力微。"

公元1624年，明天启4年前无南北沙参之别。后世医家多依此而南北不辨，相互替代，所生问题不少。

但南、北沙参不但科属不同，在性味、归经、功用上亦有差别，临床应用时不能相混。南沙参性凉，吐甘淡、微苦、辛，归肺、胃、肝经。功效以清润肺热为主，使热清津得肺气自生。北沙参性凉，味甘淡，归肺、脾、肝心经。功效善补养肺胃心肝之阴以制火，使阴充火降其气自得。但二者皆非补气之正品，故不宜用于肺气阳虚及寒湿饮之证。临床上应鉴别合理应用之。[《高辉远经验研究》]

沙参临床应用

沙参有南北两种。性味均为甘苦、微寒，味淡体轻，北沙参质坚偏寒，南沙参质轻力微。均能补肺气，清肺火，复能养肝，理脾胃，应用范围颇广，唯以偏于阴虚之病证为相宜。

沙参具轻清调养之功，对体虚不堪重浊厚味峻补者，以及虚火上炎，不宜苦寒直折者，最为吻合。明《慎柔五书·虚损秘诀》云："甘淡之味，淡养胃气，微甘养脾阴。"沙参性味甘淡，正是治虚损之一味健品，尤于肺痿证最为相宜。盖肺痿一证，由于肾虚于下，火烁于上，肺金边伤，子盗母气，常有声嘶喉痛，咳吐脓血，潮热心烦，口干舌燥等证。

凡咳嗽之由于肝阳冲肺，咳而无痰，喉痹气冲者，南沙参或北沙参均可用之。

凡温热病后，气液两亏，肺胃阴伤者，始宜用南沙参，继则用北沙参以养胃阴。

凡病后调理方中，每用米炒南、北沙参，配川石斛、长须谷芽、佩兰梗、橘白以苏脾开胃。

沙参养阴，因其性味甘淡，与滋腻之品有别，既能养脾胃之阴，又不伤脾胃之阴，无怪乎沙参为病后开胃第一要药。然其性味毕竟偏于寒凉，于风寒咳嗽，湿痰阻中，脾胃虚寒诸证，均非所宜。[《申江医萃——内科名家陈道隆学术经验集》]

沙参应用宜与忌

沙参能补胃阴而生肺气，故肺热而气虚者，用之可清热补气。

沙参又为肺家气分中理血之药，因肺气上逆而血阻于肺者，用之可清除血阻使血脉通畅，且疏通而不燥烈、润泽而不滞腻。凡热伤肺气，气伤而血阻，血阻而扰心，心乱而有惊气诸证，沙参，皆能主之。

外感风寒的咳嗽和肺中素有内寒的咳嗽均忌用。

古人虽有"人参补五脏之阳，沙参补五脏之阴"的说法，但本品若与人参相提并论，则实为差之太远，用者要心中有数。[《燕山医话》——焦树德]

生 姜

为姜科植物姜的新鲜根茎。各地均产。秋、冬二季采挖，除去须根及泥沙，切片，生用。辛，温。归肺、脾、胃经。

煨生姜的炮制方法

煨生姜：将生姜洗净用草纸紧包2～3层，用水浸透后，埋在子母灰中煨至草纸变转黑色取出，剥去草纸，按姜形大小切成薄片备用，即可。[《医林拔萃》——周瑞生]

生姜类药功效

生姜类分鲜生姜、煨姜、生姜汁、姜皮4种。

鲜生姜辛温，有解表散寒，温胃止呕，化痰行水，健脾解毒的功效。《本草纲目》曰："生姜之用有四，制半夏、厚朴之毒，一也；发散风寒，二也；与大枣同用，辛温益脾胃元气，温中去湿，三也；与芍药同用，温经散寒，四也。"

煨姜为生姜用纸包，润湿入火煨熟而成；辛散之力不及生姜，而温中止呕、止痛和血之力较生姜为优；常与当归、白芍、柴胡等配伍，用于气血不和，月经不调，或经来腹痛和症，取其"熟用和中"也。

生姜汁，辛散之力较强，多用于中风痰迷、口噤昏厥及呕吐不止之症。

姜皮，性味辛凉，功能行水，常与茯苓皮、大腹皮等同用，治皮肤水肿尿少之症。[《南方医话》——张运开]

诸姜之功效

姜在医药上的用途甚广，但因炮制方法不同，功用差别很大，作为医生，不可不详加推敲。否则，不但影响疗效，更有损于患者。现凭个人所知，将诸姜之性味、功用及炮制方法区分如下，以供参考。

（1）生姜：辛，微温、无毒，散而不守。能止呕恶，祛痰下气，开胃止痛，称"呕家圣药"。并有发散风寒、防治感冒之功效。姜汁，善解诸药（半夏、厚朴等）及菌、蕈、禽、兽之毒。各地所产之姜，皆可通用。

（2）干姜：辛热、无毒，守而不散，以四川出产者为佳。治肺寒嗽咳，脾虚胀满，腹痛等。对冷痢诸证亦有佳效。

（3）姜皮：辛凉、无毒，五皮饮中主药之一，河南出产之水姜，干后即可当生姜皮用。姜皮治水肿、腹胀、痞满，善行水气，有利水消肿之功效。

（4）炮姜：为黄土中炒过之干姜。黄土研成细面，放铁锅中，加温至黄土蒸腾，把干姜放入，炒至姜质松软为度。取其温中止痛。《用药法象》云："干姜生辛炮苦……生则逐寒邪而发表，炮则除胃冷而守中。"

（5）姜炭：与炮姜不同。生化汤中用姜炭，主要取其止血、益血的作用。若烧不透，不全成炭，产妇服用容易引起发热。姜炭之制法是：选上等干姜装入砂锅，上再扣一同大砂锅，用铁丝固定后，边缘缝用泥填封，置炉火上烧，直至摇动砂锅无干姜撞击之声即成。

（6）煨姜：逍遥散中常用。取鲜姜切片，用3层草纸包裹后，再用水蘸湿，入火烧之。待草纸化炭后即成。

李时珍对姜的作用论述精详，今摘其要，以补上论之不足：姜（生姜）辛而不荤，祛邪辟恶，生啖熟食，醋、酱、糟、盐、蜜并调和，无不宜之。可蔬可和，可果可药，其利博矣。凡早行山行，宜吃一块，不犯雾露清湿之气，及山岚不正之邪。按方广《心法附余》云：凡中风、中暑、中气、中毒、中恶、干霍乱，一切卒暴之痛，用姜汁与童便服，立可解散。

又，干姜能引血药入血分，气药入气分，又能去恶养新，有阳生阴长之意，故血虚者用之。而人吐血、衄血、下血，有阴无阳者，亦宜用之。乃热因热用，从治之法也。[《张子琳医疗经验选辑》]

姜应用于胃脘病

姜有生姜、干姜、良姜、炮姜之别，同具温中祛寒之性。胃病用姜，有单用，也可合用。

（1）胃寒用良姜或干姜，外寒犯胃用生姜。内外俱寒者，良姜（或干姜）与生姜同用。

（2）胃中有饮，饮水即吐，干姜与生姜可以同用。

（3）凡胃病见呕吐者，生姜打汁滴入汤剂，并先滴于舌上少许，然后服汤药。或将生姜切片，嘱患者嚼姜，知辛时吐渣服汤剂，可防药液吐出。

（4）脾胃气虚，腹痛隐隐，畏寒喜暖，大便溏泄，良姜可与炮姜（或炭）同用。

（5）脾胃气虚，不能摄血，脘痛便血色黑而溏，腹中鸣响，宜用炮姜或炮姜炭。

上述用姜的量，根据病情并参考患者平素饮食习惯，如喜吃辛辣者，用量适当加重。[《徐景藩脾胃病治验辑要》]

生地黄

为玄参科植物地黄的新鲜或干燥块根。主产于我国河南、河北、内蒙古及东北。春、秋二季采挖，除去芦头、须根及泥沙。生用或鲜用。甘、苦，寒。归心、肝、肾经。

地黄补血中之阴

地黄性寒，微苦微甘，有益阴、清火、凉血、生血的性能。《神农本草经》谓主折跌绝筋、伤中、逐血痹、填骨髓、长肌肉。当归、地黄同属补血之要药。因当归专于补血中之阳，故具有血虚者能生、血瘀者能活、血寒者能温、血燥者能润等功效。二者虽同有生血、润燥的作用，但又有活瘀与止血、温寒与清热之别。故常在补益阴血与活血祛瘀的方剂中，当归配伍地黄，阴阳相系相资，血虚者易于滋生，血瘀者能祛瘀生新。[《宁夏中医药学术经验汇编（第一集）》——李雪岩]

生地黄与熟地黄

生地黄为玄参科多年生草本植物地黄的根；除去须根，干燥切片，生用或鲜用，若以酒、砂仁、陈皮为辅料，反复蒸晒至内外色黑，油润，质地柔软黏腻则为熟地黄。生熟地黄作用明显有别，不可混淆。生地黄性寒、味甘苦，具清热凉血、养阴生津之功能，主治温热病，热入营血，身热，口干渴，舌红绛或血热妄行吐、衄、尿血及消渴等证。熟地黄则性微温、味甘，具养血滋阴、补精益髓之功能，主治血虚萎黄，眩晕、心悸，月经不调及潮热盗汗，头晕眼花，腰酸膝软，遗精等证。

[《高辉远经验研究》]

生地黄者，血热所致皮肤病多用

朱老治皮肤病，惯用生地黄，药量既大（多在30g以上），使用范围亦广，常为同道们瞩目。因考虑疮疡皮肤病血热所致者颇多，故喜用生地黄作为凉血清热的主药。临床上凡遇血热证者，除重用生地黄外，常与牡丹皮、赤芍二药配伍，收效颇为满意。配牡丹皮，赤芍既可加强凉血清热的作用，又能活血散血，以防火热煎熬，营血瘀滞。此即取叶天士热入血分"恐耗血动血，直须凉血散血"之意。在临床上常见因某些药物而引起的药疹，周身泛起弥漫性大片红斑，中医称为中药毒。此系内中药毒，毒入营血，血热沸腾，外走肌腠所致。余常用自拟的皮炎汤（生地黄、牡丹皮、赤芍、知母、生石膏、金银花、连翘、竹叶、生甘草）治之，多能应手而愈。另外，由于心经有火、血热生风引起的皮肤瘙痒症、皮肤划痕症等病，每以《医宗金鉴》消风散化裁治之。但常加大生地黄的用量，以增强凉血清热作用，往往能收到满意的疗效。

生地黄尚有"润皮肤燥，去诸湿热"（《医学启源》），"内专凉血滋阴，外润皮肤荣泽"（《本经逢源》）等功能，也用生地黄与相应的药物相配治疗湿疹、银屑病以及剥脱性皮炎等病。例如，内中（药）毒重证，由于毒热内炽，伤阴耗血，肌肤失常引起的剥脱性皮炎，银屑病由于外用药不当引起的红皮肤，皮肤层层剥脱或皮肤大片潮红，层层脱屑，皆系血热生风，风燥伤阴之证，余拟增液解毒汤治之。方中重用生地黄，并与玄参、麦冬、天花粉、石斛、沙参等药配伍，此处生地黄的作用，在于滋阴润燥。又如，湿疹渗水日久，伤阴耗血，而湿性黏腻难除，往往使病情缠绵不愈，出现舌红绛、苔根部稍腻等症，余拟滋阴除湿汤治之。方中生地黄、玄参、当归、丹参滋阴养血，配合茯苓、泽泻淡渗利湿，此处重用生地黄，其作用在于滋阴而兼能除湿。以上所举，足可见吾用生地黄之大概也。[《名老中医医话》——朱仁康]

地黄腻膈种种

生、熟地黄共同腻膈，故胃呆者忌用，湿滞者忌用，前人为纠此弊，常以砂仁拌地黄为胃留地，伍苍术"苍术地黄汤"为脾留地，余于1963年随杨济生师在友谊医院时，论及此，杨师用生、熟地黄量极重，为言地黄之用，在三至五钱（9～15g）者固然腻膈，迨及八至十钱（24～30g），则直过中道至下焦，无可留膈而致腻者矣，故于苔之腻或黄腻者，但阴虚亦用。余试之于苔腻而抽心者，确亦无碍于纳食，然人或有于初服时便溏而次多者，熟虑而得其故，盖脾胃之摄纳有度，过其量则自胃移于肠者亦迅，设肠亦不能摄化，则如伤食之便泄而排之矣，迨其得便，则因胃肠互为虚实之机，胃之容复得迅以下移，而无复致腻于中脘也，其所以致腻者，缘用量适当欲化不化、欲移而不能移之时，胃气壅滞所致也。

由此而证之于丹参、何首乌之属，用量高时莫不皆有便泄者，则此机也。然而便之泄，二三日后可自停，且不腹痛，是则因人之耐受性提高故也，所以不腹痛者，原非有形不化之品，无可涩迟难下，故但鸣响耳矣；故余于用此类药之量高时，均嘱患者勿惧初二三日之便泄。

余之用是药，君之则两（30g）为序，臣之则五至八钱（15～24g），未尝见弊，然用之有则；必见阴伤、阴虚征象的，验之舌，光红、光绛、抽心或苔之剥于根、中毒等，其伤于胃者佐沙参、石斛，涉乎肺者佐玄参、麦冬，挟湿之重于胃者佐砂、蔻，重于脾者佐苍术、茯苓，涉乎肝胆，则仿"龙胆泻肝"成法而易地为君；其辨乎经、脏者在于证，辨乎轻、重者在于苔之厚、薄、黏、腻，迨乎舌光而滑润欠华，是湿固然而阳不足化，非阴虚畴矣，为地黄所当时忌或慎用者也。[《瓣杏医谈》]

生地黄、小蓟的临床用量

生地黄和小蓟是临床常用凉血止血药，多用于治疗鼻衄、齿衄、咯血、尿血等血热妄行之出血，常用量为 10 ～ 15g，一般不超过 30g，但对于热毒盛、热伏沉、病势重的某些血液病引起的出血，如白血病、血小板减少性紫癜等，仍用一般剂量，病重药轻，则无济于事，若加大剂量使用，在对某些疑难病例的治疗中，可取得一定的疗效。如以鲜生地黄 250g、鲜小蓟 500g 的大剂量应用，临床上曾取得了满意的效果。同时，经多年的临床观察，在犀牛角临床不足的情况下，可以用大剂量鲜生地黄（野生者效佳）代替使用。[《临证医案医方（修订本）》]

仙鹤草

为蔷薇科植物龙芽草的干燥地上部分。主产于浙江、江苏、湖南、湖北等地。夏、秋二季茎叶茂盛时采割，除去杂质，晒干，生用或炒炭用。苦、涩，平。归心、肝经。

仙鹤草、功劳叶，补气不助火

古云"气有余便是火，气不足便是寒"，是有道理的。但是往往有些患者气不足而虚火上浮，前贤李东垣认为此属阴火，常用补中益气之品加黄连少许，且参、芪用量很轻，其中即有补气防虚火上浮之意。临床体会到，大量黄芪、人参用于气虚患者，有时会发生舌燥目赤、胸膈满闷，这就是补气药不适量导致的虚火上浮、虚不受补。倘若用少量参、芪，疗效又不显著。因个体差异大，故最适剂量难以掌握。若以仙鹤草、功劳叶补气则虚火不生，可以弥补参、芪不足。

仙鹤草始载于《滇南本草》，属苦凉之品，入肺、肝、脾。其收敛止血的功用已为古今医家所重视，但对本品补气功效则多忽略。江、浙一带农村称本品为"脱力草"，常配大枣煮食，调补气血、治脱力劳伤，效果很好。功劳叶又称十大功劳叶，性凉微苦，入肺胃，有补肺滋肾、杀痨虫、退虚热的功用。将仙鹤草与功劳叶配伍，用于气虚患者，绝无虚火上浮之弊。有虚火者亦能清退。用量可大一些，通常二味药至少可以并用 15g。此二药皆有杀虫作用，因气虚之体，抵抗力不足，易得虫证，诸虫皆耗伤气血。仙鹤草、功劳叶，补气杀虫，有虫能杀，无虫能防，驱虫而不伤正。但是，这并不意味仙鹤草、功劳叶万能，能完全代替参、芪。参、芪自有参、芪的适应证，若气虚渐及阳虚，气短疲乏，恶冷喜暖，无虚火，可受补，仍以参、芪甘温之品为首选。[《董建华医学文集》]

仙鹤草可治泻治痢

仙鹤草系蔷薇科植物龙芽草的全草，具有止血作用，还能治泻治痢，故《闽东草药》载其异名为"泻痢草"，对久泻颇为适用。如大便溏泻而杂有冻者，配加桔梗、陈皮、法半夏、黄芩等药，效果颇佳。[《徐景藩脾胃病治验辑要》]

用于血小板减少性紫癜

仙鹤草、连翘、何首乌三药为治疗血小板减少性紫癜必用之品。仙鹤草性平，味苦而涩，功以强壮止血。某些地区称为脱力草，用治脱力劳伤。据现代药理学研究，其所含仙鹤草素有促进凝血的作用。可使凝血时间加快，血小板计数明显增加。连翘苦而微寒，为清热解毒之品。功可清解风热，又为疮家圣药。李东垣谓之"散诸经血结气聚"；朱丹溪云："除脾胃湿热，治中部血证以为之使"。其凉血、散血、止血作用，意在其中。据现代药理研究，认为其尚含维生素 P，能保持毛细血管的抵抗力，减低毛细血管通透性，并有保护肝脏及抗感染之作用。何首乌乃补肝肾益精血之品。《开宝本草》云其"益血气，黑须发，悦颜色，久服长筋骨，益精髓，延年不老"。李时珍以为"滋补良药，不寒不燥，均在地黄、天门冬诸药之上"。而今之研究认为本品含卵磷脂，其为构成神经组织特别是脑髓之主要成分，同时为血细胞及其他细胞膜的重要原料，并能促进血细胞的新生及发育。同中医之养血益精生髓功用相互印证。以上三药对血小板之升高均有促进作用，经临床应用，确有效验。

曾治龚某，女，24岁。初春两下肢时发紫斑，近日又兼鼻衄牙宣，经某医院查血小板在6万～7万，确诊为原发性血小板减少性紫癜，转求余治。视其胸腹部瘀点斑斑，两下肢尤甚，此起彼伏，颜色较深，且面色苍白，眩悸短气，舌质偏红，脉细而数。乃属阴虚血热发斑，进以滋阴清热、凉血止血之剂。处方：水牛角尖粉（包煎）10g，生地黄10g，白芍10g，牡丹皮15g，墨旱莲15g，制何首乌15g，连翘15g，鸡血藤30g，仙鹤草30g，生甘草10g。水煎服。服上方10剂后，衄止而斑点亦减，舌转淡红，脉为弦细，血小板上升至10万。又服10剂，紫斑已稀疏，血小板上升至13万，病情基本缓解，再以鸡血藤20g、仙鹤草30g、连翘20g、制何首乌30g为丸，善后调理，1个月后诸症消失，病得痊愈。[《谢海洲临床经验辑要》]

白　及

为兰科植物白及的干燥块茎。主产于贵州、四川、湖南、湖北、安徽、河南、浙江、陕西等地。夏、秋二季采挖，除去须根，洗净，晒干，生用。苦、甘、涩，寒。归肺、胃、肝经。

白及粉治胃溃疡

胃溃疡用白及粉有良效。盖白及粉遇水黏稠，能对溃疡面起保护作用，且有止血作用，故可推其有使溃疡面及早愈合之作用。曾治患者，胃溃疡经胃镜检查有巨大溃疡面，建议手术，患者拟先用中医疗法，如无效再手术。余即经汤药黄芪建中汤，并早晚各服白及粉9g。服数日症

状见减，坚持服用数月，无须手术而愈。[《内蒙古名老中医临床经验选粹》——肖康伯]

白　术

为菊科植物白术的干燥根茎。主产于浙江、湖北、湖南、江西等地。霜降至立冬时，待下部叶枯黄，上部叶变脆易折断时采挖，除去茎叶和泥土，晒干或烘干，再除去须根。切厚片。生用或土炒、麸炒用；炒至黑褐色，称为焦白术。苦、甘，温。归脾、胃经。

炒白术的炮制方法

土炒白术：先将陈土放在锅内炒热，然后加入白术片搅拌至白术变成黄色发出焦香味时取出，筛去尘土，放冷即可。炒后皮部褐黄色，有皱纹式疣状突起，切断面平坦，米黄色，味甘甜而微苦。[《医林拔萃》——周瑞生]

白术与苍术

白术健脾化湿，苍术运脾燥湿。用于胃病，苍术宜炒，白术可生用或炒用。

（1）脾胃气虚而兼有湿浊证，脘腹痞胀，舌苔白腻，饮食少，大便溏，二术同用。

（2）脾胃气为证，脘腹痞胀较甚，舌苔薄白而不甚腻，然口中渗涩，不欲饮水，二术亦可同用，苍术用量小于白术，为 $1:2 \sim 2:3$。

（3）有的胃阴不足证患者，舌红而苔薄白，经常大便溏泄，可配用白术（炒）。

（4）脾胃气虚，胃脘胀助隐痛，背心觉冷且胀，可重用白术。[《徐景藩脾胃病治验辑要》]

白术可用于便秘

白术为健脾利湿之要药，为脾胃虚弱或脾虚泻泄之首选药物。《伤寒论》174 条云："……若其人大便硬，小便自利者，去桂加白术汤主之。"（即桂枝附子汤去桂枝四两加白术四两）对便硬加白术，令人费解，历代医家也说法不一。近年来余在临床中，遵张仲景便硬加白术之训，用白术 30～60g，加生地黄、当归等养血润燥之品，治疗脾失健运、胃肠功能失调的大便硬结的患者，每多取效，进一步证实了白术不但可以用于脾虚泻泄患者，而且也适用于大便硬结的患者。这种作用一般称之谓"双相"作用。大量临床和实验证实，不但白术如此，而且很多中药都有"双相"作用。白术所以能止泻又能通便，其主要原因是通过白术的健脾作用，使腑胃的运化、升降传导功能得到了调节和恢复。人是一个有机的整体. 机体内部经常处于一种动态平衡状态（西医学称为"内稳态"），一旦这种平衡遭到破坏，就会产生疾病。所以治疗疾病就是通过抑盛扶衰，达到"调节阴阳，以平为期"，使机体达到正常的动态平衡。[《黄河医话》——吕同杰]

大剂生白术可通便

经验：白术通便秘，便秘者，非如常人之每日应时下也。此症常 3～5 日、6～7 日难得一便，大便干结坚如羊屎者，窘困肛门，努挣不下，甚则非假手导之不能出，亦有便不干结，间有状如笔管之细者，虽有便意，然临厕便不出。

便秘一症，医书所载，治方不少。然有效亦有不效者，轻则有效，重则无效；暂用有效，久则失效。孟浪者，但求一时之快，猛剂以攻之，以致洞泄不止，不但无益，反而有害。东垣所谓"治病必求其源，不可一概用牵牛巴豆之类下之"。源者何在? 在脾胃。脾胃之药，首推白术，尤需重用，始克有济。然后，分辨阴阳；佐之他药可也。或曰："便秘一症，理应以通幽润燥为正途，今重用燥脾止泻之白术，岂非背道而驰，愈燥愈秘乎！"余解之曰："叶氏有言，脾宜升则健，胃主降刚和。又云，太阴湿土得阳始运，阳明阳土得阴自安，以脾喜刚燥，胃喜柔润也，仲景急下存津，其治在胃，东垣大升阳气，其治在脾。"便干结者，阴不足以濡之。然从事滋润，而脾不运化，脾亦不能为胃行其津液，终属治标。重用白术，运化脾阳，实为治本之图。故余治便秘，概以生白术为主，少则 30～60g，重则 120～150g，便干结者加生地黄以滋之，时或少佐升麻，乃升清降浊之意。若便难下而不干结，或稀软者，其苔多呈黑灰而质滑，脉亦多细弱，则属阴结脾约，又当增加肉桂、附子、厚朴、干姜等温化之味，不必通便而便自爽。

高龄患便秘者实为不少。一老人患偏枯，步履艰难，起坐不便，更兼便秘，查其舌质偏淡，苔灰黑而腻，脉见细弦。此乃命门火衰，脾失运转，阴结之象也。处方以生白术 60g 为主，加肉桂 3g，佐以厚朴 6g，大便遂能自通，灰苔亦退，减轻不少痛苦。[《名老中医医话》——魏龙骧]

白术的临床用途

古人赞白术云："味重金浆，芳逾玉液，百邪外御，六腑内充。"盖言其功之广，好古则称："在气主气，在血主血，无汗则发，有汗则止，与黄芪同功。"张元素称其功有九："温中，一也；去脾胃中湿，二也；除脾胃热，三也；强脾胃，进饮食，四也；和脾胃，生津液，五也；止肌热，六也；治四肢困倦嗜卧，目不能开，不思饮食，七也；止渴，八也；安胎，九也。"确属经验之谈。余临床探索亦有下列诸胜可供品味。

（1）止血：曾治大咯血患者，气脱频危，有形之血不能速生，无形之气所当急固，施以白术 100g，米汤疾火煎服一大碗，药后 2 小时血止神清，肢和脉起，竟未复发。亦以之治肺结核大咯血，居经不行，每晨晚各以米汁调服白术粉一匙，1 个月后血止经行，体渐康复。血证当以胃药收功，土厚火敛，信而有征，可供玩味。

（2）通便：人知白术止泻，殊不知白术既能燥湿实脾，复能缓脾生津，津润则便畅，凡老年人便秘，以白术 30g 煎汤服之，可治肠液枯燥，使大便通畅。

（3）消肿：白术与赤豆煎服。在自然灾害时期，水肿病比比皆是，投之多验。

（4）治小儿单纯性泄泻：生白术、生扁豆同煮元米粥，日服2次，颇效。

（5）预防哮喘：夏令以白术煎服，日服2次，培土生金，冬病夏治，常服可控制哮喘病发作。

（6）治耳源性眩晕：白术与茯苓各15g，煎服其汁，有治疗效果。

（7）保健：《神农本草经》曰"久服轻身"。寇宗奭称："嵇康曰……饵术，黄精，令人久寿。"余则从"脾统四脏"之理论出发，嘱久病者服之，促进康复，收效颇捷。[《中国名老中医经验集萃》——颜德馨]

白 芍

为毛茛科白芍属植物，是毛茛科植物芍药的干燥根。主产于浙江、安徽、四川等地。夏秋采挖栽植3～4年的芍药根，除去根茎及须根，洗净，刮去粗皮，入沸水中略煮，晒干。用时润透切片，一般生用或酒炒或清炒用。苦、酸，微寒。归肝、脾经。

芍药治痢

芍药味酸而苦性寒，又善泻肝胆之热，因而常用以治痢，单用即有效果。洁古芍药汤用为主药。一般经验白痢用白芍，赤痢用赤芍，用量五钱（15g）左右。《伤寒论》黄芩汤治痢用芍药也是这个道理。

张潞谓："芍药能于土中泻木，为血痢必用之药，然须兼桂用之，方得敛中寓散之意。建中汤妙用人所不知，盖泻痢皆太阴之病，建中专主太阴腹痛也。"

但是应当分清病的寒热虚实。泄泻之腹痛多由太阴之虚寒，芍药虽能补益太阴，而酸寒之性除脾寒不宜，是以小建中汤专治中虚腹泻，重用芍药而以桂枝温养，目的在建立中州元气，且能泄散阴寒。如果是痢疾腹痛，则多湿热积滞，虽然也属于太阴失职，乏健运之力，而证是实热，宜清宜通，且宜破滞导浊以治。故不宜加桂。张山雷谓"血痢腹痛，里急后重，欲下不下，更是一团毒火，深入血分，蕴结于大肠回转之间，非苦寒急下，荡涤邪秽不可。仅用芍药犹虞不及，枳朴硝黄、芩连槟柏皆所宜选……岂有大实大热之病，而可杂以桂者，是误以建中治虚寒之例治湿热矣"最是精当，可补张潞不足。

痢疾后遗症颇为难治，痢久，肠道受损，大便总有隐血。曾治一小儿患此，予赤芍四钱（12g）配以炒黄连四分（1.2g），服后很快得以痊愈。根据芍药有治痢之功用，自创一方名清热止血汤，用以治疗慢性痢疾尚有效果，药用芍药五钱（15g）、金银花一两（30g）、黄连二钱（6g）、生地黄四钱（12g），四味炒炭，既可止血又可解毒，且无滋腻留邪之弊。[《岳美中医话集》]

白芍临床用途广

余在临诊时体会到，芍药（主要是指白芍）是一种应用范围极广、临床效果极佳的药物。各个脏腑、各个系统的许多病症都能用白芍收效。

如以呼吸系统来说，对哮喘患者应用小青龙汤或其他肃肺降气平喘的方药时，重点配合白芍则可增强其平喘的功效。这是因为白芍通过柔肝，加强肝木的疏泄作用，以助肃肺降气而奏平喘的功效。同样，对虚喘的患者在应用补气益肺方药的同时，配以养血柔肝的白芍，也能提高其疗效。

对消化系统疾病，应用白芍的范围就更广了，对溃疡病来说，小建中汤是良方，如欲使其疗效更为显著，一定要重用白芍，甚至可用到60g或90g。对食管、胃、肠、痉挛以及过敏性结肠炎患者可用白芍配合白术、香附、木香等而获良效。

以心血管疾病来说，对冠心病、心肌炎等患者，可用白芍配合丹参、党参、麦冬等药物，以加强补心活血、养血补气的功效（药理学证实白芍具有降压作用）。

以运动系统的疾病来说，如治腓肠肌痉挛或其他肌肉痉挛，可重用芍药甘草汤，若再配合地龙、全蝎等虫类祛风药则更为有效（药理学证实白芍具有镇痛、抗惊厥等作用）。再如对偏头痛、妇科痛经、外科手术后疼痛等病证，都可应用白芍进行治疗。如在处方中按常用量（9～15g）应用白芍效果不显著，可重用至60g或90g，则疗效更佳，且没有发现不良反应。[《长江医话》——夏翔]

临床应用芍药之体会

历代对芍药之探讨评议甚多：有谓其酸苦微寒，破阳散结；有谓所治下利，能从里和；有谓芍药治汗后反恶寒者，为敛其外散之气；有谓芍药为血中之气药，为破而不泄；有谓芍药是补剂等。诸说虽难尽同，但亦可见芍药功用之广。用得恰当，确能药到病除。

古人说：白芍能补，赤芍能泄。而实际上用白芍，是以其柔肝止痛、养血敛阴、平肝阳为主；用赤芍，是以其凉血活血、消痈散肿为主。

表邪用芍药，例如太阳中风，用经方桂枝汤时，其芍药多用白芍。此时白芍是配桂枝而用。《医宗金鉴》所谓："桂枝君芍药，是于发汗中寓敛汗之旨；芍药臣桂枝，是于和营中有调卫之功。"又如用小青龙汤解表散寒，温肺化饮。方中芍药虽不是主要的，但却起益阴养血，特别能起和胃之用。又如用表邪实证颈项脊强痛之葛根汤，其芍药有酸甘化阴、缓急止痛、濡润经脉之作用。

里证用芍药，肝气郁结，脘痛腹胀，肝脾不和诸证，常用四逆散、当归芍药散等。例如脘腹疼痛或大便泄下、四肢逆冷的四逆散证，用透解郁热、疏肝理脾。方中芍药是辅助柴胡养肝和营止痛之用。用本方加减以后治神识病，为运用经方得心应手之佳剂。又如治腹痛便脓血的湿热痢下，用芍药汤以行血调气、清热解毒时，方中芍药是和血止痛的主药，用量亦较他药为重。我常用赤白芍各15g，效果满意。再如当归四逆汤，为温经散寒、养血通脉的要方。曾以之治每冬四肢冻疮不已患者，见效迅速。此方中芍药是辅桂枝养血和营的。又如当归芍药散治妇科腹痛，有健脾渗湿之功。

　　至于治历节，关节疼痛的桂枝芍药知母汤。对风、寒、湿浸注关节的其他痹证，芍药当是主药之一。如以白芍、生甘草再加豨莶草、威灵仙、木瓜等都有明显治效。

　　芍药用作补法亦甚多，如建中汤、四物汤等，均以白芍为主。

　　古有"减芍药以避中寒"之说，寇宗奭亦以为气虚者禁用。朱丹溪曾说："产后不可用白芍，以其酸寒伐生发之气也。"可见对芍药的应用，古人可能亦有过教训，所以告诫后人，应加注意。但清代黄宫绣说："然用之得宜，又有何忌。"关键是诊断明确，辨证确实，用得恰当。[《何任医学经验集》]

白芍的临床用量

　　白芍在临床使用上常与柴胡合用，能疏肝止痛，软坚散结。在治疗肝病胁痛时，白芍用量为 9 ～ 15g。在治疗阑尾炎等急腹症腹痛，或用于软坚散结、消除肿块时，其用量需 30g 方可收到较好效果。[《临证医案医方（修订本）》]

白芍治诸疾的配伍药

　　白芍，平。避中寒者以酒炒，入妇女血药以醋炒。

　　合白术补脾，合川芎泻肝，合人参补气，合当归补血，酒炒补阴，合甘草止腹痛，合黄连止泻痢，合防风发痘疹，合姜、枣温经散湿。[《刘越医案医论集》]

白　芷

　　为伞形科植物白芷或杭白芷的干燥根。白芷产于河南长葛、禹县者习称"禹白芷"，产于河北安国者习称"祁白芷"。此外，陕西和东北亦产。杭白芷产于浙江、福建、四川等省，习称"杭白芷"和"川白芷"。夏、秋间叶黄时采挖，除去须根及泥沙，晒干或低温干燥。切片，生用。辛，温。归肺、胃、大肠经。

白芷治胃脘痛

白芷辛温芳香，行足阳明戊土，味辛能散，可行郁结之气；气味芳香，能化湿浊之邪；性温气厚（厚则发热），有温中散寒止痛之效。白芷用于湿浊阻中或寒凝气滞的胃脘痛，颇合病机。对胃阴不足之证。用小剂量白芷，与沙参、麦冬、乌梅、白芍等酸甘化阴药为伍，既能动静结合，理气机以助阴津生化，又可避免滋润滞中之弊。一般用蜜水炙用，以制其升发之性。小量用 5g，可行气健胃，增进食欲；重剂用 10g 左右，能温中散寒，理气镇痛。[《长江医话》——李兰舫]

白芥子

为十字花科植物白芥的种子。主产于安徽、河南、四川等地。夏末秋初，果实成熟时割取全株，晒干后打下种子。生用或炒用。辛，温。归肺、胃经。

白芥子外消痰结

1979 年夏间，本城 82 岁高龄成翁，左胁下明显肿大结块，状似儿臂，按之木硬，微觉疼痛，局部不冷不热，皮色如常。曾在医院检查未能确诊，嘱其转院治疗。养老因年事已高，不愿转往外地。乃来余外就诊。询其平时除有咳嗽上气证外，无其他疾病。在 2 个月之前，问其饮食尚佳，考虑病者素有湿痰咳嗽，当是湿痰蕴结，疑注于胁下所致，乃试用外治法，取白芥子 100g 研末炒热外熨（一日 2～3 次，冷则再炒热），约 1 周，肿硬消去其半，复诊仍用白芥子 50g、黄药子 50g，同研末炒热外熨如前法。又 5 天，肿块全部消失。

缪希雍《本草经疏》及黄宫绣《本草求真》均载白芥子性味辛温，能行胁下皮里膜外之痰，用其外熨，非此不达。试之果然。[《老中医临床经验选》——严昌庭]

白附子

为天南星科植物独角莲的干燥块茎。辛、甘，温；有毒。归胃、肝经。

白芥子应用注意

用白附子治面神经麻痹，需仔细查看患者舌苔。若舌淡紫胖润苔腻，是为对症，可冀其祛风化瘀涤痰之功。如没有这种苔象，应防白附子辛温有毒伤正。[《医林拔萃》——陈慈煦]

白茅根

为禾本科植物白茅的干燥根茎。全国各地均有产，但以华北地区较多。春、秋二季采挖，除去须根及膜质叶鞘，洗净，晒干，切段生用。甘，寒。归肺、胃、膀胱经。

白茅根能下血消瘀

白茅根，一般药书仅记有清热生津、凉血利尿的功能。而《神农本草经》还载有"除瘀血"疗"血闭"的作用。余临床验证确有此效。

某年春月，余在福鼎县（今福鼎市）南镇治一姚氏妇人。前医谓水肿病，投附子、桂枝、吴茱萸、干姜、苍术、陈皮、大腹皮等数剂无效，延余诊治。察其面色暗晦，口唇微绀，口苦且干而不欲饮，心烦不寐，午后低热，腹胀如鼓，按之稍坚，满腹青筋显露，指甲暗紫，大便艰通，小溲短赤，舌暗苔黄，脉象细数。此过服辛燥，伤及胃络，化热伤血，瘀血蓄积于肠胃，不得畅通之故也。须用甘寒消瘀利水之品治之。我按《神农本草经》对白茅根功用之记述，独取白茅根500g，剥皮留尖，以米泔水浸泡3小时，用清水半锅，浓煎取汁3碗，嘱患者频频服之。每日1剂，3剂后，下黑便甚多，小溲通利，腹胀渐退。一味白茅根，竟获显效。

再有，浙江平阳一陈氏妇人。妊娠3个月，虑胎火内炽，自取白茅根120g，煎服之，而至胎漏不止，延医无效，终成小产。《日华子本草》曰："茅根之主妇人月经不匀，通血脉淋沥。"故世有妊娠忌白茅根之说。

验如斯药，对症也罢，误用也罢，其下血消瘀之功已可见。呜呼！白茅根之功岂止凉血止血，清热利尿？药圣李时珍赞白茅根曰："良药也，世人以微而忽之……"[《南方医话》——林上卿]

白茅根的临床用量

白茅根有清热凉血、止血、利尿等作用，因其既清热又养阴，利尿而不伤津，故临床用之剂量较大。如治疗各种热性出血、热淋、水肿时，起码用量要为30g；治疗顽固性肾炎水肿、蛋白尿时，用量可增至250g。对于较难治的一些血液病出血，则以鲜白茅根500g为一日量，可获既清热祛邪、又不损正气之功。[《临证医案医方（修订本）》]

益母草、白茅根配伍应用

益母草，白茅根治急性肾炎甚。干品每味30～60g、鲜品90～120g。

益母草又名茺蔚，今则多以茺蔚名子，益母名草。《神农本草经》谓子明目益精除水气，苏恭谓茎叶去浮肿下水。李时珍谓"活血破血，调经解来""大小便不通"。

白茅根《神农本草经》称主治劳伤虚羸，补中益气……利小便。时珍谓"止吐衄诸血，伤寒哕逆，肺热喘急，水肿，黄疸……"

1969年长夏，马某，患急性肾炎，头面周身俱肿。告以每日采益母、白茅根鲜品，每味100g，煮水饮，1周后肿大消，有时因心中发热，或尿色发黄，即加自采鲜墨旱莲、鲜生地黄各30g，至1个月痊愈。查尿完全正常，后未复发。以后又用此法治疗多从皆效。可谓简、便、廉、验。[《医林锥指》]

白　果

为银杏科植物银杏的干燥成熟种子。全国各地均有栽培。主产于广西、四川、河南、山东、湖北。秋季种子成熟时采收，除去肉质外种皮，洗净，稍蒸或略煮后烘干。用时打碎取种仁。生用或炒用。甘、苦、涩，平；有毒。归肺、肾经。

白果能治白带及梦遗

白果（研末）1 枚，另取鸡蛋 1 枚，打个小孔，将白果末投入蛋内，饭上蒸熟吃，治白带。

用白果 3 枚，酒蒸吃，每日 1 次，连服 4 ～ 5 天，治梦遗。

白果不宜多食，以防中毒。白果中毒时，会出现头痛、发热、抽搐、烦躁不安、呕吐、呼吸困难等现象，急用甘草 60g，或白果壳 30g，煎服解之。[《医林漫笔》]

白果中毒与救治

白果，又称银杏、佛指甲、飞蛾叶。白果药用可润肺平喘，涩精止带。民间有将白果作果品食用的习惯，常将其炒熟食用或剥去硬壳与猪肉同炖食，因而时有白果中毒病例发生。

一般患者以胃肠道中毒反应为主，表现为发热、头痛、恶心、呕吐、腹痛等。重度中毒除上述一般表现外，并伴有抽搐、神昏、血压下降，甚则危及生命。

急救方法如下。

（1）鸡蛋清 1 ～ 2 个开水冲，加芝麻油 30 ～ 60mL 灌服。

（2）生甘草 30 ～ 60g，水煎，频频呷服。

（3）对于食量大、时间短者，还需洗胃或催吐；对于中毒重者，辅以西药对症处理，补液增加能量，预防感染。

治疗方中麻油，《本草纲目》载"有润燥、解毒、止泻，消肿之功"；鸡蛋甘平，滋阴润燥，养心安神，蛋清还能清热解毒。二药合用具有解毒止痛、保护胃黏膜的作用。甘草，能泻火解毒，调和诸药，《名医别录》记载本品"利血气，解百药毒"，用其单味煎服，药力专一，采用频频呷服的办法，则无一次性多饮而加剧呕吐的弊端。[《赵敬华临床医案及学术研究》]

白花蛇

为蝮蛇科动物尖吻蝮（五步蛇）的干燥全体。主产于湖北、浙江、江西、福建等地。以条大、干燥、头尾齐全、花纹斑块明显者为佳。甘、咸，温；有毒。归肝经。

白花蛇之功效

白花蛇又名蕲蛇、五步蛇、百步蛇、褰鼻蛇，为蝮蛇科动物，系原药材经整理加工入药者，亦称蕲蛇肉。通常认为本品较金钱白花蛇为优，故《本草纲目》载："花蛇，湖、蜀皆有，今惟以蕲蛇擅名。"其品质最佳，奉为道地药材，然产量较少，不易多得。

凡蛇类药物皆能祛风，但本品味甘咸，性温入肝经，能外达皮肤，内通经络，搜风之力较大，可称风药之冠。李时珍在《本草纲目》称赞其"能透骨搜风，截惊定搐，为风痹、惊搐、癫癣恶疮之要药"。临床常用之祛风湿，止疼痛。凡日久风湿肢体麻痹、筋脉拘挛之证，用之尤为适宜，治半身不遂日久者，可配黄芪、桂枝、白芍、炙甘草、当归等补气活血、养血通经药物同用。白花蛇加入辛散祛风药中或养血祛风药中，治疗疥癞顽癣日久不愈，或见肌肉顽痹，或见皮肤瘙痒者，又配薄荷、蛇蜕、荆芥、防风、全蝎等同用，或配当归、白芍、何首乌等同用，又有用本品治疗破伤风者，亦取本品搜风通络而定惊搐之功，可配乌梢蛇、蜈蚣等药同用，有很好的疗效。

历代用白花蛇制成膏、酒、丸、散剂甚多，如《医垒元戎》驱风膏，用白花蛇肉、天麻、薄荷、荆芥为末，好酒二升，蜜四两，石器熬成膏，治风瘫、疠风、遍身疥癣。又李时珍《濒湖集简方》白花蛇酒，白花蛇配全蝎、当归、防风、羌活、独活、白芷、天麻、赤芍、甘草、升麻，与糯米酒服，治诸风无新久，手足缓弱，口眼㖞斜，语言謇涩，或筋脉挛急，肌肉顽痹，皮肤燥痒，骨节疼痛，或生恶疮疥癞等证候。然本品性较温燥而有毒，极易燥血伤阴，凡阴虚血少者宜忌用或慎用，或用时注意配伍养血滋阴药，初期佐以当归、白芍、鸡血藤以养血，久则再加熟地黄、何首乌、女贞子、黄精等滋养肾阴，其效甚佳。[《高辉远经验研究》]

白花蛇舌草

为茜草科植物白花蛇舌草的全草。苦、微甘，微寒。归肺、肝、胃经。

白花蛇舌草的配合应用

常用的清热解毒药物很多，如金银花、连翘、蒲公英、板蓝根等，然而近年来，白花蛇舌草却异军突起，发挥着越来越大的作用。笔者在临床上注意将白花蛇舌草与其他药物配合使用，现将主要经验介绍如下。

（1）配龙葵可以增强清热利咽的作用，能治疗咽炎。

（2）配鱼腥草可以增强清肃肺金、止咳化痰的作用，用以治疗急性支气管炎。

（3）配桑白皮有清泻肺热、化痰平喘作用，可以治疗肺炎。

（4）配金钱草能清肝利胆、渗利湿邪，治疗胆囊炎。

（5）配垂盆草有清肝解毒、利湿化浊之效，用以治疗急性肝炎，效果良好。

（6）配石韦能清利膀胱湿热，常常用以治疗泌尿系统感染。

（7）配萹草有清热利湿化浊的作用，常用于治疗肾小球肾炎。

（8）配牡丹皮、玄明粉可以清热凉血、通腑泻下，能治疗急性阑尾炎。

（9）配萆薢、莪术能清热利湿、活血消肿，可以治疗急性前列腺炎。

（10）配漏芦、穿山甲能清热解毒、活血止痛，治疗急性乳腺炎。

（11）配穿破石、薏苡仁可清热利湿、散瘀止痛，用以治疗盆腔炎。

（12）配草河车、芙蓉叶能清热解毒、散瘀凉血，多用于治疗急性淋巴管炎。

（13）配蝉蜕、苦参以清利湿热、散风止痒，用以治疗各种痒疹。

（14）配生石膏、知母清热解毒、生津止渴，共奏退热之功。

（15）配芦根、葛根能清热解毒、疏风解表，可以治疗病毒性感冒。

（16）配急性子、威灵仙能清热解毒、抗癌利膈，用以治疗食管癌。

（17）配砂仁、蜈蚣能解毒抗癌、行气止痛，可治疗胃癌。

（18）配鳖甲、水红花子有解毒抗癌、软坚畅通无阻散结之功，可以治疗肝癌。

（19）配紫苏子、地龙能解毒抗癌、降逆平喘，可以治疗肺癌。

（20）配薏苡仁、白蔹以解毒抗癌、渗湿散结，临床用以治疗宫颈癌。

（21）配黄药子、山慈菇能清热解毒、散结消瘿，可以治疗甲状腺肿瘤。

白花蛇舌草味甘、性淡凉能清热解毒，活血利尿，不仅有抗菌作用，还能抗病毒及抗癌，其作用难以一一列举，不再赘述。由于配伍不同，作用各异，疗效也大相径庭。此药用量宜大，一般用 30～60g，药量太小则疗效不佳。[《燕山医话》——倪寄兰]

瓜 蒌

为葫芦科植物栝楼和双边栝楼的干燥成熟果实。全国大部分地区均产，主产于河北、河南、安徽、浙江、山东、江苏等地。秋季采收，将壳与种子分别干燥。生用，或以仁制霜用。甘、微苦，寒。归肺、胃、大肠经。

瓜蒌治乳腺炎有独到之处

瓜蒌与大贝母，蒲公英均为临床治疗急性乳腺炎的必用药。故有"瓜蒌、大贝、奶浆草（蒲公英茎中有白色稍黏的液汁，一如乳汁，故土名奶浆草），治疗奶疮三件宝"之说。的确言之不谬。但三者的功用并不相同。

蒲公英：散结，解热毒，排乳汁，发汗。大贝母：通乳，抑制化脓，排脓，消肿。全瓜蒌：开郁散结，疏肝气，清胃热，荡涤痰浊。把3味药的作用合并起来，确是针对性特强的治疗急性乳腺炎之良药。

古人认为瓜蒌治疗乳腺炎有其独到之处，理由有四，如下。

（1）其外形似乳房，内有瓜瓤如乳腺。

（2）乳房在人身胸部，瓜蒌作用于上焦。《本草从新》的"清上焦之火……荡涤胸中郁热垢腻"可以证实。

（3）瓜蒌具备了防治急性乳腺炎的功能，诚如《本草备要》所谓"清上焦之火，俟痰气下降……通乳消肿"。

（4）瓜蒌除了清泻阳明经伏热之外，还具备疏厥阴之气的作用，而急性乳腺炎的内因正是阳明积热、厥阴气逆。故《中国药学大辞典》引王秉衡的说法为"瓜蒌实，润燥开结，荡热涤痰，夫人知之。而不知其疏肝郁，润肝燥，平肝急之功，有独擅也"。

急性乳腺炎，正是肝郁、胃热、气滞、毒凝及乳汁壅结所致，毋怪乎瓜蒌一药，成为其天生的克星。

当然，它也有不良反应，就是滑肠致泻。所以，它就被归入和平的通便药中。[《干祖望医书三种》]

瓜蒌选用溏心，功专润肺通腑

小儿肺热咳嗽或痰食结胸，喜运用溏心瓜蒌（9～10月蒌实成熟时

127

期采集，风干果壳，其内瓤潮湿如溏心者）。可获润肺止咳、通腑泄浊的功效，较单用干品蒌皮或蒌仁为优。

沈某，女，5岁。外感风寒，内伤饮食，初期表证较著，服解表药后，畏寒已罢，但发热未解。3天来身热炙手，欲咳不出，胸满气粗，腹胀不大便，躁扰欠安，口干欲饮，饮入即吐。舌红，苔中根黄厚，脉滑数，小溲短黄。证属肺胃痰滞交壅，气机不利，治以苦降辛开，通腑泄热。处方：川黄连2.4g，制半夏6g，炒枳壳3g，川郁金4.5g，大贝母6g，焦山楂9g，炒谷芽9g，飞滑石（包煎）9g，糖心瓜蒌（中等大小）1枚。1剂。

二诊：药后大便1次，先硬后溏，恶臭。汗出热解，黄苔尽退，气息平和，痰热已从下而泄，肺胃清和，当不复为患矣。投以清肺和胃药2剂，以善其后。

本例为肺胃痰滞交壅，蕴蒸发热。取糖心瓜蒌通腑泄热，伍以贝母，有开胸散结之效。李中梓推崇贝母治"胸中郁结"，瓜蒌"主疗结胸"（《医宗必读·本草征要》），二药合用，其功效又岂止涤痰而已哉！
[《孙谨臣儿科集验录》]

全瓜蒌的应用

《伤寒论》小陷胸汤方，系用瓜蒌之甘寒清热，开结润下，半夏之辛燥化痰、蠲饮，黄连苦寒泄热，三药组成，为苦泄辛开清热之剂。凡痰热郁结，胸中烦闷，心下痞塞，胃脘按之疼痛，痰多苔黏垢，舌质红，脉浮滑者，有清热宽胸、开结涤痰之效。如胃炎、肋间神经痛及肺炎、胸膜炎等所致之呼吸迫促，咳嗽牵引胸胁痛，痰黄稠不易咯出等症，本方加减运用，效如桴鼓。

《赤水玄珠》载瓜蒌1枚（约30g），甘草6g，红花1.5g，治肝经肺燥的胁痛，主要症状为胁肋疼痛、皮肤如烙、脉弦急、便秘、坐卧不安等。本方有柔肝润肺的作用，余运用本方加减，治疗大叶性肺炎、支气管炎、肺脓肿，以及肝胆疾病，有上述症状者，疗效很好。

瓜蒌壳 30g，配白芷 10g 煎服，治背部多发性疖疮甚效。用瓜蒌根代壳，其效尤佳。

余试用全瓜蒌 30g，猪牙皂（烧焦研粉，分 3 次吞服）30g，紫草 12g，石韦 9g，大蓟 15g，治肺癌数例，症状有所减轻，录之以供参考。[《来春茂医话》]

瓜蒌的临床用量

瓜蒌宽胸理气，化痰，润肠通便，作用平和，多治疗心、肺疾病引起的胸闷、咳喘痰黏等，或大便干燥不畅。临证时，瓜蒌的用量多少，常以大便情况而定，大便稍干，每日一行者，用量为 15g 左右；若大便干燥不畅，数日一行者，则用 30g。腑气畅通，肺得肃降，喘咳、胸闷等皆可好转。但药量用之不归，邪轻药重，则易伤正气；邪重药轻，则药不胜病，疗效便不佳。所以，临证用药量必须视病情而灵活运用。
[《临证医案医方（修订本）》]

瓜蒌、白酒配伍应用

《金匮要略》之栝蒌薤白白酒汤与栝蒌半夏汤是治疗胸痹、胸背痛之主方，其疗效显著，为临床所常用。二方除瓜蒌、薤白外，皆以白酒煎药。今用该方者，多弃酒不用，其效欠佳。余有一友，年近四十，患胸痹月余，自觉胸中闷痛，短气咳唾，每至凌晨 3 时许，则憋闷不得卧，必于院庭缓行，始得逐渐宽舒。医以瓜蒌薤白半夏汤治之，服十数剂，无效。一日相遇，告知前情，并陈其方，乃瓜蒌 50g、薤白 15g、半夏 15g、橘皮 12g、枳壳 10g、郁金 25g，水煎服。余察其脉证，病药相应，然不效者何？愚窃思之，瓜蒌虽能宽胸散结，但性柔润，得辛散温通之白酒，其功益显。《本草思辨录》曾记载：瓜蒌以薤、酒、桂、朴苦辛迅利之品为伍，则"用其所长，又补其所短也"。遂嘱之继服前药，加白酒二两煎之。依法服 2 剂，胸中闷痛略减，可睡至凌晨 4 时许。又进 2 剂，则延至 5 时许，再服 4 剂，胸痹得除。[《北方医话》——段富津]

瓜 蒂

为葫芦科甜瓜属植物甜瓜的果梗，其种子也作药用。甜瓜盛产期，剪取青绿色瓜蒂阴干即可。苦，寒；有毒。入脾、胃经。

瓜蒂给药方式

瓜蒂，又叫"瓜丁""瓜当"，乃甜瓜之蒂。《神农本草经》卷一谓其味苦寒，主大水身面四肢水肿，下水，杀蛊毒，咳逆上气，及食诸果病在胸腹中，皆吐下之。

汉末张仲景治病常用之。然其给药方式不同，则功效亦异，即：为散内服则催吐，作汤内服则利小便，研末嗗鼻引出黄水则治黄疸，研末点鼻则消落鼻中息肉，兹例举如下。

（1）瓜蒂散：主治痰涎宿食停积在胸膈上脘，胸膈满闷，心中愦愦，欲吐不吐，而以吐出为快者。

瓜蒂（炒黄，研末）5g，赤小豆（研末）5g。二药末混合均匀，取 3g，用香豉 10g，以热水煮作稀糜，去渣取汁和散，温顿服之。不吐者，少加之，得快吐止服。

（2）瓜蒂汤：主治夏月伤冷水，全身皮肤水肿，身热痛重，口渴，尿黄赤，脉微弱。

瓜蒂 20 枚。切，以水适量煎药，汤成，去渣取汁服。

（3）嗗鼻方：主治黄疸，一身面目发黄，小便黄。

瓜蒂 14 枚，赤小豆 14 粒，秫米 14 粒。以上 3 味，研为细末，每次用小勺取药末少许纳入鼻孔中，须臾当出黄汁，则愈。

（4）点鼻痔方：主治鼽鼻，鼻中息肉窒塞不得呼吸。

瓜蒂 14 枚，矾石 1g，藜芦 1g。以上 3 味，各别研末，混合均匀，以小竹管取药末如小豆许，吹入鼻中息肉上，再以棉絮塞鼻。次日再吹，以愈为度。[《李今庸临床经验辑要》]

玄明粉

为硫酸盐类芒硝族矿物无水芒硝或芒硝经风化的干燥品。辛、咸，寒。归胃、大肠经。

玄明粉制法

玄明粉或风化硝，芒硝失去结晶水所形成的无水硫酸钠，其制法甚为简易。将已经制好的芒硝晶体置放于有洁净纸的簸箕内，放在通风处，避免雨淋及杂质进入药内，然后将粉末刮下即为风化硝。应贮藏于避光的瓷器中，置阴凉处，密盖。否则又将吸入空气中的水分而形成晶体。[《名医医术精萃》——张忍]

助麻子仁丸润肠通便

麻子仁丸治疗阴亏肠燥，久久不愈之便秘，老幼咸宜。但亦有部分患者服之乏效，或用时便通，停药又秘结。笔者对于此类患者，常在麻子仁方原方中加玄明粉一味，或为丸剂，或改丸为汤。其通便之效益彰，且往往可使便秘患者愈后不易复发。玄明粉咸苦润下，通便效卓而不伤正，助麻子仁丸之力而无留弊之虞，加入麻子仁丸，自可获预期效果。[《黄河医话》——杜雨茂]

半　夏

为天南星科植物半夏的干燥块茎。全国大部分地区均有。主产于四川、湖北、江苏、安徽等地。夏、秋二季茎叶茂盛时采挖，除去外皮及须根。晒干，为生半夏；一般用姜汁、白矾制过入煎剂。辛，温；有毒。归脾、胃、肺经。

《伤寒论》中半夏之五用

仲景《伤寒论》112方中，使用半夏的有18方之多。初步总结其使用规律有以下5个方面。

（1）降逆止呕：如葛根汤加半夏汤治邪气外盛，里气不和，胃气上逆呕吐；小柴胡汤用半夏，和胃降逆而降烦呕。

（2）消痞散满：半夏泻心汤、小陷胸汤，皆以半夏配伍黄连组成辛开苦降、消痞散满之剂，治疗心下痞满。

（3）祛痰蠲饮：小青龙汤为外寒内饮而设，以半夏辛温入脾经，燥湿祛痰蠲饮。

（4）开胃行津：竹叶石膏汤乃益气生津之剂，用半夏以开胃行津。

（5）散结利咽：半夏善治少阴客邪咽痛；苦酒汤疗少阳水亏，虚火上炎，咽喉肿痛成疮。二方均用半夏，辛性泄散，以散结利咽。

一味半夏经仲景精心配伍，治证多端。笔者在学习仲景用半夏之经验后，用半夏配伍蒲公英、玄参、桔梗、甘草等药，治疗慢性咽炎，阴虚痰结之证，常获良效。[《长江医话》——何国璧]

半夏之生用小议

半夏止呕，功效优越，日本野津猛男《汉法医典》亟称之，在20世纪20年代，半夏浸剂，已普及日本。

关于半夏是否可以生用，1977年《新医药学杂志》有所讨论。其实半夏生吃有毒，煮熟了就没有毒，等于中秋节吃的芋头，生的有麻辣味，熟的就没有。如生半夏与生姜或干姜同用，更可无虞。张锡纯早有用生半夏的治例，《医学衷中参西录·半夏解》。先业师陆渊雷先生遇较重呕恶，常用生半夏，剂量24g，同时用生姜5～30g，旁注"医生负责、药铺照配"，从未闹过乱子。1969年我处无制半夏，就改用生的，但药店拒配，我特地去药店，煎生半夏10g，加了一些干姜（因无生姜），亲自当众试服，服一些后没有不良反应，因此我认为生半夏如果与生姜或干姜同煮服，是毫无问题的。

《新医药学杂志》1977年1月号曾载文介绍在治癌方中加生天南星、

陶弘景《名医别录》谓半夏能"堕胎"，张元素、李中梓等附和其说，但《金匮要略》早有干姜人参半夏丸治妊娠呕吐之例。孙思邈、陈自明、朱丹溪、薛己等，妊娠皆不避半夏。日本汉医常用小半夏加灶心土治疗孕妇呕吐，我也常用以治恶阻，数十年来，从未有一人因服半夏而堕胎的。半夏没有收缩子宫作用，半夏"堕胎"说，是可以扬弃的。[《诊余杂集》]

半夏可治失眠

半夏是具有治疗失眠功效的，半夏何以能治失眠？这要从睡眠机制谈起。古人认为卫气在白天行于体表，即行于阳分；夜晚行于内脏，即行于阴分。当夜晚卫气从阳气入阴分，阴阳之气，趋于协调时，人便入睡，无论何因影响到卫气则阳分进入阴分，就会失眠。《灵枢·邪客》说："厥气客于五脏之腑，则卫气独其外，行于阳，不得入于阴，阴虚，故不得瞑。"在治疗失眠时，除针对病因外，还须用作向导药，把卫气从阳分上入阴分，半夏是具有这种特殊功能的。古人认为，半夏生于夏至后十天左右，认为夏至一阴生，这时正是自然界阴阳二气的盛衰开始发生变更的时候，因此可说半夏是从阴到阳的，所以古人认为半夏具有交通阴阳的作用。[《医林漫笔》]

半夏生用真会使人失音么

自古相传有"半夏生用有毒，会使人失音变哑"。但根据我多年的经验，尚未曾发生过用生半夏而致失音的例子。也常用生半夏治疗支气管扩张症，每日数十人，加上其他疾病而用生半夏者，总计不下数千人，还从来不曾出现过哑喉失音的。事实说明，生半夏尽用无害，必须学会打破不合理的、一成不变的框框。

古人用半夏有三禁，谓"血家、渴家、汗家，若非脾湿且有肺燥，误服半夏悔不可追"。根据我的经验，半夏确是比较辛燥的，对于湿病疗效很好，对燥症则不相宜。正在咳血或血止未久的患者，切勿使用，否则有引起再出血的可能。至于对渴家、汗家，则无多大影响。古人以血、渴、汗均属亡阴，亡阴之人自然不可更用辛燥之品。

本草又说孕妇服之能殒胎，这是毫无根据的。仲景用之治妊娠呕吐，我亦一贯用之于妊娠呕吐，未见殒胎之例。[《姜春华论医集》]

六画

地 龙

为钜蚓科环节动物参环毛蚓、或缟蚯蚓的全虫体。前者主产广东、广西、福建等地，药材称"广地龙"；后者，全国各地均有分布，药材称"土地龙"。夏、秋二季捕捉。晒干。生用或鲜用。咸，寒。归肝、脾、膀胱经。

地龙用于胃脘病

地龙即蚯蚓，性味咸寒，有清热平肝、通络活血之功。煎剂常用量每日 10～15g。适用于以下病证。

（1）慢性胃炎、食管炎，具有心下、胸骨后胃脘部隐痛、灼痛，舌质微红，口干，久治未愈，属肝胃郁热证，可配加地龙。

（2）食管功能障碍，咽中不适，兼有隐痛。或伴有食物反流，经其他药物治疗不效不著者，可配加地龙。

（3）胃病兼有肝阳上亢或肝阳化风证，胃痛痞胀，头目昏眩，脉弦，据证可配加地龙。

脾胃气虚而内寒，脘腹冷痛，大便溏泄者，不宜用地龙。如用后出现荨麻疹或皮下紫癜者，应即停用。原有过敏性紫癜者，不用或慎用。[《徐景藩脾胃病治验辑要》]

地龙的临床应用

地龙有清热息风、利尿平喘、降压舒筋之功，且善于通络。尚可用桡骨神经损伤患者，左前臂疼痛，左手握拳，手指不能伸张者，方中可加广地龙6g，疗效显著。

患儿若体温高于39℃，烦躁不宁，口渴，抽风，汗出不畅，露睛搐搦，舌质绛，脉弦数，指纹赤紫，透入风关，为高热邪窜肝经，宜平肝息风、柔润舒筋，可重用广地龙18g。

地龙用于肺热喘咳可与百部同用，最好炒炙后再用（北方产的地龙多未经炙过），炙后药性纯净，效能更好。我还常将地龙与远志一起应用，用于治疗慢性支气管炎，效果亦很好。

热结膀胱，小便不利，尿闭不通，地龙可清肝、脾、膀胱经的热邪，使之下行而利小便。

降血压时，可在降压方中加入地龙，效果甚好。它有通络、舒张血管的作用。

热痹，局部有热者，有地龙即能通络，又能清热。热去肿消，关节即松快，屈伸自如，因此治疗风湿热痹多用此药。

脑血栓形成左半身不遂的后遗症时，多由气虚血瘀而致，因此需用益气养血通络药物治疗，地龙的通络作用最强。如常用的补阳还五汤中，就有地龙。[《谢海洲论医集》]

地龙、秦艽配伍应用

类中风偏瘫或肝阳上亢的患者，有时肌肉抽动跳痛，甚则颈项及头部掣痛，此乃血虚生风，养血药中佐秦艽、地龙极佳。[《医林拔萃》——陈慈煦]

地肤子

为藜科植物地肤的干燥成熟果实。主产于河北、山东、河南等省。秋季果实成熟时采收植株，晒干，打下果实，除去杂质。辛、苦，寒。归肾、膀胱经。

地肤子用于湿疹、皮肤瘙痒

皮肤瘙痒多由湿热浸淫肌肤所致，亦多兼夹血虚、血热及邪风之证。地肤子清热利湿、祛风止痒，其水提液对多种皮肤真菌有抑制作用，并能抑制单核－巨噬细胞功能及迟发型变态反应。可用于湿疹、手足癣、荨麻疹等多种皮肤瘙痒性疾病的治疗，是治疗这类瘙痒症的常用药。应用时，地肤子可单味或配白矾等煎水外洗；或与清热燥湿、杀虫止痒之苦参、白鲜皮等同煎服。湿甚者配苍术、黄柏，血虚风燥者配生地黄、赤芍，风热瘙痒破溃者，配防风煎水和猪胆汁调涂，如《洞天奥旨》之三圣地肤汤，或加防风、荆芥、蝉蜕等同煎服。如治患者王某，女，42岁。因下水田劳作而出现双手指间瘙痒，疹点晶莹透明，抓之破溃水出，皮肤稍红。证属湿热浸淫肌肤，病在局部。予地肤子15g、白鲜皮15g、苦参15g、防风10g，煎水分次外洗，日1剂。4剂即获痊愈。内科病发皮肤瘙痒者，亦可配用之。[《中医临证与方药应用心得》]

地骨皮

为茄科植物枸杞或宁夏枸杞的干燥根皮。分布于我国南北各地。初春或秋后采挖，剥取根皮，晒干，切段入药。甘，寒。归肺、肝、肾经。

地骨皮用于阴虚火旺有良效

地骨皮是枸杞的根皮，甘淡而不腻，淡凉而不寒，滋肾阴而清肝火，走肌表而降肺热，故适用一切阴虚火旺之症。我有两点体会如下。

其一，临症应用地骨皮，与清热、养阴之品合理配伍，十分重要。例如，清肃肺热，须与生石膏、滑石配伍；退骨蒸痨热，应与青蒿、女贞子之类合用；补益正气，方中加入沙参、麦冬、五味子等，疗效尤其显著。

其二，用足药量是取得良好疗效的关键。一般书上的常用量，是15～30g，我认为地骨皮的基本用量不能少于50g，否则疗效较差。10

年前，遇一女性患者，西医诊断为"肺结核进展期，有活动病灶"，长期低热不退，因对抗生素过敏，故找中医治疗。该患者系中学教师，略知医学常识，因又身体瘦弱，思想负担很重。我参其脉症，拟投秦艽扶羸汤，方中以地骨皮为君，每剂量50g。经治3个月有余，低热完全消退，体质大见恢复，拍片见病变钙化吸收，心情愉快，上班工作。

以我之见，治疗肺痨，初期严格控制病情进展实属关键，而滋阴降火之法应为其基本治则。在滋阴降火的方药中，地骨皮是不可缺少之品。

我认为，凡是大病初愈或因外感传里化热未愈等，由于气阴两伤，造成低热缠绵者；凡经透视、化验等西医检查没有器质性病变，而午后或夜间必现潮热症状者；病因待查或被称为功能性低热者等，都可以重用地骨皮，用滋阴降火之法进行治疗，效果还是比较理想的。[《名老中医医话》——刘绍勋]

地骨皮用于妇科疾病

地骨皮甘淡寒，入肺、胃二经。入血分清血热，泻肾火，降肺火，又能养阴血，清虚热，刘老医生体会不仅可用于阴虚发热，因其性寒而又能育阴，所以也可用于外感温邪发热。妇科可用于血热引起的月经先期，如清经汤、两地汤中均有地骨皮。或用于阴虚血热所引起的崩漏，或产后血虚、血热发热等。[《中医当代妇科八大家》——刘奉五]

地骨皮、薄荷配伍应用

提到地骨皮，一般会自然联想到出自《小儿药证直诀》一书的"泻白散"。其功效是泻肺火清虚热。对肺热阴伤喘嗽功效最佳。其中地骨皮甘寒，入肺、肝、肾经，寒可清热，对有汗之骨蒸潮热有疗效。清代汪昂却有更深之论述，言地骨皮可解在表无定之邪。根据小儿阳常有余、阴常不足，一般外感发热多有伤阴趋向的特点，余自拟一方治疗小儿外感发热。其中主药采用地骨皮9g、薄荷4g，一方面用地骨皮之甘寒，清热育阴；另一方面取薄荷辛凉开泄，助邪透达而不伤阴。多年来治疗外感病儿屡获效验，且无留滞余邪之弊。[《燕山医话》——斐学义]

地　榆

为蔷薇科植物地榆或长叶地榆的干燥根。前者产于我国南北各地，后者习称"绵地榆"，主要产于安徽、浙江、江苏、江西等地。春季将发芽时或秋季植株枯萎后采挖。除去须根，洗净，晒干生用。苦、酸、涩，微寒。归肝、大肠经。

地榆可治（火热怫郁型）尿崩症

壬申夏日，探亲欢聚乡里。同乡杨某，述及他患尿崩症，经各大医院治疗，花了很多钱，却终未治愈。后偶遇一老妪，授验方。即地榆不拘量，洗净煎水，渴即饮此药水，不拘量。如此经4～5天，小便次数减少，渴也减轻。继续饮用5天，口不渴，小便亦正常。乡间满地地榆，没花一分钱病愈。

地榆是一味凉血止血药。《雷公炮制药性赋》记载"地榆疗崩漏，止血止痢"，阅各家本草，均未见治消渴、缩尿崩的记载。此实践说明广大群众中有丰富的用药经验，应当发掘。辨证分析此例，也颇有医理。地榆味苦、性微寒，能清热凉血。因此对火热怫郁的尿崩症，用渴而即饮、频频给药的方法，取其力专而持续，不断以解怫郁的火热之邪，药性缓而持久，与仲景大剂量用药浓煎分次服、治重证的方法同理。这种以柔克刚的给药方法，临床多建奇功。[《黄河医话》——张奎选]

地榆可治崩漏

崩漏按常规治疗，一般均能获效，但也有少数"顽固"者，久久难愈。这些患者多数属于无明显寒热偏颇、气滞血瘀征象的功能失调性子宫出血。常因气虚不摄，血不循经所致。此时若将单味地榆用米醋煎服，常能获得较好效果。此方出自《太平圣惠方》，后人常用以治疗下焦血热型崩漏。我认为不论何种崩漏，只要没有明显瘀阻表现，即可遵"散者收之"之旨而用之。其中对于病程延久、气血耗散者，效果尤著。兹叙一例，略示本方效应。

一陈姓学生，年方十六，迎考前适值经水来潮，量多如注，心慌头晕。曾送入某医院住院治疗 10 多天，病势虽见缓解，但仍时有漏下，且稍劳作即显著增多，遂来我处求治。症见精神委顿，面色无华，心悸怔忡，纳谷不馨，脉沉细，舌淡红，苔薄白。证属气血两虚。即以八珍汤加止血药治之。二诊因服前方效果不著，遂改用归脾汤调养心脾，摄血归经，先后共服 6 剂，患者血转淡红，仍不干净。思之：此证同心脾两虚关系密切，然亦因血亏气耗所致，故当从"散者收之"着手，于是用地榆 30g，水、醋各半煎服。患者仅服 2 剂，血即干净。原方令用醋煎，因虑其伤胃而改为水醋各半煎，同样受益。

地榆味苦涩，性微寒。据《精校本草纲目》记载"地榆除下焦热"，可治"血证"，治"妇人漏下"。现代药理研究提示，本品能缩短出血时间，且有广谱抗菌作用。因此，对血热性出血，有清热解毒、凉血止血作用。炒炭后，非但微寒之性已趋平和，而且增强了固涩作用。合米醋之酸敛，可以收摄经血，同时米醋还略有祛瘀之力，使血止而不留瘀。

本方性味平和，药专力雄，收敛迅速，诚为治崩漏之良方。[《长江医话》——王珍珠]

地榆用于妇科疾病

地榆苦酸、微寒。入肝、大肠经。功能凉血收敛，入血分、行胞中，故有止血之功。血热则妄行，热不除则血不止，热既清则血自安。因其性收敛，既能清降，又能收涩，则清不虑其过泄，涩也不虑其过滞。故为肠风下血，妇女崩漏的常用药。因其有收缩子宫的作用，对于先兆流产之阴道出血应当慎用。[《中医当代妇科八大家》——刘奉五]

地榆、槐花配伍应用

地榆炭配槐花炭治胃肠道出血功宏，陈氏喜用生炒地榆各半、生炒槐花各半，取其既能清热凉血，又能止血收涩，一物二用，寓意甚深。[《医林拔萃》——陈慈煦]

芒 硝

为含硫酸钠的天然矿物经精制而成的结晶体。主含含水硫酸钠。产于河北、河南、山东、江苏、安徽等省的碱土地区。因加工不同，有皮硝、芒硝、元明粉（玄明粉）的区别。咸、苦，寒。归胃、大肠经。

芒硝提纯法

芒硝别名朴硝、皮硝、毛硝。风化失去结晶水者称为风化硝、元明粉、玄明粉。

芒硝为天然矿物，主要成分为硫酸钠，但因杂质太多，如不加以提纯，不但药物不清洁，而且影响疗效和用药安全。

制法：取芒硝加热水溶解、静置、使杂质沉淀，取上层清液或滤液。滤液加热浓缩，冷却后析出棱柱状或长形晶体，取出晾干，即为皮硝。其透明无色，露置空气中经过风化，表面呈白色粉末即成玄明粉，其质脆，易溶于水，无臭，味苦咸。

芒硝精制法：皮硝50 000g，鲜萝卜15 000g。先将萝卜洗净，切成薄片，加水煎煮，然后将皮硝加入同煮，待完全溶化，过滤除渣，滤液盛于陶瓷或搪瓷、木质器具中，静置后即析出晶体，如晶体仍出现泥黄药则反复用萝卜汁煎煮，达到洁白晶体为止。在南方必须霜雪天进行，温度高了不能结晶，目前有冷冻设备，当然任何时候均可操作。芒硝与萝卜水煮时，冷水越少越好，冷水过多也不能结晶。萝卜中含有多种氨基酸、维生素等，能与芒硝中的杂质如重金属、灰渣等结合凝固而沉降，故能净化芒硝。[《名医医术精萃》——张忍]

芒硝外敷可治足跟骨质增生

足跟骨质增生，属中医学"骨痹"范畴。好发于女性更年期，男性也多发于年逾五旬的患者。临床表现多见气血不足，肝肾虚亏等证。临床表现常以足跟痛，有麻胀感，且疼痛以初立、初走时明显，活动后反而减轻，久立久站后则又加重为特征。本病疼痛一般较局限。跟骨基底结节部骨刺，痛点多在跟骨下方，偏内侧。粗隆结节部骨刺，痛点多在跟骨后侧（即跟腱附着处），痛点可窜到足踝、足背等处。疼痛程度与骨刺的大小无明显关系，而与骨刺的方向有关。骨刺的方向与跟骨底面近乎平行时，疼痛较轻，而斜向下方时，疼痛较剧烈。余用芒硝适量压成细末装入布袋，铺平约半厘米厚，放在鞋后跟部，踏在足跟下，2～3天症减，不超 5 天疼痛消失。如有复发，反复使用仍有效。其机制与芒硝的软坚作用有关。药直接作用于患处，软坚止痛。[《黄河医话》——张衍鹘]

芋 头

天南星科芋属植物芋的根茎。芋为多年生块茎植物，常作一年生作物栽培。叶片盾形，叶柄长而肥大，绿色或紫红色；植株基部形成短缩茎，逐渐累积养分肥大成肉质球茎，称为"芋头"或"母芋"，球形、卵形、椭圆形或块状等。甘、辛，平；有小毒。归肠、胃经。

芋头可治顽固性乳糜尿

芋头是美味菜肴，我国现存最早的饮食疗法专著，唐代孟诜《食疗本草》称"芋"即是其中一种。《食疗本草》云："芋……右主宽缓肠胃，去死肌，令脂肉悦泽。"《唐本草》谓："疗热止渴。"《滇南本草》说："治中气不足，久服补肝肾，添精益髓。"《医林纂要》称："行水。"泉州市《安溪县志》物产记载："芋醒汁外用治……蜂、蜘蛛、狗咬伤……""芋汁能去衣服油腻。"可见，芋头具有补益而不呆滞，清利而不伤阴及去油腻之功。运用于治疗乳糜尿，是有一定依据的。

乳糜尿属中医学"尿浊"一证的范畴，医者常以"肾虚败精流注"或"湿热渗入膀胱"而辨证论治。或取得疗效，或经治不愈，反复发作。对于久治不愈者，常用芋头每日 500g，用水蒸或水煮熟，分数次服完。连服 1 个月，对顽固不愈的乳糜尿病，每每获效。

曾治黄某，女，58岁，因患尿浊病，中西药治疗多年未见好转。西医诊断为乳糜尿。蔡老选用芋头每日 500g 煮服，连服 1 个月之久，小便转清，乳糜尿试验连续 3 次阴性，随访 2 年未见复发。[《蔡友敬临床经验集》]

西洋参

为五加科植物西洋参的干燥根。原产北美；我国北京、吉林、辽宁等地亦有栽培。于秋季采挖生长 3～6 年的根，除去分枝、须尾，晒干。喷水湿润，撞去外皮，再用硫黄熏之，晒干后，其色白起粉者，称"光西洋参"；挖起后即连皮晒干或烘干者，为"原皮西洋参"。湿润后切片，晒干入药。甘、微苦，凉。归心、肺、肾经。

西洋参补气，并可滋阴

西洋参是原产北美洲的一种多年生半阴性宿根草本植物，又名花旗参或美洲人参。由于它历来都是从我国广州进口，故称它为广东人参，它与我国人参是同科同属但不同种的植物。

西洋参与中国参的药效功能差异是很大的，西洋参味甘、微性寒，属凉药。正如清代赵学敏《本草纲目拾遗》称西洋参甘、微苦，凉，"味厚气薄，补肺降火，生津液，除烦倦，虚而有火者相宜"。近代名医张锡纯在《医学衷中参西录》中亦谓："西洋参，性凉而补，凡欲用人参而不受人参之温补者，皆可以此代之。"中医认为，西洋参归经入心、肺、肾三经，有补元气、益肺阴、清虚火、养胃生津止渴、清暑解酒提神等作用，它与号称补药之王的人参的最大不同是：人参提气助火，西洋参滋阴降火。因此，凡是肺阴不足之咳嗽喘促，胃燥津伤的咽干口渴，虚热烦倦等，最适宜用之。必须指出，东北参、朝鲜参、东洋参和西洋参，虽皆有补气散用，但若论补气，西洋参的药力要弱些；但后者对气阴两虚有火者最为合宜，是其他几味药所不及的。故临证凡见不适合人

参热补之人均可服用，不热不燥的西洋参是滋阴、泻火、补益、保健的良药。[《高辉远经验研究》]

西洋参等服用宜忌

对西洋参、人参等类补药总的看法是：治病用药要针对病情，辨证施治；防病强身，要分别体质，选其所宜；既不可随意滥用西洋参，也不能人皆服食人参。当然人到老年适当用点补药也并不反对，只是用量要小，用法不滥，长期渐进，是会起到抗老延年作用的。用量过大，用法不当，非但无益，反而有害。蒲辅周老生先就主张"补而勿滞"。在临床上要做到补益不燥烈，故常以西洋参代替人参，或视病情以太子参代西洋参。太子参功力虽与西洋参不可比拟，但毕竟是一味益气清补之品，对于病后体虚、气阴两亏、倦怠无力、饮食减少、心悸自汗、津少口渴及小儿消瘦等症，其效亦然。

服食西洋参期间应忌莱菔（萝卜）、茶叶、咖啡；对体质虚寒而阳气虚者忌用；腹部冷痛，喜热饮食，食生冷则腹泻之脾胃阳虚者，以及食欲不振，痰多口腻，脘腹胀满之痰湿盛者亦当忌用。总之，补药用之得当，则效若桴鼓；用之不当，必会导致不良后果。[《高辉远经验研究》]

百 部

为百部科植物直立百部、蔓生百部或对叶百部的干燥根。主产于江苏、安徽、湖北、浙江、山东等地。春、秋二季采挖，除去须根，洗净，置沸水中略烫或蒸至无白心，取出，晒干，切厚片生用或蜜炙用。甘、苦，微温。归肺经。

百部用于治咳

余以百部治咳，是取其苦温之性，通利肺气，启门驱邪之功。在临床应用上，主要掌握肺气郁遏这一病理。因之，凡外感咳嗽，无论新久寒热，皆可以此为主，寓于宣肺、清肺和理肺诸法之中，收效颇佳。

宣肺：外感初起，咳嗽不爽，或顿咳，头胀，清窍不利，而无明显卫表证的，此邪犯于肺，肺气郁遏。治宜宣肺止咳，以百部配牛蒡、前胡、桔梗、杏仁等。

清肺：经辛散宣肺后，咳仍不止，痰稠色黄，难以咯出，胸闷口渴，苔薄黄，脉数或右脉不扬，此邪郁化热，与痰交阻，肺失肃降。法当清肺止咳，以百部配南沙参、知母、贝母、杏仁、黄芩、瓜蒌、桑白皮等。

理肺：咳久不止，痰白不爽，无其他脏气失调之脉证相兼，为邪痰留肺者，治宜理肺止咳，以百部配桔梗、紫菀、白前、款冬花、甘草、陈皮。

然百部药力虽薄，究属是走气之品，如咳嗽出现汗多气急，则不适用之。至于本品组合于清肺之中，原以寓通利于清泄之中，有助于肃肺止咳。若痰热壅实而脉滑大的，则本品不宜配入。久咳理肺，是取其温润和平，不寒不热，使无攻击过当之弊。若是寒客邪重之咳嗽，尤其是病在初起，本品力薄非其所能。[《医海拾贝——江苏当代老中医经验选》——夏奕钧]

百药煎

系五倍子加茶叶或乌梅、白矾或桔梗、甘草等经过发酵制成，呈灰褐色，略有香气。酸、甘，平；无毒。归心、肺、胃三经。

百药煎临床应用

李时珍曰："百药煎，功与五倍子不异，但经酿造，其体轻虚，其性浮收，且味带余甘，治上焦心肺、咳嗽痰饮，热渴诸病，含噙尤为相宜。"它的主要功效是：①清肺化痰，定咳蠲饮；②止渴生津，清暑解热；③醒胃消酒，止血治痢；散痛疗疳，收湿医疮。

由于本品功擅清敛，凡新感咳嗽或湿热、积滞未清之疾，均不宜用。一般内服用 4～8g，亦可泡汤含漱或嚼化；或入丸、散或研末外用，其临床应用如下。

（1）慢性支气管炎：临床有偏热、偏寒之分，《丹溪心法》定嗽劫药（百药煎、诃子、荆芥穗等分为末，姜汁入蜜和，丸如芡子大，时时嚼之），适用于偏寒、偏虚者。《濒湖医案》定嗽化痰方（百药煎、片黄芩、橘红、甘草各等分，共研细末，蒸饼丸如绿豆大，时时咽数丸，佳），适用于偏热者，可以审证选用。

（2）咽痛：《医学心悟》百药煎散（百药煎 15g、硼砂 5g、甘草 6g，为末，每服 3g，米饮调，食后细细咽之），对急慢性咽炎均有良效。

（3）暑热口渴：《岁时广记》水瓢丸用百药煎、腊茶等分为末，乌梅肉捣和，丸如芡子大，每含 1 丸，对暑热口渴者，有消暑止渴之功，夏季高温作业者，可作防暑解渴之用。[《中国名老中医经验集萃》——朱良春]

当　归

为伞形科植物当归的干燥根。主产于甘肃东南部的岷县。其次，陕西、四川、云南、贵州、湖北等地也有栽培。秋末采挖，除尽芦头、须根，置通风处阴干几天，待水分稍行蒸发后，捆成小把，上棚，用微火慢慢熏干。切片生用或酒炒用。甘、辛，温。归肝、心、脾经。

当归补血中之阳

当归味甘，微辛，性温，为生血、活血的主药。张山雷依其性能，辨知"其力能升能降，内润脏腑，外达肌表"。味辛性温故言能升，所以有破瘀生新以及外达肌表通行经脉的性能，因其液浓而味甘，故有内润脏腑的功效。当归在血证中，虚者可补，实者可破，因其具备能升能降之长，所以说：当归能补血中之阳。《金匮要略》当归芍药散、当归生姜羊肉汤，后世的当归补血汤、归脾汤等，俱用当归补脾生血；血府逐瘀汤、仙方活命饮、补阳还五汤等用当归活血、化瘀，因其能滋生阴血，又能活血开痹。举凡妇科的通经活血、补血、润燥以及外科疮痈诸症，无不应手奏效。[《宁夏中医药学术经验汇编（第一集）》——李雪岩]

当归一药妇科有宜忌

妇科病以血证较多，如月经过多、崩漏、经行吐衄、经间期出血、胎漏、胎动不安、妊娠卒下血等，均以出血为主证，这些妇科血证，在其出血未止时，多不宜用当归，否则往往反而增加其出血，这是罗从临床实践中得出的深刻体会，上述这些妇科血证，是生理上不应该有的现象，乃属病理性的出血，应及时加以止血，欲其止血，需使血脉宁静，才能达到目的。《景岳全书·本草正》云："当归其气辛而动，故欲其静者当避之。凡阴中火盛者，当归能动血、亦非所宜。……其要在动、滑二字，若妇人经期血滞，临产催生及产后儿枕作痛，俱当以此为君。"这里已基本说出运用当归之宜忌矣。若妇女月经过少、月经先后无定期、月经稀发、闭经、痛经、恶露不行等血行滞碍之证，自宜运用当归以助其遄行。

阳盛火旺而出血过多者，均不宜用。《本草正义》在当归条中说："若吐血衄血之气火升浮者，助以温升，岂不为虎傅翼？是止血二字之所当因症而施，固不可拘守其止之一字而误谓其无所不可也。且凡失血之症，气火冲激，扰动血络，而循行不守故道者，实居多数。当归之气味俱厚，行则有余，守则不足，亦不可过信'当其所归'一语，而有循名失实之咎。"这说明古人对当归早有正确的认识，无奈世人误以为当归是妇科之圣药，补血之通剂，不求辨证，概行施用，这不仅不能愈病，有时反而增病，良可慨也！近世名医张山雷对此有深刻的体验，他在《沈氏女科辑要笺正血崩》中指出："当归一药，富有脂液，气味俱厚，向来视为补血要剂，固亦未可厚非，在阳气不足之体，血行不及，得此温和流动之品，助其遄行，未尝非活血益血之良药。惟其气最雄，走而不守。苟其阴不涵阳而为失血，则辛温助动，实为大禁。"

当归对子宫有两种不同作用的成分，一为抑制，一为兴奋，后者易溶于水，故在子宫出血期间，煎服当归，会令子宫兴奋，这是促使出血增多之原因。一般月经过多及崩漏之患者，为了想补血，往往自诉曾服当归而未愈。嘱其回忆服用前后的情况，多谓服后反而增加血量者，不知何故云云。随给予解释，才恍然大悟。其实当归不仅出血期间不宜用，凡妇科病中有阴虚火旺者均非所宜。故对常用中药使用的宜忌，有加以详细阐明并广为宣传的必要，以免贻误也。[《中医当代妇科八大家》——罗元恺]

"治崩漏不用当归"不足信

有人认为治崩漏出血不用当归，吾不敢赞同。由于 60 年来所治崩漏，不论是需要四物化裁者，或适于补中加减者，或应投归脾以及当归补血者，其中当归一向是照用，并不影响疗效；尤其是傅青主治老年妇女血崩之方，用生黄芪、当归各 30g，桑叶 14 片（约 4.5g），三七粉（分 2 次冲）10g，热象明显者加生地黄 30g。历用甚效，可见治崩漏不用当归之说，不太足信也。[《名老中医医话》——马龙伯]

当归煎服需注意

当归，临床常用之药，既能补血，又能活血止痛，血分病用之，总该有益无损吧！事实并非如此，用之不当，亦能给患者造成不堪忍受之痛苦。关键在于煎药方法。一般说，用于活血止痛，宜短煎，不可久熬；用于补血、养血、通便，则当久煎。故有用当归剂治疗痛经者，服后反腹痛更甚，则多由煎熬太久之故。

当归，则应随病情不同采取不同的煎法。欲取其补血养阴，则宜久煎。若取其活血止痛，则滚数沸即可。曾见一痛经妇人，某医生处以温经散寒，活血止痛药方，方中以当归为主，药证相合，无可非议。当问及煎药方法时，才知病家以文火久煎，至汁成糊状始服。听后，始悟药后痛甚的原因，是当归久煎，芳香止痛之力丧失，只剩补血收敛之效，

因气血壅滞，故腹痛更甚。[《张子琳医疗经验选辑》]

当归治诸疾的配伍药

当归，温，川产者力刚善攻，秦产者力柔而善补。头止血而上行，身养血而中守，梢破血而下流，全活血而不走。

伍人参、黄芪，补气而生血；伍牵牛、大黄则行气而破血。

合桂、附、茱萸则热，合大黄、芒硝则寒。

治头痛，酒煮服清，取其浮而上。治心痛，酒调末服，取其浊而半沉半浮。治小便出血，酒煎服，取其沉而入下。

本病宜酒制，有痰以姜制。

血虚佐人参、赤石脂，血热佐生地黄、黄芩，血积佐大黄。[《刘越医案医论集》]

肉苁蓉

为列当科植物肉苁蓉或管花肉苁蓉的干燥带鳞叶的肉质茎。主产宁夏、内蒙古、甘肃、新疆、青海。于春季苗未出土或刚出土时采挖，为甜苁蓉。秋季采者，入盐水浸渍后，为咸苁蓉。本品又名淡苁蓉、甜苁蓉、淡大芸。切厚片生用或酒制用。甘、咸，温。归肾、大肠经。

肉苁蓉可治白带

肉苁蓉又名大芸、寸芸、金笋、淡苁蓉、甜苁蓉，入盐水中浸渍后为咸苁蓉。味甘，性温，入肾和大肠二经。具有补肾阳、益精血、润肠通便之功能。通常用于肾虚阳痿、遗精早泄、女子不孕，以及肝肾不足所致筋骨痿弱、腰膝冷痛诸证。对老年虚弱及久病体虚也是较理想的药物。根据《大明本草》"治女子带下阴痛"的记载，我用肉苁蓉治疗肾虚型白带获疗效。但引起白带的原因有脾虚、肾虚、湿毒之分，辨证也有脾虚、肾虚、湿毒三型之别，临床慎勿混淆。肉苁蓉是专治肾虚型白带的有效单方。至于脾虚、湿毒型的白带，需分别以健脾利湿、清热解毒

之法治之。[《黄河医话》——赵国岑]

肉　桂

为樟科植物肉桂的干燥树皮。主产于广东、广西、海南、云南等地。多于秋季剥取，刮去栓皮，阴干。因剥取部位及品质的不同而加工成多种规格，常见的有企边桂、板桂、油板桂等。生用。辛、甘，大热。归肾、脾、心、肝经。

肉桂与桂枝的效用异同

在古代，桂枝和肉桂不分，宋元以后两者才有所区别。认为肉桂性大热，功能温中补阳，散寒止痛，主命门火衰、下焦沉寒痼冷，能引火归原，治阳气不足而致的泻痢、腹痛、寒湿痹痛、阳痿、尿频等症。每与温补命门，祛寒止痛，调气理血之药同用。而外感风寒，发热头痛和肢臂酸痛则多用桂枝。似乎肉桂能引火归原是降剂，而桂枝辛温发散是升剂。

事实上，桂枝与肉桂是同一植物，一是肉桂的细枝，一是肉桂的树皮，而且桂枝所含的药效，主要亦在皮部，中心的桂木作用很小。肉桂和桂枝无论性味与功效，都是有其共性的，其所不同的是肉桂味厚力强，桂枝皮薄力浅。

那么，前人为什么视肉桂和桂枝有较大的区分呢？我认为一方面是由于前人在长期实践中，认识到两者在药力上确有厚薄，治外感发热，肌表之病，桂枝能够胜任，碰到阳气虚衰，沉寒痼冷之疾，则非肉桂不为功。另一方面是由于认为植物的枝干象征人的四肢，枝干是横行的，其性上升宣散，能宣通经络，上达肢臂。中医的类似说法很多，如头部之病用头，皮肤之病用皮。这些说法是不一定可靠的。[《长江医话》——王正公]

"桂"用于胃脘病

桂辛甘而温。桂枝通达表里，桂心温里暖胃，肉桂通阳化气。胃病中虚易兼内寒，气温骤冷，寒证尤著。用桂使胃得温而气畅血行，内寒自怯，腐熟水谷之功能得复。

（1）脾胃气虚兼寒者，黄芪配入桂枝，为黄芪建中汤主药之二。建其中气，补脾温胃，并使补虚建中之性行而不滞。

（2）内外俱寒，桂枝配紫苏梗、良姜，温中怯寒而定痛。

（3）胃寒卒然疼痛如挛，喜温喜按，舌白，脉细，用肉桂甚效。煎剂必须后下，温服；也可吞服肉桂粉；也可用肉桂粉与烂米饭共捣匀，制成丸剂吞服（称"肉桂饭丸"），作用更为持久。

（4）胃寒痛引脐周，或及于少腹者，可配用肉桂。[《徐景藩脾胃病治验辑要》]

朱 砂

为三方晶系硫化物类矿物辰砂族辰砂，主含硫化汞（HgS）。主产于湖南、四川、贵州、云南等地。以产于古之辰州（今湖南沅陵）者为道地药材。随时可采，采挖后，选取纯净者，用磁铁吸去含铁的杂质，用水淘去杂石和泥沙，水飞研成极细粉末，晾干或40℃以下干燥，装瓶备用。甘，寒；有毒。归心经。

朱砂不宜煎服

朱砂又名丹砂。陶弘景《名医别录》云"无毒"，甄权言"有毒"，似相矛盾。何孟春《冬余录》云："丹砂性寒而无毒，入火则热而有毒，能杀人，物性随火而变。"此说较正确。朱砂或入丸散中服，或作丸药衣用。中医处方单用朱砂，亦多冲服，并无入汤剂煎服。这是亘古迄今的宝贵临床经验。据近代研究，朱砂为天然硫化汞，一经高热容易将汞析出，大量或久服极易产生汞中毒，所以不作汤剂煎服，只能冲服，相当符合科学道理。但是我们经常看到一些医生处方中书写朱茯神、朱灯心，要求用朱砂拌制使用，因而旧药店也备有加工品。此二药一经煎熬，高热就会分离出汞来，带来汞中毒危险，所以希望以后不要使用上述加工方法。医生处方中不要书写上述二药，欲想加强宁心安神作用，可分开使用。

特别值得指出，朱砂反铝，严忌在铝制器皿中（如铝匙、铝碗）研捣朱砂冲服，这样会导致朱砂与铝发生化学反应，服后引起中毒。[《五十年临证得失录》]

竹　沥

来源同竹茹。系新鲜的淡竹和青竿竹等竹竿经火烤灼而流出的淡黄色澄清液汁。甘、寒。归心、肺、肝经。

竹沥提取方法

制竹沥：将新鲜的水竹或苦竹（最好是刚砍的）锯成3尺左右的短条，用铁条将竹节打通，另在地上用砖砌一灶，灶孔约1尺宽。将锯好的竹条黄放在灶口上，灶内用柴火烧烤，则竹子的两端有黄色液体流出（即竹沥），用器皿盛取，装瓶备用。[《医林拔萃》——周瑞生]

竹沥与小儿化痰

痰是体内不正常的液体形成物。痰之所以产生，前贤认为有各种来源。有因热生痰，有因寒生痰，有因湿生痰，有因惊生痰，有伤食而生痰，有恣啖生冷而生痰，有因脾虚而生痰等。虽有各种名称，然总不外乎寒、热、虚、实四大范畴。治疗上必须辨其致痰之因，施以不同的治法。对小儿来说，实痰、热痰固然很多，而虚寒、寒痰确也不少。所以绝不可能以一味竹沥而通治之。何况小儿体质脆弱，脾肺不足，最易生痰，则尤须治本而不宜只顾治标。

竹沥是鲜竹中煎熬出来的液汁。历代医家，确认其气大寒，其性纯阴，滑利走窍，通络逐痰，故为成人中风风痰的要药。若由阴火内烁，炼液成痰，阻塞气道，不得升降，服此流利经络，搜剔壅结，使痰热去、气道通，而外症自愈。主治小儿天吊惊痫，痰在经络四肢、皮里膜外者，服之立能见效。故属火、燥、热者宜之，"然须姜汁鼓动其势，方得应手"。特别是，前贤反复告诫，"寒痰湿痰，及饮食之痰不宜用"，又以"寒胃滑肠，有寒湿者勿服"。这就说明竹沥的适用范围是热痰实痰；若气道壅塞，或痰居深处，病情严重的，用之可救其急。但也不可以常服久服，更不是一般感冒咳嗽痰多所可轻易尝试的。[《中国百年百名中医临床家·董廷瑶》]

竹沥不与生姜同用

竹沥是用鲜淡竹烧出的液汁，能清热化痰。李贽《续藏书》太傅于肃公传云："一日病痰壅，……太医院董宿视之，云'治痰必需竹沥'，上为亲幸万岁山伐竹以赐……"说明竹沥确有清热化痰作用。竹沥一般"常与生姜汁同用"《中药临床手册》，大约嫌竹沥性寒凉的关系罢。

我用竹沥，就不与生姜同用，因既用它清热化痰，则不需借以生姜之辛热也。先业师章次公先生谓"淡竹油润肠通便……吾人于湿温症之下法，舍硝、黄外，当注意竹沥"，《湿温古今医案选评》其言可补诸家本草及湿温下法之不逮。[《诊余杂集》]

血余炭

为人发制成的炭化物。各地均有。收集人发，除去杂质，用碱水洗去油垢，清水漂净，晒干，焖煅成炭用。苦，平。归肝、胃经。

单味血余炭治血崩

许姓妇女，48岁，患血崩。1958年11月起病，每于月经来潮的头几天，血下如崩，即头晕卧床，10多天后月经渐止，需炖服人参等补品，才能起床做轻微之劳动。服中西药近5年来，曾用价值200多元一剂的人参、鹿茸、肉桂等峻补之品制成蜜丸，服完后不但无效，且血崩更甚。

到诊时正值月经过后，精神不振，体倦乏力，观其面色萎黄少华，舌质淡嫩，苔少，切其脉细弱，一派虚像。究其致虚之由，乃因冲任不固，月经失常，失血过多，为病之根本，血虚为病之标。故前医累用补气血以致大补气血阴阳之剂未效。若塞其流，使人体赖以濡养之血液不致崩耗，则病可愈而身体日壮矣。

止血塞流，应用何药？根据多年之经验，血余炭当属首选。血余炭性平，药力温和，为人发煅炭而成，有止血、散瘀之功。且发为血之余，又为肾之荣，肾主藏精，生髓。故煅炭存性之血余炭又有补阴之效，十分适用妇科失血证。本品既能止血，又不留瘀；既能活血，又可补阴，寓开源于塞流之中，治失血证之妙，非他药可比。故余治妇科失血方中，每每伍入此药，能收到满意之疗效。治此患者亦不例外，单味使用，冀其药力之至专。

因考虑市上出售之血余炭杂而不纯，若能用血气旺盛的青年人之头发制成，效力最好。故为之收集广州中医学院某年轻学生自己理发所积存的乱发约数克，洗净分3次煅成血余炭120g，研为极细末。嘱每服1.5～3g，日服3次。每于月经来潮第二天开始服，连服3～5天，血来多则多服，血止停服。每次月经来时依法服用，并嘱其停服一切补品、补药及其他药物。第一个月患者服药后3～4天血崩渐止，第二个月即无血崩现象，且月经5天干净，但经量仍多于正常。之后，月经逐月减少，如是服药半年，共用血余炭120g余而收功，体亦日健。5年之后，年虽50余，在干校劳动之强度为一般年轻妇女所不及。[《名老中医医话》——邓铁涛]

全 蝎

为钳蝎科动物东亚钳蝎的干燥体。主产于河南、山东、湖北、安徽、江苏等地。野生蝎春末至秋初均可捕捉，清明至谷雨前后捕捉者，称为"春蝎"，此时未食泥土，品质较佳；夏季产量较多，称为"伏蝎"，品质较次。饲养蝎一般在秋季，隔年收捕一次。捕得后，先浸入清水中，待其吐出泥土，置沸水或沸盐水中，煮至身挺腹硬，脊背抽沟，捞出，置通风处，阴干。辛，平；有毒。归肝经。

蝎的性能

蝎为节足动物蝎科钳蝎的干燥全体。处方名全蝎亦称全虫。如单用尾者名蝎尾或蝎梢、蝎尾较全蝎之功力为胜。其性平，味辛甘，有小毒，入肝经。功擅祛风止痉，蠲痹舒筋。用治诸风掉眩及惊痫抽掣最为有效；因其性善于走窜，且具解毒医疮之功，故对于诸风湿痹痛、瘰疬恶疮，亦有著效。近人用治癌肿、结核即系根据此而引申之也。

蝎之入药以散剂为佳，亦可入煎剂，但煎剂之效又逊于粉末吞服。因蝎系有毒之品，故剂量亦从小量增加，一般蝎尾用 1～3 枚；全蝎可用 0.9～2.4g，研末分 2 次吞服。如入煎剂，每剂可用 3～6g。体虚才需配合其他补正药同用，奏效始捷。

本品对于一些顽固性胃痛，若于辨证论治基础上加入 3～6g，止痛效果较佳。殆因全蝎味辛甘，别具祛风逐邪之功也。[《盛国荣医案选》]

刘寄奴

为菊科植物奇蒿的带花全草。辛、微苦，温。归心、肝、脾经。

刘寄奴行血治痢有卓效

金元四大家之一刘完素在《素问病机气宜保命集》中提出了"行血而便脓自愈，调气则后重自除"的著名论点，并制订出行血调气的芍药汤以治疗痢疾实证，并沿为临床所习用。

笔者细读其论，深受启发，该论点之关键在于"行血"二字，"行血而便脓自愈"则疼疾得愈，痢既愈则腹痛、里急后重可随之消失。考其芍药汤主要用芍药、当归行血和血，伍以调气导滞、清热化湿诸药而成。全方以芍药为君，当归辅之，治疗湿热下痢确有效果。以此推理，芍药、当归行血之力尚不够专宏，不如使用活血祛瘀之品。查《如宜方》用刘寄奴治疗赤白下痢，《圣济总录》用刘寄奴"治霍乱成痢"，考行血破瘀则刘寄奴远胜芍药、当归。于是试用单味刘寄奴治疗湿热痢，果获速效。

我们将刘寄奴制成流浸膏片，每片含生药 1g，每服 6～8 片，日服 4 次，系统观察治疗湿热痢百余例，一般服药 1 或 2 天痢止，大便化验转阴性，继续服药 1～3 天以巩固之。该药疗效稳定，且未发现明显不良反应。可见刘寄奴治疗湿热痢疗效卓著，值得推广使用。[《南方医话》——荣远明]

刘寄奴治瘀阻溺癃

刘寄奴味苦性温，入心脾二经，为活血祛瘀之良药。凡经闭不通、产后瘀阻作痛、跌仆创伤等症，投之咸宜，而外伤后血尿腹胀，用之尤有捷效。

经验证明，此物对"血症""食症"等均可应用。在妇女则经水不通，形体日渐羸瘦，可予四物汤加刘寄奴、牛膝、红花、山楂之属。引申之，肝硬化腹水用之亦有佳效。此物民间用于治疗食积不消。凡食症已成，或食积长期不消，以致腹中胀满，两胁刺痛者，以此物配合白术、枳壳、青皮等，见功甚速，大可消食化积，开胃进食。

刘寄奴亦可治痢。此外，还以之治疗黄疸型肝炎，不仅可以退黄疸，消肝肿，并能降低转氨酶及麝浊。

刘寄奴由于有良好的化瘀利水作用，因此可用于治疗瘀阻溺癃症，尤适用于前列腺肥大症引起之溺癃或尿闭。前列腺肥大引起之溺癃，常见于老年患者，其时阴阳俱损，肾气亏虚，气化不行，瘀浊逗留，呈现本虚标实之征。治此症，抓住肾气不足、气虚瘀阻这一主要病机，采用黄芪与刘寄奴相伍，以益气化瘀，配合熟地黄、山药、山茱萸补肾益精，琥珀化瘀通淋，沉香行下焦气滞，王不留行迅开膀胱气闭，组成基本方剂，灵活化裁，若瘀阻甚者，加肉桂、牡丹皮和营祛瘀，阳虚加淫羊藿、鹿角霜温补肾阳，下焦湿热加败酱草、赤芍泻化瘀浊，收效较著。

曾治一张姓男，68岁，患前列腺肥大症已五载余，曾使用西药治疗，收效不著，病情时轻时剧。半月前，突然尿闭不通，当即住院治疗，经导尿并注射"雌二醇"等，病情有所缓解。顷诊面黄少华，腰酸肢楚，小溲频数而不畅，夜间尿次尤频，一般每夜10～15次，唯量少而涓滴不尽，小腹坠胀，苔薄，脉细弦，尺弱。肾气亏虚，失于固摄，故小便频数；瘀滞留阻，水道不畅，故小便量少而涓滴。亟宜益肾化瘀，以展气化。药用：生黄芪30g，刘寄奴20g，大熟地黄15g，淮山药20g，山茱萸10g，丹参10g，牡丹皮10g，泽兰叶10g，肉桂（后下）5g，沉香片（后下）3g，琥珀末（吞服）2.5g，王不留行10g。连进5剂，小溲渐爽，尿次减少，诸症大减，续予原方出入，共服30余剂，排尿接近正常。精神转振。嗣后服药，一切正常，并以六味地黄丸长期服用以巩固之。[《名老中医医话》——朱良春]

防 风

为伞形科植物防风的干燥根。主产于东北及内蒙古东部。春、秋二季采挖未抽花茎植株的根，除去须根及泥沙，晒干。切片，生用或炒炭用。辛、甘，微温。归膀胱、肝、脾经。

防风用于妇科疾病

防风辛甘微温，入膀胱、肝、脾经。功能祛风胜湿，发散风寒。治疗风湿头痛、骨节疼痛等症。妇科可用于治疗血虚头痛，因为防风入血分，行血活血，且能引血上行，如果用量大则能散风。少用则有养血的功用。若与黄芪同伍可治疗阳虚自汗，或风邪袭表而引起的自汗。另外尚有健脾除湿之功，可用于治疗脾虚下痢。例如痛泻要方、升阳益胃汤中均有防风，取其升阳的作用，使湿邪化阳为气，行于上焦入肺而散。由于它能疏肝调脾，后天化源调和，水谷精微得行，故有类似人参补气之功的看法。人参虽能补气，但升阳的作用不如防风。人参甘温守而不走，防风辛温走而不守，所以人参、防风同用升阳益气最佳。若用于治疗产后受风身痛，可与四物汤合用，具有养血活血通络的功能。但是剂量宜小不宜大（3～4.5g）。若与白芷、当归、赤芍同用，具有活血消肿止痛的作用，可以治疗筋骨损伤或妇科痈肿。[《中医当代妇科八大家》——刘奉五]

防风、荆芥配伍应用

荆芥配防风，荆芥发散力强于防风，而防风祛风胜湿优于荆芥，相须为用，有麻桂的功效而无其燥烈的弊病。二药炒用均有止血的作用，兼能疏利气机，可治下焦疾病的慢性出血症。如肠风下血反复发作不愈，古人经验，认为大肠有风邪，用防风兼配对症药物有其显著的疗效。[《来春茂医镜》]

红　花

为菊科植物红花的干燥花。全国各地多有栽培，主产于河南、湖北、四川、云南、浙江等地。夏收开花，花色由黄转为鲜红时采摘。阴干或微火烘干。辛，温。归心、肝经。

红花的鉴别

红花色紫红而香气足者为佳，浸入水中后，可将水染成金黄色而花瓣不褪色。番红花取少许浸水中，可见一条黄色直线下沉，并慢慢扩散，使水染成黄色为真品，而伪品以水浸渍为红色。[《医林拔萃》——

周瑞生]

红花用于妇科疾病

红花辛温，入心、肝二经。功能活血通经，祛瘀止痛。少用养血，多用则可破血。配合桃仁化瘀血、开经闭，治疗妇女经闭。入生化汤养血活血，治疗产后瘀血停留诸证。合四物汤可养血化瘀，治疗血虚血瘀诸症。以其性本温和而辛散，凡瘀滞内积及经络不利诸证都可配伍使用，但本药走而不守，迅速四达，剂量不宜过大。[《中医当代妇科八大家》——刘奉五]

七画

灶心土

为久经柴草熏烧而结成的灶心土块。辛，温。归脾、胃经。温中，止血，止呕，止泻。

用于胃虚水药均不受之呕吐

灶心土俗名伏龙肝，是农村中烧杂草的炉灶底下年久烧成的红褐色土块。不要看不起这样的干泥巴块，它本质沉重，性能下降，气香性温。暖脾温胃，在胃气太虚、水药不受、别药入口即吐的情况下，用灶心土却有立竿见影之效。

1957年的一个夏日，本所会计员王某，患急性胃肠炎，剧吐剧泻一昼夜，已严重脱水。西医因其服药即吐，主张停用一切药物，让胃休息，听其自然恢复。先生觉得西药不行，还有中药；大方不行，还有偏方。便到邻家，从土灶里掘取灶心土一块，有小鸡子大，放在碗内捣碎，冲入开水，搅了几下，等粗渣沉淀后，将带土黄色浑水倾入另一碗中，让患者乘温喝下。患者一口气喝下，竟未再吐。病愈后，患者追述说："那药真香。"灶心土味香，正常人是体会不到的，这只有在胃气大虚的情况下，才能觉出味香。中医讲"香入脾"，这证明两点：一是脾胃之气太虚，二是药极对症。

由于灶心土能镇吐，所以临床时对于一些难以服药的患者，怕服药引起呕吐，常常先用灶心土煎水，再用此水煎药，往往可以避免服药后引起呕吐。[《中国百年百名中医临床家·李克绍》]

麦　冬

为百合科植物麦冬的干燥块根。主产于四川、浙江、湖北等地。夏季采挖，晒3～4天，堆积使其返潮，再晒干。甘、微苦，微寒。归肺、胃、心经。

麦冬的临床用量

临床每遇热病伤阴或阴虚内热之证，多用麦冬以甘寒养阴，或与党参为一组药，气阴双补，使党参补而不燥。临床常治疗心悸、心律不齐、脉结代等。对于阴伤较严重者，药量宜大。临床曾遇一阴虚津亏患者，每晚睡前因口干渴而须饮水数暖水瓶，入睡好梦中与人争吵，吵得口干渴难忍，舌焦发硬，舌体运动不灵活，需大量喝水方能缓解。此阴虚较甚，津亏至极，故常多梦乏水，时须饮水自救。仍用常量甘寒养阴难以收效，故以大剂量麦冬30g，配合其他养阴生津之品，使津生液复而获效。[《临证医案医方（修订本）》]

麦　芽

为禾本科植物大麦的成熟果实经发芽干燥的炮制加工品。全国各地均可生产。将大麦洗净，浸泡4～6小时，捞出，保持适宜温、湿度，待幼芽长至0.5cm时，晒干或低温干燥。生用、炒黄或炒焦用。甘、平。归脾、胃经。

回乳现炒者效佳

人人都知道炒麦芽有回乳作用，但是临证却有效与不效之异。有一老中医介绍经验说，回乳用现炒的麦芽疗效显著，如法用之，果然灵验。[《黄河医话》——陈家骅]

回乳用量应大

炒麦芽回乳，早在《丹溪纂要》《薛立斋医案》中有记载，一直沿用至今，为断乳之良药。然而临证中，其效果全然不一。有的得心应手，效如桴鼓；有的如泥牛入海，全无消息。笔者临证摸索，认为其中存在一个药量和煎制法问题。炒麦芽断乳，取效快的关键在于其用量要大，煎制法为：取生麦芽180g，微火炒黄（注意一定要即时炒即时用），置砂锅内，加水1 000mL，煎至500mL（先文火后武火，煎煮时间需20～30分钟），滤出头汁。复加水800mL，煎至400mL，将2次煎的药物兑在一起，分2次温服，服后令微汗出。近年来，笔者临床治疗百余人，均为2剂服完，即告痊愈。[《黄河医话》——李历城]

远　志

为远志科植物远志或卵叶远志的干燥根。主要产于陕西、山西、吉林、河南等省。春、秋二季均可采挖。除去残茎、须根、泥土，洗净晒干；或乘半干时抽去木心，晒干。生用或炙用。苦、辛，温。归心、肾、肺经。

远志应用须注意三点

远志，苦、辛，温，入心、肾、肺三经。功能益心安神，祛痰利窍。《本草正义》谓其："远志味苦入心，气温行血而芳香清冽，又能通行气分，其专主心经者，心本血之总汇，辛温以通利之，宜其振作心阳而益人智慧矣。"此论堪为中肯之言，概括了远志的作用及机制。但临床运用须注意以下三点。

首先，虽远志益心安神，非其有养血之功也，安神在于其利血运行，振动血脉而流利，使心阳输布而不壅滞，此为益心安神之本义也。临床用之安神须与养血药同用，使血得补而旺，得行而通，神得所养，岂不安耶！

其次，远志虽能祛痰利窍以治痰迷心窍、神识不明，但因其性温，非热痰、实热之证所宜，否则增长其焰，助热为弊，此不可不知也。

最后，远志虽能交通心肾以治失眠遗精，然遗精一症原因颇多，证型繁杂，不能一概而论为心肾不交而治之。故临床用之尤应细审，凡当心阳不振、肾水虚寒不能上升而致遗精者，本品最宜。然属肾阳虚衰、阳虚不摄，封藏失司而致滑精者，若用本品则谬矣，否则只能是愈用愈滑。

又，远志在临床应用时曾见有过敏者，虽不多见，亦应注意。[《孙润斋医案医话》]

赤小豆

为豆科植物赤小豆或赤豆的干燥成熟种子。甘、酸，微寒。归心、小肠经。

赤小豆煎汤代水，尤善利水消肿

先父谓本品属谷类，各家谓其有行水、通乳、排脓、止痢之效，莫不与补元气、健脾胃、和五脏、安心神有关。本品虽非补药，但泻中有补，如概以泻药视之，未免失之公允。用本品利水消肿，可用至30～45g，煎汤代水。先父还谓本品味甘入脾，色赤入心，有"受气取汁、变化而赤"之义。小儿恙后气血虚弱，亦可以本品加姜枣煎汤饮之。

许某，男，6岁。恙由表邪袭腠，肺失宣和，气化功能受戕所致。表解后，又因脾肾受病，不能化气行水，以致腹胀，小溲不利，全身水肿。面色㿠白，脘满不纳，舌苔白腻，脉濡。理宜健脾运湿，温阳利水。处方：茯苓9g，米泔水炒苍术6g，猪苓6g，炒泽泻9g，陈皮4.3g，炒薏苡仁9g，桂枝4.6g，明附片6g，赤小豆30g，煎汤代水，2剂。二诊：药后小溲畅行，身有微汗，肿消大半，苔腻渐化，略进饮食，但纳而不香。原方去桂、附、苍术，加土炒白术9g，砂仁末（杵，后入）2.4g，大腹皮6g，3剂。三诊：水肿全消，饮食有增，二便如常，唯面白少华，精神欠佳，显系心脾两虚，气血不足。嘱以赤小豆30g，小红枣8枚，薄姜1片，加糖少许，煎汤调补。半月后，已见此儿面颊红润，神气盎然矣。

按：赤小豆用量较大，古以升计。如诸药同煎，多加汤水，则小儿不易服下，汤水少又难于煎透，势必影响疗效。先父常用本品煎汤代水。此外，对生石膏、灶心土、百合、薏苡仁、山药等用量较大者，亦常喜运用此法。[《孙谨臣儿科集验录》]

赤小豆用于痄腮

余过去在农村业医，用赤小豆治疗小儿痄腮，疗效很好。方法是：赤小豆二两（60g）碾碎，用鸡蛋清调成糊状，摊在乌青布上贴患处，轻者一日即可见消，重者最多不过三日。但赤小豆粉很黏着，干后不易揭下，最好在蛋清中加些蜂蜜或麻油，亦可白天贴上，晚上揭下，第二天再换新的。如患痄腮并伴有发热者，此乃重症，可速加服汤药，3～5岁儿童的处方是：赤小豆、白茅根、金银花、大青叶（或板蓝根）各10g，甘草3g，每日1剂，连服3剂，即可退热消肿。[《赵金铎医学经验集》]

赤石脂

为单斜晶系的多水高岭石，主含含水硅酸铝，主产于福建、山东、河南等地。全年可采挖拣出杂石。研粉生用或火煅水飞用。甘、涩、温。归胃、大肠经。

赤石脂用于治疗胃溃疡

赤石脂是一味收涩固脱，善治久泄久痢的石类药物。用赤石脂为主药结合辨证论治处方治疗胃病，通过很多病例的实践，发现其止痛、制酸、止血的效果非常显著。

临床凡经上消化道钡透、摄片或经胃镜内检确诊为胃溃疡或十二指肠球部溃疡者，用赤石脂治疗可在较短时间内见到效果。疼痛者即可止痛，食前定时作痛者奏效尤速；出血者即可止血，且较巩固，止后一般不再复发；泛水吞酸者，更易制止；但对胆汁反流呕苦者则奏效较慢。经近十年来的复查观察，凡坚持服药较长时间者，绝大多数可使溃疡愈来愈小而告彻底治愈。

对溃疡病合并胃或十二指肠炎症的治疗，应将赤石脂与左金丸（吴茱萸、黄连）或黄连汤（黄连、桂枝、干姜、党参、半夏、甘草、大枣）相辅并进，常常可得两愈之效。

对单纯的胃或肠道急性炎症，大多无效，不宜投之。但对慢性胃炎或十二指肠球炎有胃酸分泌过多者，用赤石脂制酸甚效。若能与左金丸或黄连汤合并使用，连续服用一段时间则不仅可使慢性炎症消除，且可防止继发溃疡病。

汤剂用法：赤石脂一般用30g，重症或出血者可用至60g，研细，绢包入汤剂同煎服。汤剂组成仍须按胃寒者加吴茱萸、高良姜温之，胃热者加黄连、栀子清之，气滞者加香附、沉香理之，食滞者加神曲、麦芽消之，湿重者加苍术、厚朴燥之，痰多者加半夏、陈皮化之，中虚者加黄芪、党参补之，便溏者加白术、炮姜培之，便秘者加麻仁、蜂蜜润之。

散剂用法：赤石脂250g，降香30g，香附、白及、炙甘草各60g。上药研极细末，每用5～6g，食后开水调服，每日服2~3次。或作为丸，或装入胶囊服均可。

在治疗期间，病者必须注意饮食宜忌。一日三餐，宜以厚粥烂面为主；其他食品均宜选择"富于营养，易于消化"者为准则。忌食一切生冷瓜果、辛辣酸涩，变质不洁，油炸肥腻，硬饭以及其他坚实难化诸物。此外，应忌烟酒，注意保暖，尤须避免胃脘部受寒。

若胃病兼患肠寄生虫病，特别是钩虫病者，均应先予驱虫，然后用赤石脂治胃病，否则易影响疗效。[《医海拾贝——江苏当代老中医经验选》——吴怀棠]

赤 芍

为毛茛科植物毛果赤芍（川赤芍）、卵叶芍药或芍药的干燥根。主产于内蒙古、四川及东北各地。春、秋二季采挖，除去根茎、须根及泥沙，晒干，润软，切片。生用，或炒用。苦，微寒。归肝经。

赤芍配附子，可制附子燥热之性

此用法原出自《伤寒论》，余将其发扬光大。附子辛、甘，大热，有毒，归肾、脾经，有回阳救逆、补火助阳、散寒止痛之功，临床可用于亡阳证、阳虚证、寒痹证等。附子有神经兴奋作用，用于各种神经肌肉病变效果尤佳。《本草正义》说："附子，本是辛温大热，其性善走，故为通十二经纯阳之要药，外则达皮毛而除表寒，里则达下元而温痼冷，彻内彻外，凡三焦经络，诸脏诸腑，果有真寒，无不可治。"可见附子其功之大，但附子其性过于燥烈，赤芍苦、微寒，清热凉血，散瘀止痛，其苦寒坚阴之性可制附子之燥，二者配伍使用可减毒增效。

此外，赤芍除了大家熟悉的功效诸如清热凉血、散瘀止痛外，还有很好的利水作用，如《神农本草经》曰："主邪气腹痛，除血痹，破坚积，寒热疝瘕，止痛，利小便。"常取其趋下走内的利水功效，用于治疗水肿，收效颇佳。[《王新陆文集》]

花　椒

为芸香科植物青椒或花椒的干燥成熟果皮。我国大部分地区有分布，但以四川产者为佳，故称川椒、蜀椒。秋季采收成熟果实，晒干，除去种子及杂质。生用或炒用。辛，温。归脾、胃、肾经。

花椒与椒目

花椒为芸香科灌木或小乔木植物花椒或青椒的干燥成熟果皮，其花椒的种子为椒目。花椒性热味辛，功能温中止痛，杀虫，主治脾胃虚寒之脘腹冷痛、呕吐、泄泻等证。但椒目则性寒味苦，功能利水行气，平喘，主治水肿胀满、痰饮喘咳等证。[《高辉远经验研究》]

川椒治痿

川椒之用于瘫痪、五软，近代名医恽铁樵曾屡有论及。《药盫医案》记载了川椒温通强筋的儿科病例。其录案完整而疗效佳良，"一史姓孩，头倾不支，目光无神，眉眼口鼻皆见眴动，项间有核，头部有疮。此为天柱倒，神经弛缓不失为也"，属大险大虚之候。勉拟大建中汤，小制其剂冷服。药用附块、半夏各3g，茯苓9g，白芍4.5g，炙甘草1.8g，川椒0.9g等。继以原方为主，先后加入吴茱萸、桂枝、木瓜、乳香、没药等品，颈项逐步有力。至第十日脉案云："病除十之八九，今日神色甚佳，已出险矣。"

恽氏《见智录续编》手稿，其注曰，"大筋软短，小筋弛长"为"普遍性痿软之病，在成人曰缓风"。据其经验"于朕兆初见时，即用川椒一二分（0.3～0.6g）入寻常药中，病可立愈"，并认为，已成缓风者，虎骨、乳没、川椒为特效药，愈之极难，需时二三月。同时，在恽氏的《函授讲义选录》手稿中，再次指出川椒救济神经弛缓之功效，匪夷所思；并强调曰："凡瘫痪性者，非椒不治也。"

考川椒辛温有毒，入脾肺肾经。历代本草对其辛热通络、振痿强筋之功，屡有记述。如《名医别录》谓其功能通血脉，调关节；《药性论》以其主治腰足不遂等。《本草经疏》谓"精血耗竭而非命门火衰虚实所致者"不宜应用。故《本草纲目》即云其"入右肾补火，治阳衰溲数足弱"等，所以本品确有补命火、通经络、振痿弱、利筋骨之效。小儿五迟、痿躄诸症，于证属阳虚筋弱者，即以川椒为主，配以附子、牛膝、当归、鸡血藤、伸筋草、千年健、细辛等药，作为一基本方，包含着通利血脉、温阳养筋的作用，并随症加减。气虚者加党、芪，血虚者用地、芍；肝肾不足加杜仲、狗脊、菟丝子、桑寄生、何首乌、枸杞子之属。若夹有痰湿，选用陈皮、半夏、胆南星、天竺黄诸药，亦每参入菖蒲、独活、地龙、木瓜等通络舒筋之品。[《中国百年百名中医临床家·董廷瑶》]

川椒与肉桂，外治泄泻相宜

小儿泄泻，临床所见以伤食和风寒者为多。故取川椒、肉桂为末，外敷脐窝，一至二次即愈，较少服药。

川椒、肉桂，皆为"气厚纯阳"之品，此类药合用，"入太阴燥湿，和少阴补火，入厥阴暖肝，系治寒凝、气滞、血瘀之妙品""肝常有余"用于内服，务须审慎。用于外治，是扬其长而避其短也。运用此类药外治小儿单纯性消化不良腹泻70余例，疗效达90%以上。[《孙谨臣儿科集验录》]

苍 术

为菊科多年生草本植物茅苍术或北苍术的干燥根茎。前者主产于江苏、湖北、河南等地，以产于江苏茅山一带者质量最好，故名茅苍术。后者主产于山西、辽宁、内蒙古等地。春、秋二季采挖，晒干。切片，生用、麸炒或米泔水炒用。辛、苦，温。归脾、胃、肝经。

苍术胜白术

朱颜《中药的药理与应用》引马彌德、伊博恩二氏说，谓苍术"含有大量维生素 A 和维生素 B，比鱼肝油中含量超出 10～20 倍，白术中所含的比苍术含量为小"云云，此说与中医在宋元时代常用苍术而不用白术悉相符合。

《苏沈良方·卷一》记"苍术"条，谓"黄州山中，苍术至多，就野人买之，一斤数钱耳。此长生药也，……舒州白术……三百一两，其效止于和胃气，去游风，非神仙上药也"，由此可证早在宋代，中医就已知道苍术的疗效及营养价值比白术为高了。

元沙图穆苏《瑞竹堂经验方》卷一"苍术散""治风湿，常服壮筋骨健步""苍术丸，治腰腿疼痛明目……大有补益"，用的都是苍术，可知元代还是常用苍术而不用白术的。

苍术的疗效，在宋元时代早就知道胜于白术，并称它为"长生药""常服能壮筋骨健步"，能"明目""大有补益"，实与现代科学分析暗合。[《诊余杂集》]

苍术临床运用

元朱丹溪曰"苍术治湿，上中下皆可用，又能总解诸郁，痰、火、湿、食、气、血六郁，皆因传化失常，不得升降，病在中焦，故药必兼升降，将欲升之，必先降之，将欲降之，必先升之，故苍术为足阳明经药，气味辛烈，强胃健脾，发水谷之气，能径入诸药……"，确是高见。金刘完素谓"苍术一味，学者最宜注意"，亦言其效验之广。笔者临床擅用此品。总结其用有四，如下。

（1）运脾醒脾：人体脏腑组织功能活动皆依赖于脾胃之转输水谷精微，脾健则四脏皆健，脾衰则四脏亦衰，苍术燥湿而不伤阴，湿祛脾自健，脾运湿自化，笔者治慢性病，以"脾统四脏"为宗旨，习以苍术为君，振奋生化之权，起废振颓，如合升麻治疗内脏下垂、低钾症、肺气肿、冠心病、肺心病见消化不良者应手而效，治老年病之脾胃病独擅胜场。

（2）制约纠偏：笔者常于滋腻的大堆补气血方药中加此一味。如常用之归脾汤、补中益气汤皆辅以本品，服后从无中满之弊，曾治一"再障"患者，前医投大补阴阳之品，血象不见好转，乃加苍术一味，豁然开朗。用于寒凉药中，可防伤胃，均属得意之笔。

（3）化阴解凝：痰瘀皆为黏腻之邪，赖阳气以运化。苍术运脾，化湿祛痰逐饮均其所长；化瘀因须行气，笔者据痰瘀同源以及脾统脏腑的观点，在瘀浊久凝时亦常加苍术以速其效，事半功倍。又如用苍术入泽泻汤治耳源性眩晕；与苓桂术甘汤防治哮喘；单味煎服治悬饮、消渴、夜盲皆验。

（4）治肝取脾：据"知肝传脾，当先实脾"之义，治脾以防治肝病，颇有所获。忆1962年秋，笔者肝病急发，除输液外，复投保肝一类滋腻品，导致湿困成饮，白沫痰盈碗，转氨酶升高，收缩末期压试验高出10%，乃按土壅侮木例投苍术合五苓散，1个月痊愈。20年来从未复发。旋悟保肝不如健脾之义，历年来遵此旨治愈肝病多例，去年沪上"甲肝"流行，笔者对出院患者皆以"苍术片"预后，疗效满意。苍术之施用，应善于配伍，家严亦鲁主任医师对寒湿重者常与附桂同用；湿热流注经络则与石膏、桂枝齐施；肝阳挟湿，目糊便燥常与黑芝麻入煎；气虚者益以黄芪、升麻等，习为常度。[颜德馨临床经验辑要]

苍耳子

为菊科植物苍耳或蒙古苍耳带总苞的干燥成熟带总苞的果实。辛、苦，温；有毒。归肺经。

苍耳制膏可治麻风、梅毒

苍耳的果实叫苍耳子，茎叶名苍耳草，均于秋季果实成熟时采收。入肺经，功能发汗通窍，散风除湿。用于鼻窍不通、浊涕下流之头痛、鼻渊，以及皮肤痒疹，同时还可治疗麻风、梅毒。

苍耳草熬膏，名苍耳膏。其制法：秋季采新鲜苍耳目草（连果实）

（去莸）5 000g，清水洗净，切碎，置大铁锅内加清水煎熬，过滤取汁；草渣再置锅内煎熬浓缩，约计 5 000g 鲜草，可熬草膏约 200g，贮存于小磁罐内加盖密封，放置干燥处，严禁渗入生水，以便长期保存而不变质。此膏熬成，俨似鸦片烟膏，其气清香，味极苦，治疗麻风、梅毒有效。但服此膏期间禁食猪肉。

曾治吴某，男，40 岁。不能洁身自好，常游于花街柳巷，以致染上"下疳"。日久，皮肤出现红色疹块，并逐渐蔓延、溃烂，痛痒难受，日夜不安。虽经注射"六〇六"，但终未见效。因同乡关系，求余诊治。余用自制苍耳膏，令其每次服 6g，每日早、中、晚饭后各服 1 次，白开水送服，7 天为 1 个疗程。再诊时，其溃烂之疹块已结痂，未见新发生者，而且痛痒亦减轻。如此连服 4 个疗程，皮肤全部脱痂，痛痒全解。原患下疳，亦告痊愈。其曰："药效甚好，就是苦极难咽。"余曰："好色之辈，贪图欢娱，何惧苦耶？此报应也。"[《豫章医萃——名老中医临床经验精选》——熊廷诏]

芦　荟

为百合科植物库拉索芦荟及好望角芦荟的汁液经浓缩的干燥物。主产于非洲，我国广东、广西、福建等地有栽培。全年可采，割取植物的叶片，收集其流出的液汁，置锅内熬成稠膏，倾入容器，冷却凝固。常入丸剂用。苦，寒。归肝、胃、大肠经。

芦荟疗胁痛

芦荟性味苦寒，入肝、胃、大肠经，功能泄热导滞、杀虫，用于肝经实热所致的头晕、头痛、耳鸣、烦躁、大便秘结等症，也可用之驱杀蛔虫。从临床实践看，芦荟治实热胁痛，疗效可靠。如本地一位老中医临证时，凡谓胁部灼热疼痛者，皆于处方中酌加芦荟；《开宝本草》也谓芦荟能治"胸膈间热气"。

芦荟所疗胁痛，当以肝胆蕴热所致者为宜。其临床见症是胁痛、脘胀、苔黄口苦、泄泻、小便黄赤。西医学所谓急性、慢性胆囊炎、胰腺炎，具备上述证候者，多将芦荟配入辨治方剂中使用。

胁为肝所主，肝胆属木，木为火郁，其气不疏，势必导致脾胃升降失常，故肝胆蕴热胁痛，常伴便秘腹泻。因此，笔者体会，以芦荟疗胁痛时，其人便秘与否，不是使用芦荟的主要标志，而舌苔红、舌质红、口苦、小便黄赤等，足以为据。须慎者，是素体脾虚，又患胁热疼痛时，芦荟当与苍术同伍，同入汤液中，以制其苦寒伤胃之弊。

至于芦荟入汤剂用量，成人以 1.5g 为宜，多至 3g，不可过量。如若过量，常致腹痛、腰痛、小便异常等，故当慎之！[《长江医话》——程华容、张人英]

芦 根

为禾本科植物芦苇的新鲜或干燥根茎。全国各地均有分布。全年均可采挖，除去泥土、芽、须根，剥去皮膜，洗净，切段，鲜用或晒干用。甘，寒。归肺、胃经。

芦荟用于热吐

芦根，是芦苇的地下横根，是治热吐的特效药，而且药源普遍，各地的下洼水潦之处都有。热吐的特点，除了小便赤黄、口黏口渴外，还有一个突出的特征是手心足心发热。即使在别的症状看不出是热的情况下，如果这个患者的手心足心比一般正常人热，这个热呕的诊断便基本是可靠的。

治疗呕吐，一般不用带油性的药品，如瓜蒌仁、桃仁、莱菔子、紫苏子等。在寒性呕吐中用了这些药，问题还不大；而在热性呕吐中，那就一定不要用。因为热吐需要清凉，而油腻之品却壅气助热，所以属于禁忌之列。

芦根性寒味甘，能清肺胃之虚热，止呕吐而不燥。《金匮玉函经》有这样一段记载："治五噎、吐逆、心膈气滞烦闷，芦根五钱（15g），煮汁饮。"呕吐兼见烦闷，呕吐之后又消除不了烦闷，这就是热吐。

热吐在暑热季节发生的比较多，有的热吐用中西止吐药都效果不大，但用芦根煎饮，却能很快就好了。它不但效果快，而且不花钱，又气味清淡，人人能服，真算是治热吐的圣药。[《中国百年百名中医临床家·李克绍》]

芫 花

为瑞香科植物芫花的干燥花蕾。多系野生。主产于安徽、山东、四川、浙江等省。春季当花未开放时采摘，晒干或烘干。醋炒用。本品又名陈芫花。苦、辛，温；有毒。归肺、脾、肾经。

芫花甘草疗冻疮

十八反中载有芫花与甘草"相反"。但十八反中言之相反，多指明二种相反药物配伍后内服而言，至于外用是否相反，很少有人效验；芫花、甘草为十八反所言的相反药物，然二药合用外洗治疗冻疮，证明无不良反应，且有显著疗效。

1979年冬，《绍兴中医》创刊号，其中收到某退休西医鲁某的治冻疮验方：芫花15g、甘草10g，水煎趁热外洗，治疗已溃、未溃之冻疮均有良效。因时值寒冬，患冻疮者颇多，虽方药甚众，然疗效不显，如未溃用丁茄外洗，已溃用狗油外涂，其他有冻疗膏、冻疮油之类，我有一种陋见："难治之证，方药甚众，方药多者，往往为难疗之疾。"虽见此方亦在不乎！且以为二药相反对已溃者，是否有毒，心里亦颇疑问。后亲遇鲁医师，他说："此方已经用数十年，用之颇效，又无刺激皮肤之弊，因我是西医，未知药理，故特问之……"嗣后将该方选入刊用，并经临床实验运用，收效确实非凡。后《中成药研究》亦特载此方，使用至今，屡验不鲜，诚属良方也。

芫花、甘草同煎外洗，从临床治疗所见，未溃而肿、痛、痒者，有消肿止痛止痒之效；已溃者则有清洁疮口、敛疮生肌之功，绝无发生皮肤吸收中毒之害，其效果之可靠，非一般冻疮药可比拟。市售冻疮药以芳香刺激性药物为主药，取其走窜之力，以促血液循环，似有一定道理，亦可谓一般治冻疮之通则，但移时则消，终不能愈；若已溃者且有增加疼痛之弊。用此二药治冻疮则有出类拔萃之誉，然其治疗冻疮之机制至今未明，或是其相反相成的相激作用而致此之伟效哉！［《越医汇讲》］

吴茱萸

为芸香科植物吴茱萸、石虎或疏毛吴茱萸的干燥近成熟果实。主产于贵州、广西、湖南、云南、陕西、浙江、四川等地。8～11月果实尚未开裂时剪下果枝，晒干或低温干燥，除去枝、叶、果梗等杂质。用甘草汤制过应用。辛、苦，热；有小毒。归肝、脾、胃、肾经。

吴茱萸用于妇人气分病

辛苦燥热，专入肝经气分，并入脾胃。具有疏肝利气，温散肝经寒邪，降逆止呕之效。临床对于妇女宫寒不孕，少腹冷痛，经期错后，血少色黑，以及痛经等证，常与理气止痛、和血通络之品配合应用。［《中医当代妇科八大家》——哈荔田］

吴茱萸之妙用

吴师用吴茱萸灵活多变，别出心裁，有独具一格之建树。

（1）扁桃体红肿溃疡：余治一例扁桃体红肿溃疡，吞咽困难，连服养阴清肺汤加板蓝根、桔梗数剂，未见效果。请教吴老，他说："药对症，药性缓，欲速效可用吴茱萸研为细末调醋涂于两足心，以引火下趋，此从治之义也。余用之果收良效。"

（2）小儿夜啼：小儿夜啼上半夜发作属心火上炎，用吴茱萸研末调醋贴于足心，引火下趋；下半夜发作为脏寒，用吴茱萸研末调醋涂于脐部，盖以棉花、纱布，再用胶布封固，此温脏也。用之临床，疗效确实不逊，实奥妙也。

（3）小儿麦疗：为收割大小麦之季节，小儿全身皮肤瘙痒不已，抓后皮肤发红，夜睡更甚，血出结痂，皮肤粗糙。西医诊为皮肤瘙痒症。此乃湿热毒邪，郁结肌肤，当用燥湿清热解毒治之，用吴茱萸 15g、硫黄 10g、冰片 3g 合为粗末布包，浸于茶油内加热，取起俟温，擦于患处，每日 1～2 次，不数天自愈。吴茱萸为辛温走散要药，其功宏、其效速，皮肤之黄水疮疹、湿疹等用之亦效。

（4）胃肠积气如鼓：胃肠积气如鼓，不能饮食，辗转反侧不安，此寒凝气滞也。当用吴茱萸研末酒炒，乘热敷脐部，未几则见矢气频传。如不效，再用吴茱萸 15g，酒水各半煎汤灌肠，腹胀必消。验之果神效也。

（5）妇人阴痒：吴茱萸 15g、明矾 15g、食盐 10g。水煎先熏外洗阴户，止痒甚效。湿能生虫，故阴痒，吴茱萸为燥湿杀虫之要药，湿祛阴户自不痒也。

（6）脱发：吴某，女，30 岁。因家庭不和，时常争吵，产后未几，夜不能寐，精神紧张，头发脱落大半，求诊。诊脉舌未见异常。分析此与肝郁产后血亏有关，肝失条达，藏血功能失常，且血少无以营发，因而发落。

吴茱萸入肝、肾、脾胃四经，最能开郁，使肝气条达，及温补脾肾。肾为先天之本，主藏精，其荣发也；脾为后天之本，生化水谷精微之源。吴老治以吴茱萸 10g，辅以何首乌 15g、墨旱莲 15g、党参 15g、黄芪 15g。连进 10 剂后，果见新发如汗毛辈出。服 1 个月多，脱发止，新发生，满头乌黑。[《吴光烈临床经验集》]

牡 蛎

为牡蛎科动物长牡蛎、大连湾牡蛎或近江牡蛎的贝壳。我国沿海一带均有分布。全年均可采收。采得后，去肉，洗净，晒干。生用或煅用。用时打碎。咸、涩，微寒。归肝、胆、肾经。

单用牡蛎治亡阴证

某妪，年逾七旬，夏月伤暑，发热，便泻日二十行，经用多种抗生素及补液治疗不效，而改服中药。首用芍药汤、左金丸、四君子汤多方，数更其医，终不见效。用"芍药汤"则便泻反剧，用"四君子汤"则烦躁不安，病家延我诊治，视其头汗不止，形体枯槁，舌光如镜，便泻日十余行，泻物少而稠，腥而不臭，余无所苦，脉小细数。此阴伤而下焦不固也，若用苦寒，则有化燥之势。而用阴柔，则阴为泻用。但用温补，必助其热。唯塞流固津乃当务之急。吾仿吴氏一甲煎法，令以生牡蛎120g煎服，家人疑之，曰："能愈？"答："姑妄试之。"翌日。病家喜来相告："吾母重病月余，所用药需用萝装，而病反剧，岌岌待毙，且寿木已备，今用药只5分钱，便泻即止，真菩萨也！"后嘱以糜粥自养而痊愈。[《南方医话》——双安安]

牡蛎临床配伍应用

牡蛎，历代又有牡蛤、蛎蛤、古贲等称谓。《神农本草经》载其主治"伤寒寒热，温热洒洒，惊恚怒气，除拘挛鼠瘘、女子带下赤白；久服强筋骨……延年"。先生查阅、摘录历代诸家本草所载的功效有："除热在骨节营卫，虚热去来不定、烦满心痛气结，止汗止渴，除老血，疗泄精，涩大小肠，止大小便，治喉痹、咳嗽、心胁下痞热。"(《本草别录》)"去胁下坚满，清热除湿，止心脾气痛，痢下赤白，癥瘕积块，瘰疬结核。"(《本草纲目》)从现代药理分析得知，本品含有大量碳酸钙，故可治胃酸过多并治小儿缺钙所致之佝偻病。

先生总结前人的经验及现代药理实验的结果，结合其本人临床实践，整理出若干药对。其中常用的如下。

（1）牡蛎配麻黄根：黄氏"牡蛎咸寒，功能止汗、补肾、安神，治男子虚劳；麻黄根甘平，功能止汗固虚；黄芪甘温，功能益气固表。三药相伍，治诸虚不足及新病暴虚，津液不固，体常自汗，夜卧盗汗之症。"亦即《太平惠民和剂局方》牡蛎散之意。唯牡蛎之用量，不用则已，用必30g，甚至更多。

（2）牡蛎配石膏：牡蛎咸寒，功能补肾、清热、除惊恚怒气；石膏甘寒，功能清热泻火除烦。两药合用，治产后多衄。盖产后肾元本亏，倘怀烦懑惊恚怒气，则情志过极，火动于内，迫血妄行，故易致衄。此两者相伍，使热清火泄神安，则若釜底抽薪，衄自不作。

（3）牡蛎配醋艾：牡蛎咸寒，功能清热散结，止带下赤白；艾叶辛温，功能温经理气止血，得醋炙则增酸收之力。两药合用，一寒一热，能散能收，可治妇人月水不止，无论禀赋寒热虚实均宜。

（4）牡蛎配玄参：牡蛎咸寒，咸能软坚，可消癥瘕积块瘿瘤瘰疬；玄参苦咸凉，功能滋阴降火解毒，治痈肿瘰疬。两药合用，益增消散之力，可治男女瘰疬瘿瘤。或加海藻、夏枯草同用，其效更佳。

（5）牡蛎配贝母：牡蛎功能清热化痰软坚；浙贝苦寒，功能消痰散结，清热泄降，可消痰结、瘰疬及疮疡肿毒。两药合用，可治痰核、咽肿、喉痹。

（6）牡蛎配苍术：牡蛎久服补肾强筋骨，药理研究证实其成分含大量碳酸钙，故可治缺钙，中医认为肾主骨，补肾而强筋骨与此药理相合；苍术具斡旋大气之功，有很高的营养价值，且能增强人体免疫功能，故现代有作为营养品而服食者。两药合用，可治小儿缺钙、佝偻病。

（7）牡蛎配鳖甲：牡蛎功能去胁下坚满，消癥瘕肿块；鳖甲咸平，功能养阴清虚热、软坚散结。两药合用，相辅相成，可消胁积，肝脾大、肝硬化等恒用之。

（8）牡蛎配天花粉：牡蛎功能清热止渴；天花粉甘微苦酸、微寒，

功能生津止渴降火润燥。两药合用，可治消渴之以上消为主，亦好多饮多尿者。[《陈苏生医集纂要》]

佛 手

为芸香科植物佛手的干燥果实。主产于广东、福建、云南、四川等地。秋季果实尚未变黄或刚变黄时采收，纵切成薄片，晒干或低温干燥。生用。辛，苦、酸，温。归肝、脾、胃、肺经。

佛手与佛手花

佛手为芸香科常绿小乔木或灌木植物佛手的果实，其花朵和花蕾为佛手花。两药性味功用相近，均有疏肝理气，和中化痰，主治肝气郁滞之胸闷、胁痛和脾胃气滞所致脘腹胀满，胃痛纳呆，嗳气呕吐等证。但佛手作用较强，佛手花作用较缓和。其他如砂仁与砂仁壳、白豆蔻与豆蔻壳、扁豆与扁豆花等均属此类。[《高辉远经验研究》]

佛手用于妇人气分病

辛苦酸温。疏肝解郁，理气和中。对妇女经前乳房胀痛，产后乳汁不下，乳胀胁痛，以及更年期妇女之胸膺闷痛、刺痛等。兼见食纳不香者，每常伍用佛手花，以其偏于行气止痛，兼能开胃醒脾。[《中医当代妇科八大家》——哈荔田]

沙苑子

为豆科植物扁茎黄芪的干燥成熟种子。主产内蒙古和东北、西北地区。秋末冬初果实成熟时割取或连根拔出，晒干，打下种子，除去杂质。生用或盐水炒过用。本品又名沙苑蒺藜、潼蒺藜。甘，温。归肝、肾经。

刺蒺藜与潼蒺藜

刺蒺藜，首载于《神农本草经》。别名：白蒺藜、杜蒺藜、旁通、休羽、三角蒺藜、三角刺、八角刺、野菱角、硬蒺藜等。为蒺藜科植物蒺藜的果实。主产东北、华北、西北、长江流域等地。《神农本草经》云："主恶血，破癥结积聚，喉痹，乳难，久服，长肌肉，明目。"《本草纲目》曰："枣蒺藜，蒺，疾也；藜，利也；茨，刺也；其刺伤人，甚疾而利也。屈人、止行、皆因伤其人也。"其性味：苦、温、无毒。主治：恶血、破癥结，积聚、喉痹、乳难。治风秘，及蛔虫心腹痛。

潼蒺藜，首载于《本草衍义》。别名：沙苑子、沙苑蒺藜、夏黄草、沙蒺藜、同州白蒺藜等，为豆科植物扁茎黄芪或华黄芪的成熟种子。主产东北、河北、西北等地。《本草衍义》云："补肾。"《本草纲目》曰："潼蒺藜，结荚长寸许，内子大如芝麻，状如羊肾而带绿色，今人谓之沙苑蒺藜。"其性味："甘、温、无毒。功用：补肾、治腰痛泄精、虚损劳乏。"

蒺藜的名称自古在本草命名上就与潼蒺藜（沙苑子）相混，继潼蒺藜之后，在有本草及药材商品中又有硬蒺藜、软蒺藜、杜蒺藜、沙苑蒺藜、关蒺藜、大花蒺藜、草蒺藜、猪尿豆、紫云英等，造成品种极为混乱的现象。

然刺蒺藜和潼蒺藜是两种不同的药物，不管从科属、性味、归经、功用、主治等方面来看均不相同。实际上，刺蒺藜、硬蒺藜、大花蒺藜为蒺藜科植物蒺藜其他所有的沙苑子、杜蒺藜、关蒺藜、潼蒺藜、沙苑蒺藜、同州白蒺藜、夏黄草等为豆科植物扁茎黄芪或华黄芪的种子。而猪尿豆、紫云英等不能当以上二药的任何一种使用，应按药名入药。

刺蒺藜苦、辛、平，入肝、肺二经。功效：清肝明目，滋阴清热。主治：头痛、身痒、目赤肿痛、阴虚潮热等。潼蒺藜味甘、温入肾肝二经。功效：补肾固精，养肝明目。主治：肝肾不足、腰膝酸软、遗精早泄、小便频数、遗尿、白带过多等。故两药在临床上不能互用。[《高辉

远经验研究》]

诃　子

为使君子科植物诃子（诃黎勒）的干燥成熟果实。原产印度、马来西亚、缅甸等地。现主产于我国云南、广东、广西等地。秋、冬二季采收，晒干。生用或煨用。去核者称"诃子肉"。苦、酸、涩，平。归肺、大肠经。

诃子治咳嗽

诃子一般多用于久泻，而我则时用于咳嗽，疗效十分明显。许多病例西医已用抗生素并且用麻醉药品，或者通过辨证论治而咳嗽仍顽固不解者，加用诃子以后，情况就大有不同，咳嗽由减少而到完全停止。

初时干咳频频不已，常伴咽干咽痒，这是风热外袭、肺失清宣所致，治宜宣化。我喜用前胡、紫菀、桔梗、蝉蜕、款冬花、冬瓜子、胖大海等，同时再加诃子。紫菀与款冬同用，能增强治咳之效，而款冬、冬瓜子、胖大海三药同用，亦有相互增益作用，加以诃子酸收，不致宣肺过甚，一开一收，相反相成。

后期干咳则多属于肺失清肃，法当清肺肃降，治宜桑叶皮、枇杷叶、淡黄芩、川贝母、杏仁、旋覆花、款冬花、冬瓜子、胖大海等。这里应用诃子，更能相得益彰。实属顽固，可以用罂粟壳 5～10g。

诃子治咳，用得适当，疗效明显；但是用得不当，反而有害，可使咳嗽迁延不愈。其关键在于有无痰沫：凡是咯痰不爽，或者痰液多者，都在禁忌之列。[《医海拾贝——江苏当代老中医经验选》——袁自复]

阿　胶

为马科动物驴的皮去毛后熬制而成的黑色胶块。全国各地均产，以山东、浙江等地产量为多。以山东省阿县的产品最著名。捣成碎块或以蛤粉烫炒成珠用。甘，平。归肺、肝、肾经。

阿胶、鹿角胶配伍应用

阿胶配鹿角胶滋阴助阳。阿胶为驴皮去毛后熬制而成的胶块，味甘性平，归肺、肝、肾经，补血滋阴、润肺止血，可用于阴血亏虚诸证，正如李时珍《本草纲目》所言："阿胶，大要只是补血与液，故能清肺益阴而治诸证。"鹿角胶为梅花鹿或马鹿的角熬制成的胶块，味甘咸，性温，补益肝肾，益精补血，《本草汇言》云："鹿角胶，壮元阳，补血气，生精髓，暖筋骨之药也……虚者补之，损者培之，绝者续之，怯者强之，寒者暖之，此系血属之精，较草木无情，更增一筹之力矣。"二者皆为血肉有情之品，一滋阴一温阳，用于阴阳俱虚之证疗效颇佳。[《王新陆文集》]

附 子

为毛茛科植物乌头的子根的加工品。主产于四川、湖北、湖南等地。6月下旬至8月上旬采挖，除去母根、须根及泥沙，习称"泥附子"。加工炮制为盐附子、黑附子（黑顺片）、白附片、淡附片、炮附片。辛、甘，大热；有毒。归心、肾、脾经。

生、熟附子之制法

附子，温。生用则发散，熟用则峻补。生用者，须如阴制之法：生去皮尖脐底，薄切，以东流水并黑豆浸五日夜，漉出，日中晒干用。熟用者，以水浸过，炮令发拆去皮脐，乘热切片再炒，令内外俱黄，去火毒入药。或以甘草、盐水、姜汁、童便同煮熟，出火毒一夜用之。

忌豉汁。补虚寒用附子，风家用天雄。[《刘越医案医论集》]

白清佐运用附子心得

临证善用附子，每以重剂而获良效。尝谓：附子者，附乌头而生，如子之附母，子食母气，以之得气最全，故名附子，以川产者为佳。近世医家，每感于《神农本草经》辛温大毒之说，视如蛇蝎，终生不敢用，孰不思所谓"毒"者，正所以起沉疴而能疗疾者也。观仲景一百十三方，用附子者二十有三，其中生用者即有八方，仲景岂因附子有毒而废用乎？附子之用，上治心肺，中治脾胃，下治肝肾，无处不到，要在配任得当，用之有法耳。附子配任之法，约有如下数条：附子配鹿茸，补阳填精，阳痿滑泄者宜；附子伍肉桂，补火力强，以治阳衰肢厥；附子配干姜，温中调脾，得肉豆蔻温脾燥湿，涩肠止泻；附子配参、芪，大补中气，参芪重用，其效尤著；附子配半夏，温中降逆，寒呕能已；附子配桂枝、白术，温经通络，善治寒湿痹痛；得延胡索、木香，温暖肝肾，治寒疝腹痛；附子配当归，温通血海，冲任虚寒，经水不调者宜；附子配腊茶，清热助阳，对于真寒假热、阴盛格阳之证，每奏奇功。

用附子，特重两点：一曰认证，凡确属三阴寒证，阳气衰微，脾湿肾寒者，必用附子；二曰知附子之性，附子大辛大热，能破阴回阳，生者祛邪优胜，熟者补虚为佳。举凡阴寒弥盛，地气盖天，阳气竭绝之寒证，必用附子。盖附子气味雄厚，有斩关夺将之能，直入命门，盖火之原，使神机活跃，追复散失之元阳。此仲景急温之法，起死回生之妙术也。若不识此理，因循失治，阳气耗散，纯阴用事，死期已至，纵有神丹，亦弗能救，此非死之于病，乃医之咎也。当阳微欲绝，神去魂存之际，非唯用附子，且当用生者，而其量重在一两（30g）之上为宜。张寿甫尝曰：附子久久炮制，真性几于尽失，附片二三钱（6～9g），犹不如桂枝三五分（0.9～1.5g）。白临床常用附子，初用量小，继则量大，遇阴寒重症，附子之用量辄以两计，甚者用至三四两（90～120g），并伍大剂姜桂，极见功效。[《著名中医学家的学术经验》——白清佐]

应用附子诸问题

（1）用于抢救危重证候时的用量问题：经验证实，在心力衰竭应用附子时宜小量，亡阳而二便失禁、肢厥时宜大量。这是因为，心力衰竭时，症见脉细数、脉促，乃为阳虚为主，阴亦亏损，多用附子则伤阴，多用养阴则伤阳；亡阳证时，症见肢厥、脉微、二便失禁，乃沉寒痼冷之象，故宜大量雄烈之附子以回阳救逆。其小量一般为 1g，大量一般为10～15g。

（2）中毒问题：附子应用后会不会中毒，常常受以下 3 个条件的影响。一是药量和煎煮的时间：一般是药量越大毒性越大，煎煮的时间越短毒性越大；反之，药量越小毒性越小，煎煮的时间越长毒性越小。所以，为了减少其毒性常常煎煮 1 小时以上。二是证的性质：一般来讲，脉大而弦紧或沉细迟缓的沉寒痼冷证，虽用大剂亦很少发生中毒反应，而热证、阴虚证、血虚有热证，则虽用少量亦容易发生中毒反应。三是季节：一般春季阳气升发，应用附子时容易发生中毒反应，而冬季阳气收藏时，虽用量较大亦很少出现中毒反应。

（3）治疗噎膈问题：《伤寒论》40 条云："若噎者，去麻黄，加附子一枚，炮。"开附子治疗噎膈之先河。尤在泾《伤寒贯珠集》云："噎者，寒积积于中者，附子温能散寒，辛能破饮，故加之。"从经验来看，其所治之噎大多具有胃脘痞满、遇冷加重、脉沉细或弦大而紧等，其后再验之临床，以近代医学所述之食管贲门失弛缓症为多见。

（4）治疗慢惊风的问题。附子所治之风既不是热极生风，也不是阴虚风动，而是脾败木贼之风，如泻下如水或二便失禁，肢厥，脉微欲绝，舌苔薄白时所出现之风。这种风虽然多见于小儿的慢脾风，然亦可见于肺炎、乙脑等病中，临证时不可不予注意。

（5）升血压和使脉搏加快的问题：这个问题要辩证地去看。由于附子能补阳益火，回阳救逆，所以对脉沉细迟微的心跳过缓和寒邪直中的腹痛、心痛、脉迟缓确有增快心跳的作用，但对于阴阳俱虚或阳虚的脉数、脉促，如心力衰竭的脉数、脉促，则不但不使脉搏加速而且可以减慢。对于肢厥、脉微、血压下降的休克和肝火上冲、阴虚阳亢、肝风内动的高血压常常可以使血压上升，而对于虚阳上浮，上盛下虚，症见足冷、脉微或虚大无根的高血压，非但不会使血压上升，反会使血压下降。

（6）催吐和止吐的问题：有的书中说附子能催吐。而有的又说其能止吐，到底是催吐，还是止吐，这要看证的性质。其对热证的吐常可使呕吐加重，胃热者常常引起呕吐；若寒饮不化和虚阳上浮、阴盛格阳所致之呕吐，则常有止吐之效。[《中国百年百名中医临床家丛书——李翰卿》]

附子的使用方法

附子为热药之君，回阳救急有起死回生之效，但用之不当，轻病转重，重病送命。余年轻时随父习医于大同，因素体阳虚畏寒，一日晨起，空心煎服附子剂，随即进热粥一碗，饭后口舌麻木，接着全身麻痹难忍，慌然无措。问于家父，父曰：此服热药，复加热粥之故，过午当愈。待过午后，果然好转。附子，大辛、大热、大毒，纯阳燥烈之品，煎剂宜凉饮，不宜热饮。治下焦病，用量宜大，不宜太轻。量小则往往刚燥之性发挥于上焦；量大力沉，则药达下焦，发挥治疗作用。《神农本草经疏》列七十余证为不宜使用附子的禁忌证，并戒之曰："倘误犯之，轻变为重，重者必死，枉害人命……宜谨审之。"

寒病之急者，唯寒喘，脉微欲绝与缩阳等数证，俱为必用附子之证，否则多难救治。故将附子称为君（四大君药之一。补药中之人参，泻药中之大黄，热药中之附子，寒药中之石膏），确非过誉。

附子，乃起死回生之神品，但必须用之得当。吾父常以大量附子治病救人，剂量常在30～60g，屡见奇效。尝说："附子，要么不用，用则重用，量少则起相反作用。"何意？附子乃下焦药也，量少不能重坠下沉，反在上焦起火。另须注意者，附子煎剂宜冷服，取寒因寒用，反治之法。若热饮，易在上焦停留而产生不良反应，出现嘴麻、舌麻，继之浑身皆麻。但遇此亦无须惊慌，饮凉开水多能解之，或时过半日便自然缓懈。附子之适应证是，脉必沉迟，唇、甲黑青，脉证相合，放胆使用，疗效可靠。

附子产地四川，当地人服之无毒。我一友人系四川僧人，出家五台山，常备附子30余斤（15 000g），每服半斤（250g），常服无弊。但切莫"东施效颦"，天有阴阳之别，地有南北之异，人有个体之差，用药亦应随时、随地、随人而斟酌。[《张子琳医疗经验选辑》]

附子的药用剂量和毒性反应

关于附子的有效量和极量问题，国内尚无统一规定，有的本草学上以1.5g为起点，9g为最高量；有的认为可放宽使用到30g以上。

古今以善用附子著名者很多，其用量多少亦不同。张仲景用生附子1枚，炮附子1～3枚，合今15～30g、60g不等。今人多有放胆使用附子者，如四川迁沪之已故老中医吴佩衡、刘民叔用附子量亦大，一般均在30g以上。但亦有畏附子如蛇蝎，唯恐出差错者，即使认证明确，亦不敢贸然应用，或杯水车薪，用量过小，无济于事。因而如何正确掌握使用量，是一个重要问题。一般主张对症下药，适量而止。姜春华曾指出，凡属阳虚之证药证相符，不管生附子、炮附子，经过煎煮以后，皆已除去毒性，提出应当改变"乌附毒药、非危症不用"的看法。近人樊天征指出，慢性病之用附子，固不必用大量，须连续用之，始可奏效。其用附子经验，强心用9～12g，急性心力衰竭用生附子9g，风湿顽痛用乌头12g。

附子之应用于临床，绝大多数是煎剂。通过久煮多煎方法，可以使附子中所含的生物碱——乌头碱受到破坏，对减毒方面起到积极的作用。避免乌头附子中毒的关键在于证药相符，如能掌握药物相辅相成、相反相抑的配伍组织方法，特别是控制煎煮时间，则自能进退从心，获奏疗效。故先生用附子，首先注意附子炮制的规格（各种炮附子以切开打碎为佳）；其次注意制附子的解毒药（如干姜、甘草、磁石等）；最后注意煎煮的条件，即用开水先学好后煎，要求宽水（加大煎水量）慢火熬透（不可急火加热），煎煮时间在2～3小时或以上，看剂量的大小而伸缩，然后再加入其他药同煎。总之，关键在于宽水慢煎，这样有利于附子中生物碱的破坏而起到减毒作用。此外，对从未服过附子的初诊患者，宜从小量（加解毒药）开始，逐步加量，到显效为度。有人主张附子煎剂宜待其稍凉后服，趁热服之，常易引起烦躁呕吐；有人主张分2次服，以观动静，则均为审慎措施，可供参考。

　　附子中毒有急性中毒与慢性中毒的区别。急性中毒症状为头晕、舌头发麻、四肢发麻、吐泻、大汗淋漓、肢冷、脉缓而无力。中等剂量中毒时，可见恶心呕吐、泄泻、呼吸困难、语言障碍、肌肉软弱、共济失调、皮肤发冷、血压下降、面色苍白。大剂量中毒时，可出现四肢抽搐、心室颤动、心跳及呼吸麻痹，最后出现心源性脑缺血综合征而死亡。如果久服附子，药不对症，可出现慢性附子中毒症状，如下肢麻痹，小便不利，甚至小便发痛，视力模糊等。其解毒方法除西医的对症治疗外，中药方面可用广角、黄连、绿豆、黑豆、甘草等煎汤频服；亦有用肉桂泡汤催吐，或用生姜、甘草各15g，或绿豆30g、甘草12g煎服。[《陈苏生医集纂要》]

附子煎药方法谈

　　云南地方用附子，每每以"开水先煨四小时"嘱之又嘱，究其原因主要是六十年代云南刚从四川引种附子，加工炮制不明其法，蒸煮不透心，故服附子中毒死亡的事故时常发生，从此以后，用附子难免心有余悸，谈虎色变。据近年药材部门统计，从附子的销售量可以看出，云南不是产附子的"王国"，但成了用附子的"王国"，原因之一就是用附子喜欢大剂量加长时间煎煮。

　　与此相反，笔者行医迄今近50年，每用附子都基本上是小剂量、冷水快速煨，临床证明有省药、省时间、高效、速效、安全之诸多好处。

　　考仲景运用附子的方剂，最大剂量是"附子3枚"，按1枚

20～25g 计算，也不过 80g 左右；中等量 2 枚，一般量是 1 枚。加工炮制方法分"生用"和"炮"两种，生用去皮，熟用炮。煎煮方法虽未明训，但联系整个《伤寒杂病论》262 方，用今天的话说也就是配合他药同时水煎服。

附子大热大毒，通行十二经，人人皆知，但沿用 2000 多年来，究竟用什么剂量能治病？什么剂量会中毒？什么剂量能致死？缺乏统一的规范，也可以说大家还都在探索。目前云南习用附子往往是大剂量（100～250g），且煎煮时间长达四五个小时，临证时弊病很多。谁都知道，凡是大剂量用附子者都是垂危至极的患者，在这种千钧一发的紧急情况下，再煮四五个小时又怎能救急？更何况现在所用的附片都已经过加工炮制。附子应该怎样用呢？

我的经验是，附子的剂量以年龄分四个等级：2～5 岁用 5g，6～9 岁用 10g，10～15 岁（及 60 岁以上）用 15g，16 岁以上成人用 20g。凡用附子的方剂，附子均与其他药同时下锅，加冷水用中火煎煮 15～20 分钟后即可服第一次，以后第二、三、四次的煎服法依然同上，为了急救方便，应先服粉剂，继服汤剂加粉剂。具体步骤是：平时将附片用细砂炒炮，研细粉备用。凡遇身凉脉绝的垂危患者，急将附片粉 5g 开水冲服，与此同时另用复方煎剂回阳固脱，益气救急，这是治疗急证的有效方法。[《长江医话》——王慕尼]

鸡内金

为雉科动物家鸡的干燥砂囊内壁。全国各地均产，杀鸡时，剖开砂囊，趁热剥取内壁，洗净，干燥。生用、炒用或醋炙入药。甘、平。归脾、胃、小肠、膀胱经。

鸡内金乃催月信佳药

鸡内金是家鸡的砂囊内壁。临床应用多取其调健脾胃、消化水谷之功。近代药理学证实鸡内金有"促进胃腺分泌之作用"。读近贤张锡纯氏《医学衷中参西录》，谓：鸡内金善化瘀血，能催月信速于下行。读后颇感惑昧费解。1958年秋，笔者开展矽肺及石棉肺的临床研究工作，曾给部分患者每日生鸡内金粉内服，以消肺内粉尘。其中女性患者多数服后月经超前，甚者一月两行，如停止服用鸡内金，则月经不超前。此后用于闭经及经行后期患者，经不断临床观察，奏效颇奇。至此始知张氏之言，洵不诬也。[《黄河医话》——史道生]

鸡内金消石

鸡内金（鸡肫皮）15g煎汁。取六一散30g、火硝10g，研细末，每次取3～5g，早晚各1次。用鸡内金汁冲服药粉，名化石散，能治肾或输尿管与膀胱结石，有显效。

另取鸡内金烧存性，研末，我用其治口腔炎、齿龈炎、扁桃体炎。还可用蜂蜜调成膏剂，可涂治疗冻疮溃疡难愈者。[《医林漫笔》]

鸡血藤

为豆科植物密花豆的干燥藤茎。主产于广西、云南等地。野生。秋、冬二季采收茎藤，除去枝叶及杂质，润透，切片，晒干。生用或熬膏用。苦、微甘，温。归肝、肾经。

鸡血藤用治冻疮

冻疮好发于四肢末端及耳鼻等暴露部位，因受低温影响而出现紫斑、水肿、炎症等反应，正如《外科正宗》谓："冻疮乃天时严冷，气血冻凝而成，手足耳边开裂作痛。"本病除了外因之外，更重要的是内因，即体质因素。冻疮最常见的伴随症状是四肢末端不温及其他一些气虚、阳虚症状。研究表明，好生冻疮之人，肢端毛细血管比普通人细而弯曲多，易致微循环障碍。中医认为系因阳气不足，血行不畅，血凝于脉，阳不达四末。益气温阳，养血通脉是治疗本病的基本大法。在温阳益气的同时，可用鸡血藤与细辛相伍，以通其脉行其阳，鸡血藤用量在 15～20g，细辛 3～5g。实验表明，鸡血藤有明显的扩张毛细血管的作用。多年的临床实践表明，只要坚持用药，加以冬病夏治，多能取得较为满意的疗效。[《中医临证与方药应用心得》]

鸡血藤用治闭经

鸡血藤性湿，微甘，有养血活血、温通经脉的功能。常用本药治疗闭经，疗效甚佳。当然，临证时还需结合辨证，不能一见经闭，不分虚实，滥用通利之法。实证闭经，鸡血藤可用 30～60g，重在通利。如属气滞血瘀者，加当归、川芎、桃仁、红花、牛膝、枳壳、柴胡等理气活血、化瘀通经之品；痰湿阻滞者，配用苍术、茯苓、胆南星、半夏、陈皮、当归等以燥湿化痰，活血通经。实证闭经用鸡血藤，容易理解与掌握；而虚证闭经应观其临床虚实比重的变化，不断调整鸡血藤的用量。虚证的治疗，在辨理论上施补的基础上，初期鸡血藤的用量不宜过大，以 10g 为宜，取其养血和血之功，调治一段时间后，气渐旺，血渐盈，再逐步加重至 15～20g，补虚以培源，充血海以调经，从而不断调整补与通的用药比例，待血海充盈则经血自至。[《中医临证与方药应用心得》]

八画

青　蒿

为菊科植物青蒿和黄花蒿的全草。分布于全国各地，而以黄花蒿最普遍。夏、秋二季花将开时采收。除去老茎。鲜用或阴干，切段生用。苦、辛，寒。归肝、胆经。

青蒿解热最为平和

青蒿微发其汗而解热。为解热药中之最和平者，凡原因不明的虚热，用之有效。[《著名中医学家的学术经验》——刘惠宁]

青蒿煎汤洗浴治小儿感冒发热

小儿感冒无论是外感风寒或风热，都容易发热。治疗大多以内服为给药途径，但常因中药煎剂的浓烈味道或苦涩不易被接受而哭闹不安。如不及时治疗，往往又会导致病情加重或他变，如何才能使小儿乐于接受，又有确切的治疗方法？我家世代相传一种药物煎水沐浴法，先父王幼臣治疗小儿感冒发热，只用青蒿一味，煎水给小儿洗澡，疗效显著。常令我注意采集以备其用。我从医临证40多年来，每遇小儿感冒发热者，继承先父的这一方法，3岁以内幼儿用青蒿100g。3岁以上小儿用200～250g，先将洗澡用的水烧开，加入青蒿，盖上锅盏再煮沸1～2分钟，将锅离火，闷出药味，待药汤热度适宜时倒入盆中，温洗患儿全身，洗后穿衣盖被片刻，令出微汗热退而安，屡获良效。对成人感冒发热亦效。

青蒿是菊科属植物黄花蒿，有解毒清热作用。用青蒿浴治疗小儿感冒发热，方法简便，小儿易于接受，疗效明显，无不良反应，而且药源丰富易得，我家三代行医均喜用此法。[《南方医话》——王鉴钧]

青蒿的临床应用

青蒿味苦，性寒，入肝、胆经，具清热凉血解暑、退虚热、治疟疾之功。通过不同配伍，既可用于外感热病，亦可用于内伤杂证。《本草正义》载："青蒿能散风火，善解暑热，气味清芬则宣利血滞而清血热，尤有专长。"吾常以青蒿配藿佩，用于暑热外感，发热无汗脘痞者；配豆卷用于温病初起但热不寒者。

邪入少阳，当以小柴胡汤治之，然病邪由表初传，虽有寒热往来之证，亦可有头痛身楚，汗出不彻之感，余常取柴胡与青蒿配伍，既能清热，尚能透邪。

邪在少阳或暑湿类疟疾，寒轻热重，胸胁胀痛，口苦胸闷，舌红苔黄，脉象弦数者，余多以青蒿、黄芩配伍，以青蒿清透少阳胆热，黄芩苦寒清泄胆经郁火，共奏清胆化湿透邪之功。青蒿与柴胡皆能治疟，然柴胡擅于疏肝解郁，其性升散，青蒿清暑泄热而不伤阴，用于热重寒轻者尤宜。

温病后期，邪热留恋，阴液已伤，余常以青蒿和白薇配伍，二者既有清热透邪之能，又无伤阴之弊。若以阴伤为主，邪热未除，夜热早凉，常参青蒿配鳖甲，以鳖甲直入阴分，咸寒滋阴，以退虚热。青蒿芳香，一则养阴，一则达邪，阴液得复则自能制火，邪去而其热自退。另可益生地黄、知母、地骨皮等养阴清热，其效更彰。[《张泽生医案医话集》]

苦杏仁

为蔷薇科植物山杏、西伯利亚杏、东北杏或杏的干燥成熟种子。主产于我国东北、内蒙古、华北、西北、新疆及长江流域。夏季采收成熟果实，除去果肉及核壳，晒干，生用。苦，微温；有小毒。归肺、大肠经。

杏仁泻肺，气虚久咳者须善用之

治咳嗽之用杏仁，常事也。殊不知咳嗽经久，肺气虚散，而杏仁之泻肺，须善用之。朱丹溪谓："杏仁泻肺气，气虚久咳者，一二服即止。"是以肺气虚散者，有宜干姜、五味，有宜五倍子、五味，皆含补与敛之义耳。朱氏又谓五倍子能治痰，佐他药治顽痰，临床酌加，获效更捷。[《长江医话》——王希知]

治脓疱疮有效

笔者10多年来应用苦杏仁炭治愈小儿脓疱疮40余例。用法：苦杏仁（用量应根据脓疱疮部位大小而定）用火炙成炭，存性，研成细末，把香油或豆油熬开，调末成稀糊状备用。用时首先用淡盐水将污痂洗净，然后将上药涂薄薄一层于患处，可用干净纱布或软布覆盖，以防药物脱落和污染衣被。一般每日或隔日涂抹1次。1～2次脱痂，3～4次痊愈。苦杏仁具有"杀虫，治诸疮疥、消肿、去头面诸风气齄疱"（《本草纲目》）的作用，炒炭应用，既可燥湿，又可化腐生肌，故用治脓疱疮有效。[《黄河医话》——吕会文]

苦 参

为豆科植物苦参的干燥根。我国各地均产。春、秋二季采收，除去芦头及小须根，洗净，切片，晒干，生用。苦，寒。归心、肝、胃、大肠、膀胱经。

苦参的疗效

苦参清热除湿的作用与黄连同功，但苦参药源不乏，价廉易得。多年来，在黄连供不应求的情况下，余常以苦参代之，而疗效不逊于黄连。唐代孙思邈曾说："苦参所在尽有，除热解毒最良，胜于向之贵重药也。"

历代医家对苦参的临床应用，积累了很多宝贵的经验，如《神农本草经》谓"主逐水""主黄疸"。金代张元素谓能"逐湿"。《名医别录》谓"治热痢"。《证治准绳》谓"治妇女淋带"等。总不外清热解毒，治热痢便血，黄疸恶疮，祛风杀虫，主大风疥癞黄疸溺赤。现将应用苦参之一心得介绍如下。

（1）治急性肝炎湿热俱重者：苦参15g，茵陈30g，栀子12g，大黄6g，枳实8g，竹茹3g。

（2）治湿热白带有黏稠腥臭者：苦参24g，苍术24g，泽泻、茯苓、车前子各15g，陈皮、法半夏各9g，甘草5g。

（3）治气血郁滞之胃痛：苦参、延胡索、白芷、姜黄、香附各等分，共研细末，每次开水冲服3g，有止痛、健胃、舒气活血、调整肠胃的作用。

（4）治伤寒遍身疼痛，头昏目眩，壮热憎寒，肢体困倦，神识不爽：苦参、柴胡、前胡、党参、干葛、羌活、独活、防风、苍术、陈皮、白芍各9g，甘草3g，水煎服。

（5）治痢疾属湿热者：苦参（酒炒）120g，广木香50g，甘草30g，煎汤泛丸，如梧桐子大，每服3～6g。

（6）治丹毒：苦参15g，黄芩10g，金银花10g，连翘10g，薄荷10g，僵蚕10g，马勃10g，牛蒡子12g，玄参12g，桔梗10g，升麻10g，甘草3g。

（7）治心悸类湿火者：苦参15g，酸枣仁12g，远志9g，紫丹参12g，麦冬15g，葛根12g，石菖蒲3g，川芎8g，桂枝5g，龙骨15g，生牡蛎30g，紫石英15g（后3味捣碎先煎，去渣取汤煎上药）。[《来春茂医话》]

苦参多服败胃

苦参味苦性寒，为清化湿热之品。用其治疗急性肾炎、肠炎、痢疾等都有一定效果。妇科用以治滴虫。但一般多用于外剂，内服剂量宜小，亦不可长期服用，恐其过苦伤胃，亦防其阴燥。在《本草汇言》中，姚斐成云："苦参，祛风泻火，燥湿祛虫之药也。盖此药味苦气腥，阴燥之物，秽恶难服，惟肾气实而湿热胜者宜之。"此论甚中肯。

山区人患蛔虫病者甚多，且不易驱除，一般中西药都不大能驱下。当地苦参甚多，而用于治病者较少，经与乡村医生研究，用苦参一味驱蛔。遂将苦参轧成细粉，过筛后加红糖少许。成人每次服3g，小儿减半，每日空腹服用1次，5天为1个疗程。服用后，约半数人有效，亦未见有何不良反应。乡村医生见能驱下蛔虫，甚为喜悦。欲急于取效，即给未下虫的一部分人加量3倍服用，继服5天。服药2天后，大多出现恶心、头晕，不欲食，二便不畅，腹痛尤为剧烈。停服后，体壮者1～2天后症状消失，但大多数人在头晕、恶心、腹痛消失后，1～2周内仍不思饮食，其伤败胃气，竟近于轻度药物中毒。此即用药中病即止，虽参芪亦有所偏，况苦参之苦寒伤胃，凡体虚胃弱者不可服用，体

壮者多服亦能败胃，用者当慎。[《燕山医话》——宋祚民]

明 矾

为硫酸盐类明矾石族矿物明矾石经加工提炼而成的结晶。味涩、酸，性寒。有小毒。归肺、脾、肝、大肠经。

明矾的临床应用

明矾味咸而寒，性涩而收。《本草从新》载其功用："燥湿追涎，化痰堕浊，解毒，除风杀虫，止血定痛，通大小便，蚀恶肉，生好肉，除痼热在骨髓。"通过临床验证，明矾非特为止血止泻之妙品，而且是祛痰化积之胜药；非特具有燥湿收敛之能，且有杀虫解毒之用。临床运用得法，组方配伍得当，效验确实卓著。

（1）用治哮喘：哮喘是发作性的痰鸣气喘疾病，病理因素以痰为主。诚如《证因脉治》中谓："哮喘之因，痰饮留伏，结成窠臼，潜伏于内，偶有七情之犯，饮食之伤，或有时令之风寒，束其肌表，则哮喘之症作矣。"在论治哮喘时，寒饮伏肺证，以明矾加入小青龙汤方中温肺散寒，化痰平喘；痰热壅肺证，以明矾加入定喘汤方中清肺泄热，化痰定喘。明矾化痰堕浊作用颇强，随热药能逐寒痰，配寒药能蠲热痰。

（2）用治惊悸：情志之火内郁、六淫化火内伏、过食辛辣等，痰火内动，扰乱心神而产生心烦悸惕，失眠多梦，口舌糜烂，舌红苔腻，脉滑数等症。《证治汇补》："痰居心位，此惊悸之所以肇端也。"以明矾、川黄连加入温胆汤中，清泄痰火而宁心安神，疗效尚属满意。对心气虚损、心阳不振、心阴不足、心血不足、心血瘀阻等证型的心悸症，在其辨证方中，加用明矾，疗验迥然有别。

（3）用治便血：先血后便，血色清鲜，谓之"近血"，病在大肠、肛门，多因风火湿热为病。先便后血，血色晦暗，谓之"远血"，病在小肠和胃，多由脏腑阴阳失调所致。血下如溅，质清色鲜，多属外风入客，或内风下乘于大肠所致之"肠风"。血下污浊，肛门肿硬疼痛，则属蕴湿化热，下迫大肠肛门，损伤阴络而致之"脏毒"。治疗因气、血、阴、阳虚弱，风、火、湿、热、毒邪之异而施以不同的方药，在辨证方中加用明矾，止血摄血效显。

（4）用治泄泻：泄泻治法，如《医宗必读》提出"治法有九"，其中"一曰酸收，泻下有日，则气散而不收，无能统摄，注泄何时而已？酸之一味，能助收肃之权。……一曰固涩，注泄日久，幽门道滑，虽投温补，未克奏功，须行涩剂，则变化不愆"。明矾酸而性涩，用治泄泻，可谓一药二法，故而用得适时，其功自卓。

（5）用治带下：《济阴纲目》谓："妇人带下，其名有五，因经行产后，风邪入胞门，传于脏腑而致之。"辨治带下，虚证从脏腑、气血辨证入手；实证从湿热痰火毒辨治。明矾具有燥湿堕浊、收敛解毒作用，加用于治带辨证方中，扶正祛邪二无妨，治标图本能兼顾。

（6）用治瘰疬：前贤云"无痰不成核"。瘰疬有因情致不舒，肝郁脾损，湿痰阻滞筋脉之实证；有因肾水不足，精血亏损，虚火内动，灼津为痰，痰火结聚之虚证。治疗瘰疬，实证清热泻火，理气化痰；虚证滋肾健脾而杜生痰之源。明矾加入消瘰方中，化痰软坚功用增强，为理想的消削瘰疬药物。

（7）余治湿疹，除按脏象、经络学说来辨证论治外，自拟矾黄外洗进行沐浴，止痒抑制分泌渗出的效果颇佳。明矾 10g，大黄 30g，黄柏 50g。煎汤 3 000mL 后洗浴，如为下肢湿疹或局部湿疹，剂量可相应减少。[《菁菁园诊余笔谈》]

虎　杖

为蓼科植物虎杖的干燥根茎和根。我国大部分地区均产。主产于江苏、江西、山东、四川等地。春、秋二季采挖，除去须根，洗净，趁新鲜切短段或厚片，晒干。生用或鲜用。微苦，微寒。归肝、胆、肺经。

虎杖为治肝胆病要药

虎杖入药，远在 1200 年前的中医学专著即有过记载，诸家本草，皆盛赞其治暴瘕之功。曰："腹中暴瘕，坚硬如石，痛刺，不治百日内死。"其治法只用虎杖一味，酒浸服。并云："此方治瘕，大胜诸药。"

1970 年 10 月，曾治林某，男，40 岁。患者右上腹部肿块如鹅蛋大小，按之作痛，自诉起病不到 2 个月，某院疑为慢性胆囊炎、胆囊肿大，建议手术治疗。患者因惧怕开刀，改服中药。余想此病即中医所谓"暴瘕"，遂处方用虎杖 100g，锉碎浸烧酒 500mL，密封 1 周后，开瓶取服，每次大约 50g，每日 2 次。药酒服完后又来复诊，肿块已较软，按之亦不甚作痛，嘱原方再服 1 剂，肿块竟已全消，随访未见复发。自后余治肝胆疾病，常在辨证的基础上加入虎杖，每获良效。[《豫章医萃——名老中医临床经验精选》——傅再希]

虎杖可调节血象

虎杖一味，近年颇为医者赏识，不仅以其具有广谱的抑菌作用，且用于降血脂，通络止痛，以及排石、止血等，文献中提到"虎杖苷"可引起白细胞总数减少，而笔者临床观察，虎杖还具有平衡周围血象白细胞之升降的作用。初在感染性疾病的治疗中加虎杖，如治肺炎、胆囊炎等疾病，确能使白细胞总数下降。后即在血液病的治疗中作临床检测，屡有所得，如用治白细胞减少症、嗜酸细胞增多症、血象明显左移、血小板减少症等，调节作用令人满意。此外，虎杖对慢性病白细胞升高亦有效果。[《中国名老中医经验集萃》——颜德馨]

败酱草

为败酱科植物黄花败酱、白花败酱的干燥全草。全国大部分地区均有分布，主产于四川、河北、河南、东北三省等地。夏、秋二季采收，全株拔起，除去泥沙，洗净，阴干或晒干。切段生用。辛、苦，微寒。归脾、大肠、肝经。

败酱草善治经行腹痛

如属热因痛经，多因肝郁气滞，郁而化火化热，以致火郁血热，阻于冲任二脉而作痛。实证者，多见经前或经期少腹胀痛，伴有乳房胀痛，或乳头痛。苔薄、脉沉弦。治以和血疏肝，理气止痛法。采用逍遥散合金铃子散加败酱草。虚证者，多见经行腹痛绵绵，或经后腹痛不止，舌质暗红，脉弦细带数。治以养血疏肝，清热止痛。采用红酱金灵四物汤。药用四物汤加红藤、败酱草、川楝子、五灵脂、乳香、没药等10味。上述二方之止痛特点在于败酱草，李时珍曾说："败酱草治血气心腹痛……古方妇人科皆用之，乃易得之物，而后人不知用，盖未遇识者耳。"再配以红藤之清热消肿，五灵脂之散瘀止痛，用于治疗热因痛经有明显的疗效。[《名老中医医话》——沈仲理]

知 母

为百合科植物知母的干燥根茎。主产于河北、山西及山东等地。春、秋二季采挖，除去须根及泥沙，晒干，习称"毛知母"。或剥去外皮晒干者为知母肉。切片入药，生用或盐水炒用。苦、甘，寒。归肺、胃、肾经。

知母可用于镇静

经验：知母不仅能清热，还有非常好的镇静作用，这是我从前人的经验和自己的临床体会得出的认识。试举张仲景的方剂为例：酸枣仁汤用酸枣仁合知母治疗虚烦不得眠，取其滋阴养心安神；白虎汤用石膏合知母治疗发热、汗出、烦渴引饮，用以清胃泻火除烦；百合知母汤治疗百合病"如有神灵"，用以养阴清热镇静；桂枝芍药知母汤在祛风化湿通络药中配以知母，治疗"诸肢节疼痛"，以加强镇痛作用等。

我在临床上治疗精神分裂症、狂躁不宁、毁物伤人、头痛不寐，常用甘麦大枣汤加生铁落、石菖蒲、远志、生天南星等，并重用知母、大黄以养心开窍，泻火宁神，可获一定的疗效。治疗关节炎肢节疼痛、得温痛减、口干咽燥，常用桂枝、川芎、赤芍、白芍、知母、生地黄等寒温并投，确有较好效果。此外，在治疗神经能症、三叉神经痛等病时，见失眠、恐惧、头痛、烦躁之症，均可结合辨证施治，采用知母治之。
[《长江医话》——胡建华]

使君子

为使君子科植物使君子的干燥成熟果实。主产于广东、广西、云南、四川等地。9～10月果皮变紫黑色时采收，晒干去壳，取种仁生用或炒香用。甘，温。归脾、胃经。

使君肉配胡桃内，驱虫润下可资

对小儿虫积腹痛，可用使君子（去壳取肉，微炒）10枚，胡桃（去壳取肉，生用）2枚，共研细末，加白糖少许拌和，分2份，上、下午各服1份（此量适用于3～5岁小儿）。

嚼服使君子肉，驱虫效果较好，一般用量可按1岁2枚计算，多服令人呃。胡桃肉能润肠通便，以利下虫。二药味甘不苦，使君子肉炒熟后与胡桃肉同研，其味甚香，加糖是一以诱虫，一以调味，小儿多喜食之。[《孙谨臣儿科集验录》]

金 汁

一味中药的名称，又名金水或粪清。其传统的制作方法是，取健康人的大便加清水稀，搅匀成汁，以棉纸纱布清滤，加入黄土少许，入瓮，粗碗覆盖密封，埋入地下至少1年，一般20～30年，年久弥佳。

会分为 3 层,取其上层清液入药即为金汁,其汁呈微黄(如浅茶色),无毒无味,疗暑热湿毒极效。

金汁性寒,功能解毒

金汁,与本草所谓之粪清略有不同。是取健康人之粪便,集储七日,盛以小坛,以荷叶覆盖,泥封其口,埋于人行道下,深约二三尺许,历三五年,则化为水,年愈久,其汁愈清,嗅之无气味,倾之杯中,上层呈金黄色,所以取名金汁。记得昔时养花者,每遇花将萎,辄以此汁灌之,不数日,即能茁放新叶,用治温毒、温疫之证,确有起死回生之功。尤奇者,凡用金汁见效者,体力极易恢复,不似其他药品,邪虽退而患者迟迟不能复健。或曰:此汁既有如此之效,何不早用之?要之,用药治病之所以能效者,恰合病机也。金汁性寒,功能解毒,若病邪尚在卫分或气分,早投金汁,不仅无效,反能抑遏病邪。所以当病邪未至温热化火、热毒深重之际,早用反而有害。

余少从先岳王公少江学医于樊川,某年夏季,瘟疫流行,镇有周姓妇,病瘟疫,因误治而致昏痉,几濒于危,卒用金汁而获愈,病情始末,印象很深,及今思之,一如昨日,爰笔而记之。周姓妇,年三十许,患温热,诊时壮热口渴,烦躁不眠,苔黄舌焦红,神昏欲痉,间有谵语,脉来滑数,然病未一候,何以竟至于此?因问其曾经治疗否,其家人答云:初起仅感头痛、寒热,胃肠欠舒,不思饮食而已,曾服某医药三剂,而昨日病势忽转剧若是,索前方观之,初为辛温发表疏邪之剂,继则疏肝理气开郁之方,缘患者寡居悒郁,肝木素旺,岂堪辛温燥烈之品,无怪燎原莫制,而使邪逼心营矣。于是投以清营泄热法,以清营汤为主,参以石膏以解热,钩藤以息风,鲜菖蒲以开窍。翌日,病势有加无已,神昏转甚,再予清营汤合至宝丹,仍不效。镇有西医黄某亦邀来会诊,黄某固素谵中医,认为所服中药外,可辅以西药。当时尚无抗生素之发明,所注射者仅为奥母纳丁,如是数日,所进中药,不外清营解毒、开窍安神之剂,然终无起色。一日病势恶化,神昏痉厥更甚，躁扰不宁，并见有紫色斑点，口中有臭味，大便自利色黄，可知热邪充斥表里三焦，直犯心营，将有内陷之虞，因拟大剂清热解毒，药用犀角、羚羊角、生地黄、玄参、紫草、金银花、石菖蒲等味，处方既成，少江公嘱其家人曰：今拟大剂清解，望其能有转机，然病情危重至此，效否不敢必。诊后归来，余问少江公曰：周姓妇所病瘟疫，连投大剂清营泄热、清心开窍之品，药证可谓切合，何以病不少减？公曰：温为阳邪，理应清解，既误用辛温发表于前，大耗其液，复妄用香燥耗气于后，更助其火，火灼津伤，遂成燎原之势。大凡病转恶化，其原因有二：一为自然转归，二为误治造成，后者为害尤甚。余曰：曾闻金汁功能解毒，善治温疫，可能一试否？公闻之，忽有所悟，欣然曰善，唯此物不易得，果能得此，或有转机，因嘱我速走告周家。

自周姓妇病亟时起，日必二三诊，且每次必邀早诊。自嘱觅金汁之第二日，日已过午，尚无消息，疑有他故，傍晚始来人，言今日病者神情大好，已能稍啜稀糜。病既定，知先生门诊忙，故未烦早诊。乍闻之下，令人难以置信。及至周家，果见病者倚坐床上，点首招呼，此种神态，是旬日以来所未有者。察其脉静热清，苔色又退，神糊自利——若失，仅感中气不足、神思不清耳。见案头尚有剩余金汁一小盅，嘱令续服，再予养阴清热法，仿薛氏参麦汤（西洋参、麦冬、石斛、甘草、谷芽、木瓜、鲜莲子）取清补之意，调治旬日，已能健饭如常。[《孟澍江中医学术集萃》]

狗　脊

为蚌壳蕨科植物金毛狗脊的干燥根茎。产于云南、广西、浙江、福建等地。秋、冬二季采挖，除去泥沙，干燥；或去硬根、叶柄及金黄色绒毛，切厚片，干燥，为"生狗脊片"；蒸后切片晒干，为"熟狗脊片"。原药或生狗脊片砂烫用。苦、甘、温。归肝、肾经。

狗脊毛为外用止血之良药

狗脊，为临床常用中药。其原药材之表面附有色呈金黄、柔润有光、松软如絮之绒毛，名为狗脊毛。在修治加工时，一般均作废品除去，不入药用。如《雷公炮炙论》说："凡修治，火燎去须。"《本草纲目》："去毛须用。"殊不知此药外用，乃为止血良药，用于创伤出血及外疡处理过程中大量出血，均有卓效。

1937年秋，一患者，50多岁，素体肥胖，背患疮痈，初起小如粟粒，擦破后即红肿而致腐溃，演为发背大症，溃烂及红肿面积上下竟达尺许，左右亦有5～6寸宽，脓头多若蜂窠，深度亦有半寸许。因其腐肉甚多，故为之手术剪除。手术中，突然疮口血出如注，可能为损伤血脉所致，亟应用压迫法、冷罨法、止血药粉等予以止血，均未能遏制。患者年逾半百，患此大疡，正气本已亏损，如再血出过多，势将更形不支。仓促之间，偶思狗脊毛具有外用止血之效，药囊未备，遂嘱患者家属急去附近药店觅得两许，按于疮面出血之处。约10分钟许，血溢旋止，当时即予盖覆固定。次日复诊换药时，轻轻除去四边之附毛，仅留出血所在未敢擅动。2～3天后其毛脱落，出血部位亦自收敛。数周以后，其疮亦愈。

由上可见，狗脊毛外用止血卓有成效，可为外、伤科常血之品，以便不时之需，唯此品内有杂质，必须拣净，如能消毒后研粉应用，则最为理想。[《张赞臣临床经验选编》]

鱼腥草

为三白草科植物蕺菜的新鲜全草或干燥地上部分。分布于长江流域以南各省。夏季茎叶茂盛花穗多时采割，除去杂质，迅速洗净，切段，晒干。生用。辛，微寒。归肺经。

鱼腥草用法小议

鱼腥草,《本草纲目》虽说它"散热毒、痈肿、痔疮、脱肛、断疟疾、解硇毒",但运其医者,都限用于肺痈,现则广泛应用于各种炎症,如肺炎、急慢性肾炎、尿路感染等,并用以防治心脏疾病。此药久煎失效,必需后入。因此鱼腥草只能在头煎中起作用,二煎已无效,故我用鱼腥草,每加大剂量,用 40～60g,分 2 次后下,以便保全药效。如以鲜草打汁服,效力当更佳,唯味腹不易上口耳。

曾治某某,1971 年患肾炎,经注射抗生素及服中药黄芪、党参等,均无效验,绵延 7 个月,尿蛋白始终(++),不能工作,遂每天以鲜鱼腥草两大把打汁炖温服,服 10 余次,尿蛋白减至(+),后以打汁服麻烦,改以干草煎服,服 10 余次,蛋白仍为(+),乃再以鲜草每天两大把打汁炖温服,服 20 余天,蛋白即消失,体力正常,恢复工作,迄今未复发(鲜鱼腥草打汁服治愈肾炎,仅此一例,尚待继续验证)。[《诊余杂集》]

夜明砂

为蝙蝠科动物蝙蝠等多种蝙蝠的干燥粪便。又名天鼠屎、黑砂星。其粪呈长椭圆形颗粒,棕褐色,其破碎者,置放大镜下可见棕色或黄棕色有光泽的昆虫头、眼及小翅。一年四季均可采集,而以春夏为宜,以水淘去灰土及杂质,晒干焙用。辛,寒。归肝、脾二经。

夜明砂临床用途

本品功能,活血散瘀,明目医疳,清泄血热。

李时珍在《本草纲目》论述"夜明砂及蝙蝠,皆厥阴肝经血分药也,能活血消积,故所治目翳盲障,疟疾疳惊,淋带,瘰疬,痈肿,皆厥阴之病也",颇为全面而透彻。黄宫绣在《本草求真》中则盛赞其"为治目盲障翳之圣药"。因此等疾病多由肝经血积所致,本品既能入肝活血散积，又善清肝明目，故一般临床凡见目生翳障多选用之。至于疟疾、惊悸、瘰疬、淋带、死胎，后世鲜用之，殊属遗憾。

本品含有尿素、尿酸及少量的维生素 A。因其具有活血散积之功，又能下死胎，故孕妇忌用。一般煎剂用 6 ~ 10g，丸散用 2 ~ 3g；外用适量。其临床应用如下。

（1）翳障：翳障是指眼内外所生遮蔽视线之目障，如白内障、角膜斑翳等均属之。有虚实之分，实证多属肝风热邪，应疏风清热，解毒泻肝；虚证多为肝肾不足，阴虚火旺，又宜滋养肝肾，清热降火；亦有由外伤引起者，应由专科对症处理。但后期应采取明目退翳为主，夜明砂为首选之品，既长于清肝明目，又善于活血消翳，单用或配合辨证施治之品均可。笔者常采用《仁斋直指方》治内外障翳方，取夜明砂末 6g，和鲜猪肝 60g 煮食饮汁，坚持服食，有消翳明目之功。

（2）雀目：即夜盲症，古称雀目内障、鸡盲。多见于小儿，故又称"小儿雀目"。入暮或在暗处即视物不清，多由营养不良所致，责之肝虚脾弱，治宜益肝健脾，杀虫消疳，以肥儿丸加本品或以本品研末，和猪肝蒸食，皆效。[《中国名老中医经验集萃》——朱良春]

卷　柏

为卷柏科植物卷柏及垫状卷柏的干燥全草。辛，平。归肝、心经。

卷柏止血，洵有殊效

卷柏异名九死还魂草，系卷柏科植物，为多年生草本，其秋采收，而以仲春绿色质嫩者为佳，全草入药。性味辛平，入足厥阴，少阴血分。生用行气活血，可治跌打伤痛、腹痛、哮喘、月经闭止；研粉外敷，可止金疮出血。笔者经验，生用亦能止血，并非炒用才可。家乡一老妪，内痔出血，屡服单方十余道，皆无效。偶然相识，询余有何方？嘱用卷柏 30g 与瘦肉同煎，服汤食肉，二服即止。诸如此例，凡百余验。气虚者，与黄芪配伍；便结者，与草决明同煎；脾虚者，与大枣相配；肾虚者，与枸杞煎服；出血太多者，伍入当归补血汤；血脱者，与独参汤相配；大便不爽者，与地榆、金银花同煎等，皆有良效。

卷柏止血，非止于此，尿血者亦可采用。属于热者，加入小蓟饮子；属于阴虚有热者，加入知柏地黄汤中；属于心火下移者，加入导赤散中；泌尿外科术后出血者，随证加入，效果之好，常令人叹服。其他对吐血、金疮出血亦有效验。

由上可知，卷柏止血，非同一般，尤宜于内痔出血，无论寒热之证，虚实之体，皆可服用，且药价低廉，饮用方便，全草开水泡服，亦具同效。[《长江医话》——李彪]

贯 众

为鳞毛蕨科多年生草本植物贯众、绵马鳞毛蕨（绵马贯众）、紫萁科草本植物紫萁等的带叶柄基部的根茎。贯众主产于华北、西北、长江以南各地；绵马鳞毛蕨主产于辽宁、吉林、黑龙江等地，习称"东北贯众"或"绵马贯众"。紫萁主产于江苏、浙江、四川、河南等地。秋季采挖，洗净，除去叶柄及须根，晒干。切片生用或炒炭用。苦，微寒；有小毒。归肝、脾经。

贯众临床用途

贯众，苦，凉，有杀虫、清热解毒、止血的功效。可用于多种疾病治疗。

（1）时行感冒：分为风寒、风热两大类，风寒型以辛温解表治之，风热型则以辛凉解表、清热解毒治之。风寒型治以荆防败毒散，风热型用银翘散，然于二方中均加入贯众15～30g，比单纯用上方效果更佳。

（2）风温：风温的范围较宽，西医的流行性脑脊髓炎即其一。根据卫气营血辨证，再结合辨病，于各种治法中加入贯众15～30g，更相得益彰。如卫分用银翘散、气分用白虎汤、营分用清营汤时，均加入贯众，其效更佳。

（3）痢疾：痢疾多由外感湿热疫毒之气，内伤饮食生冷所致。治疗本病应辨明虚实寒热，随证治之。如湿热痢用芍药汤，疫毒痢用白头翁汤，寒湿痢用胃苓汤，虚寒痢用理中汤，休息痢用连理汤，然于各方中均加入贯众 15～30g，收效甚捷。[《潼南县老中医经验集》——蔡文远]

泽　泻

为泽泻科植物泽泻的干燥块茎。主产于福建、四川、江西等地。冬季茎叶开始枯萎时采挖，洗净，干燥，除去须根及粗皮，以水润透切片，晒干。麸炒或盐水炒用。甘、淡，寒。归肾、膀胱经。

泽泻可补五脏之虚

《神农本草经》言其"养五脏，益气力，肥健"，李时珍的《本草纲目》言"泽泻有养五脏、益气力……聪明耳目之功"，非常赞同王履《医经溯洄集》之言"是则八味丸用泽泻非他，盖取其泻肾邪，益气力，起阴气，补虚损之功"。[《王新陆文集》]

泽泻、荷叶配伍应用

荷叶配泽泻调整血脂。荷叶苦涩平，入心肝脾经。戴原礼《证治要诀》云："荷叶服之，令人瘦劣，单服可以消阳水浮肿之气。"程鸾池《医林纂要》云："荷叶，功略同于藕及莲心，而多入肝分，平热去湿，以行清气，以青入肝也。然苦涩之味，是以泻心肝而清金固水，故能祛瘀、保精、除妄热、平气血也。"泽泻甘寒，入肾、膀胱经。可利水渗湿泄热，《本草纲目》云："泽泻，气平，味甘而淡，淡能渗泄，气味俱薄，所以利水而泄下。脾胃有湿热，则头重目昏耳鸣，泽泻渗去其湿，则热亦随去，而土气得去，清气上行，天气明爽，故泽泻有养五脏、益气力、治头眩，聪明耳目之功。"二者一升一降，一苦一甘，可渗泄一身之湿邪，现代药理研究也证实，二者均能抑制高胆固醇血症和动脉粥样硬化样斑块形成，因此用于治疗湿热偏盛的高脂血症效果较好。[《王新陆文集》]

细 辛

　　为马兜铃科北细辛、汉城细辛或华细辛的干燥根和根茎。前两种习称"辽细辛"，主产于东北地区；华细辛主产于陕西、河南、山东、浙江等地。夏季果熟期或初秋采收，除去泥沙，阴干。切段，生用。辛，温：有小毒。归肺、肾、心经。

论细辛之用量

　　"细辛不过钱，过钱使气闷而死"，此道听途说，不加考察之谬，不读书马虎之过也。虽本草纲目记载谓"若单用末，不过钱"。非谓他药伍用作煎剂不可过钱也。试观《伤寒论》《金匮要略》煎剂方中有细辛者，均在二两（60g）以上。以古今衡制折合，亦均在六钱（18g）以上，李时珍鉴于古方多作三分（0.9g）服，始有"古用一两（30g），今用一钱（3g）"之说。

　　再以制方而言，古方用细辛者，多配五味子，会其方义，五味酸敛，除与他药协会和为用外，尚能制细辛之散性，既无五味相全，亦与他药相合，岂虑过钱哉？余从事临床有年，治喘咳、皮水、头面、风痛属表证者，每于一剂小青龙汤中用细辛多至七钱（21g），未发生任何不良反应，且疗效甚为彰著。由此观之，细辛不过钱之谈，绝不可从。[《内蒙古名老中医临床经验选粹》——陈清濂]

细辛"用不过钱"吗？

　　"细辛单用末，不可过一钱，多则气闭不通而死"。自宋陈承提出此论，后世医家多受束缚，不敢超越雷池，难怪清代名医陈修园叹惜说："近医惑于细辛用不过钱之邪说，宗亦难以力挽之。"其实细辛用过钱者古已有之。如张仲景方，细辛用量多为 2～3 钱（现剂 6～9g）。清代张志聪也说："近医多以此语忌用，而不知辛香之药岂能闭气，上品无毒之药，何不可多用。"我行医 50 多年，向不为"细辛不过钱"之说所囿。但凡脾肾阳虚寒湿重者，如咳喘、泄泻、痹证等，均用大剂量细辛（一般 15g 左右）；对一般风寒感冒，用中剂（一般 6g 左右）；阴虚火旺者忌用。

曾治一咳喘患者，病已十余载，秋冬季节更为严重。下半夜入晓时咳喘加剧，痰多白黏，胸闷心悸，小溲频数，舌淡苔白，脉细弱。证因脾肾阳虚，元气不固，华盖失煦。治宜健脾补肾纳气，宣肺祛痰止喘。处方：细辛、冬瓜仁各 15g，炙桑白皮、半夏、枇杷叶各 10g，紫苏子、白芥子、陈皮各 6g，沉香、甘草 3g。每日服 1 剂，连服 6 剂。另嘱用胎盘粉 60g，川贝母、钟乳石各 15g，蛤蚧 1 对，西洋参 10g，共研细末，每服 2g，日服 2 次。复诊时病情减轻，于上方加减又服半个月，咳喘见平。仍嘱用上述散剂合金匮肾气丸每服 10g，早、晚各 1 次。调理月余元气渐充，华盖坚实，病状若失。

我认为细辛辛温，善于走窜开滞，功能通阳气、散寒结。临床除用于上述诸病外，对于某些顽固性疾病，诸如红斑狼疮、荨麻疹、湿疹等，都可以在辨证基础上加入细辛，常有卓效。陈承所谓"细辛不过钱"系指单用其末。张志聪因《神农本草经》列细辛为上品，说它"无毒之药"，其实细辛有一定毒性，但经水煎，毒性锐减。我临床中，也曾发现某些患者服用大剂量细辛后，有全身烘热、口干等不同程度的反应，这大概就是经书上所说的"药不瞑眩，厥疾弗瘳"，一般可不追加做特殊处理，就可自行消失，也可以酌加寒凉之品，如生地黄、白芍以制约其温燥之性。[《南方医话》——盛国荣]

九画

荆芥

为唇形科植物荆芥的干燥地上部分。主产于江苏、浙江、河南、河北、山东等地。多为栽培。夏、秋二季花开到顶，穗绿时采割，除去杂质，晒干，切段。生用或炒炭。辛，微温。归肺、肝经。

荆芥妙用止清涕

吾曾治一老翁，每于受凉即清涕长流，伴轻微寒热，咳吐黄色黏痰。他医诊为风热犯邪，予桑菊饮治之，药后寒热及咳嗽减轻，唯清涕竟生。其脉浮，舌边尖红，苔薄。乃以桑菊饮中加荆芥一味，清涕竟止。又诊一6岁女孩，其母曰："小女自幼流清涕，致使双鼻孔皮肤都被清涕浸蚀发红。"查其小女孩，除双鼻孔下被清涕成两道红沟外，无鼻阻流浊涕，舌边尖红，苔薄，双额窦、鼻窦均无压痛，予疏风清热之桑菊饮加荆芥2剂。药后清涕大减。仍拟上方2剂，1周后，清涕已止，鼻孔下仅留干燥红色痕迹。

考荆芥一药，《神农本草经》曰："辛温，入肺肝经，祛风解表……"《本草求真》曰："辛苦而温，芳香而散，气味轻扬……靡不藉其轻扬，以为宣泄之具。"以其辛温可祛风散寒，但其气味轻扬，不致助其热邪，起到曲达病所、分剔寒热之功。（《南方医话》——陈幼珊）

荆芥身兼麻桂二药之长

华佗的愈风散，仅用荆芥一味，治外感邪毒，项背强直，口噤痉挛，有理血散风止痉作用，用炒荆芥穗6g，研末，黄酒或童便冲服。又治产后惊风，用荆芥、黑豆合酒一盅煎服。冉雪峰说："华佗用治产后中风，口噤，手足瘈疭，角弓反张，或血晕不省人事，四肢强直等症。查此方疗风邪乘虚深入，挟秽浊上犯脑海，发为痉挛，盖荆芥色赤，具芳香，为血中气药，下虚上实，气血并上走，此为适应。因其芳香窜透作用，故能醒脑回苏，而兼发表祛风，能疏里达外，能和表和里而不刚峻，不但一药而兼麻桂二药之长，且以一药而济麻桂二药之偏，单用一味方制虽简，方义甚宏。"

《中风临证效方选注》载荆芥能清血分伏热，有理血止血作用。配地榆、槐角（花）炭可治便血痔疮出血；配藕节、栀子、白茅根治衄血、吐血；配当归、益母草、棕榈炭、续断治月经过多，崩漏、产后失血；配红花可行恶血等。[《来春茂医镜》]

荆芥、薄荷配伍应用

荆芥有疏散风邪而能解除痉挛功效，与薄荷等分应用，粉碎为细末，炼蜜为丸，每次服用 10g，每日 3 次，可用治感受风邪所致之口眼㖞斜（面神经麻痹）。[《谢海洲临床经验辑要》]

荆芥穗用于妇科疾病

荆芥穗辛、温，入肺、肝二经。祛风解表，发散风寒。一般主治寒热头痛、咳嗽等症。妇科应用较广，由于此药不但能解表，同时又入血分，所以对妇科出血类疾病效果较好。如荆芥穗炭可用于止血，治疗崩漏。也能治疗寒湿类带下病。寒湿在气分，湿邪伤脾，脾不胜湿则白带量多，方用完带汤。其中有柴胡、荆芥穗。因为荆芥穗为风药，风能胜湿，其味辛主升，主散，其性温可以开发湿邪，以化下焦湿浊之气。赤带多因湿热入于血分所致，炒荆芥穗能入血分，可以升发血中潜伏之湿热，使湿热从经络发散，故也能用于治疗赤带。荆芥穗炭也可用于治疗月经中期出血，因为月经中期系因血中内伏湿热，而荆芥穗可以入血分以透散血中湿热。另外，对于输卵管积水属于经脉闭塞，湿邪凝聚者也可使用，取其辛温疏通脉络、发散湿邪之功。一般讲生荆芥穗能发表，炒荆芥穗升阳除湿，荆芥穗炭止血调经。[《中医当代妇科八大家》——刘奉五]

茯 苓

为多孔菌科真菌茯苓的干燥菌核。寄生于松科植物赤松或马尾松等树根上。野生或栽培,主产于云南、安徽、湖北、河南、四川等地。产云南者称"云苓",质较优。多于7～9月采挖。挖出后除去泥沙,堆置"发汗"后,摊开晾至表面干燥,再"发汗",反复数次至现皱纹、内部水分大部分散失后,阴干,称为"茯苓个"。取之浸润后稍蒸,及时切片,晒干;或将鲜茯苓按不同部分切制,阴干,生用。甘、淡、平。归心、脾、肾经。

茯苓治秃发

秃发的形成,多因水上泛巅顶,侵蚀发根,使发根腐而枯落,茯苓能上行渗水湿,并导饮下降,湿祛则发生,虽不是直接生发,但亦合乎"先期所因,伏其所主"的治疗法则。张石顽说:"茯苓得松之余气而成,甘淡而平,能守五脏真气。其性先升后降。"《素问·经脉别论》言:"饮入于胃,游溢精气,上输于脾,脾气散精,上归于肺,通调水道,下输膀胱。"则可知淡渗之味性,必先上升而后降,膀胱气化,则小便利。

徐某,男性,21岁,于1974年7月6日初诊。患者系秃发症,头顶上如胡桃大圆圈,连接成片,渐成光秃,见者多说此症难愈,患者心情忧郁得很。切其脉濡,舌稍白,无其他痛苦。岳氏处一味茯苓饮:茯苓500～1 000g,为细末,每服6g,白开水冲服,每日2次,坚持服一段时期,以发根生出为度。服药2个月余,来复诊,发已丛生,基本痊愈。另治一10余岁少儿,亦患发秃,脱去三五片,即曾投以一味茯苓饮,3个月后头发渐生。[《岳美中医话集》]

茯苓止汗

昔年治钟某汗出如雨,左卧则汗出于右,右卧则汗出于左,仰卧则汗出于胸,俯卧则汗出于背,叩遍青囊,无有济者,乃重用茯苓二两

（60g），投服立愈。

时有实习生某君侍诊，疑而问曰："茯苓止汗，其义安在？"余曰："此阴阳升降之理，参透此关，中医之道，思过半矣。陈修园曰：观仲景茯苓甘草汤、茯苓桂枝白术甘草汤、真武汤三方，皆以茯苓为君，皆治汗出不止。盖以汗之大泄，必引肾水上泛，非茯苓不能镇之。张锡纯曰：茯苓具伏藏之性，又能敛抑外越之水气转而下注，不得作汗透出，兼为止汗之要药也。"某君闻之，其疑冰释。[《三湘医萃·医话》——曾绍裘]

草　果

为姜科植物草果的干燥成熟果实。辛，温。归脾、胃经。

草果仁用于脾胃病

草果仁辛温，入脾胃经，燥湿除寒，能去脾胃"独胜之寒"。凡胃病中焦寒湿内盛，胃中觉冷，痞胀隐痛，胃酸较多，时时泛唾酸水清涎，舌白而口不欲饮者，常可用入草果仁。与海螵蛸、瓦楞子、象贝母等同用则制酸作用尤佳。

此外，胃薄之人经常出现消化不良症状，稍有饮食不当，即易引起食滞者，在辨证方中加入草果仁可增强消食助运药物的功效。

瓜果或冷饮诱发胃病，胃中寒湿滞留，草果仁配丁香、肉桂，服后奏效尤快。

饮酒伤胃，酒湿内盛，草果仁配枳椇子、砂仁、陈皮，尤以过饮冰冷啤酒，胃中寒盛气滞者，草果仁配砂仁二味颇有良效。

《本草正义》所载"草果仁善治寒湿而温燥中宫，故为脾胃寒湿主药"，诚属经验之论。[《徐景藩脾胃病治验辑要》]

草果用于水肿治标

水肿之病，历代医家多从肺、脾、肾三脏加以阐述分析，其标为水湿泛滥而成水肿，无论其成因或实或虚，水湿泛滥必致气滞，水湿又为阴邪，故而临证治疗，除针对病因治疗外，治标利水消肿，常用茯苓、泽泻、猪苓、地骷髅等，其中如果水肿兼见脘腹胀满、苔腻之症者常加草果以利气消肿。正如《本草求源》中说草果"治水肿、滞下，功同草蔻"。草果入药治疗水肿病证，其用量不可过重，3～5g即可。[《中医临证与方药应用心得》]

胡黄连

为玄参科植物胡黄连的干燥根茎。主产云南、西藏。秋季采挖，除去须根及泥沙，晒干。切薄片或用时捣碎。本品又名胡连。苦，寒。归肝、胃、大肠经。

胡黄连应用心得

黄连清心火，胡黄连清疳热。黄连专治心经实热、卒热心痛、肝火为痛、阳毒发狂等；而胡黄连专治骨蒸劳热、五心烦热、小儿惊痫、小儿疳热等。

余行医之际，喜用胡黄连，自觉若使用得当，确有药到病除之功，屡经揣摩，小有心得，列述于下。

（1）凡用胡黄连，其脉或滑数、或弦滑或弦而有力者方可，细脉当慎用。

（2）凡用胡黄连，舌质必见红、粉红、深红均可，淡白舌者忌用。

（3）凡用胡黄连，必有黄腻苔，薄黄而腻，或黄厚腻苔。只黄不腻，则宜另选他药。

（4）凡用胡黄连，因禀赋之异，多现腹痛、便溏之弊。故凡用之必以生姜或干姜佐之，其用量当视舌质而定，或胡黄连3g、生姜6g，或胡黄连3g、生姜9g，据舌脉而定。

（5）大便量少不畅，且肛门时觉潮湿而痒者，亦可用此药。

成人无有疳积，但脾胃运化失调，湿热中阻时，胡黄连实有桴鼓之效。[《燕山医话》——韩梅]

柏子仁

为柏科植物侧柏的干燥成熟种子。全国大部分有产，主产山东、河南、河北等地。秋后成熟时采收，晒干。除去外壳，阴干。用时打碎。甘，平。归心、肾、大肠经。

柏子仁体虚者慎用

柏子仁补心安神，治疗心慌、悸动有良效，但便溏者不宜用，否则便溏更甚，心悸不安反有增无减。焦三仙消导开胃，增进食欲，乃平和之药，但只宜施于素体壮实者，脾虚者慎用，用之则因克伐脾气，必然导致食欲更减，犯"虚虚之戒"的后果。余尝治疗李某，心慌，失眠，食少，便溏，前医用归脾汤3剂后，腹泻更甚，心悸不安。在原方，柏子仁用至15g。我仍用原方，但减柏子仁至6g，服之遂安。[《张子琳医疗经验选辑》]

枸杞子

为茄科植物宁夏枸杞的干燥成熟果实。主产于宁夏、甘肃等地。夏秋二季果实成熟时采收，晾至皮皱后，再晒至外皮干硬、果肉柔软即可。甘，平。归肝、肾经。

枸杞子乃阴阳双补之品

余曾遇一"消渴病"患者，诊之，一派阴虚之象，拟投六味地黄丸加麦冬、沙参、石斛、枸杞子等一试。当写到枸杞子时，患者果断地说："不能服枸杞。"问其故，乃知她2年前在某医院治疗此病时，方中有枸杞子，服之则盗汗，连服10余剂，盗汗如洗，病情益甚。罢医停药后，盗汗自止。患者自述当时虽心中疑惑，但并未了然。后时逢冬季，其爱人常给她炖鸡食之，出于求愈心切，开始2次放入枸杞子同炖，服后均盗汗。若炖时不加枸杞子，食之即不出现盗汗。从而晓知，盗汗乃枸杞子所致。余听此将信将疑，拟再行实验观察，经她同意后，试用2次，皆验，停服枸杞子则不出现盗汗症状，吾乃笃信。盗汗乃阴虚热扰，心液不能敛藏所致，《素问·阴阳别论》云"阳加于阴谓之汗"。此患者虽系阴虚，然平时并无盗汗，何以服食枸杞子即盗汗？当是食枸杞子之后出现阳盛热扰，阴虚益甚之故。

历代本草，多言枸杞子味甘、性平，入肝、肾、肺三经；功能滋肾，润肺，补肝，明目，补益精气；主治肝肾阴亏，腰膝酸软，头晕，目眩，目昏多泪，虚劳咳嗽，消渴，遗精。多认为枸杞子为滋阴之品，将其归属于滋阴药类。近代一些中药学家，则认为枸杞子有补血之功，又将其归属于补血药类。独周岩在《本草思辨录》中说道："枸杞子内外纯丹，饱含津液，子本入肾，此复似肾中水火兼备之象。味厚而甘，故能阴阳并补……而纯丹不能增火也。"某些患有阴虚阳盛所致的阴虚（火旺）证患者服用枸杞子，可使其阳益盛，阴尤虚，以致阳加于阴，热扰于内，心液外泄而盗汗。俗语说："离家千里，勿食枸杞（子）。"即主要指枸杞子有补肾兴阳的作用。

此外，临床亦有服食枸杞子而致咽燥口干欲饮，甚至出现鼻衄者，机制当亦如上。

可见，枸杞子并非纯补阴血之品，实有补阳之功，属阴阳并补之品。[《黄河医话》——张文阁]

牵牛子

为旋花科植物裂叶牵牛或圆叶牵牛的干燥成熟种子。全国大部分地区均产。秋季果实成熟时将全株割下，晒干，打下种子，除去杂质，生用或炒用。本品又名牵牛、黑丑、白丑、二丑。表面灰黑者称黑丑，淡黄色者称白丑，同等使用。苦，寒；有毒。归肺、肾、大肠经。

二丑炒研调服，擅通食积虫积

黑白牵牛不但用于逐水，亦可用于泻积。故常用以治疗小儿食积、虫积，有通便去积之效。

前人所谓"凡用牵牛，少则动大便，多则泻下如水"，其功用实为通利大便，使小便亦随之而下耳。炒熟则泻性较缓，用炒二丑与炒麦芽合用研粉，加糖少许，开水伴和，香甜可口，与调"焦面"无异，便于小儿服用。也可与焦山楂同用，其义亦同。[《孙谨臣儿科集验录》]

牵牛子用治小儿因生气、受惊而伤食

小儿受惊吓，或生气存食，出现不思饮食，大便干燥，鼻子下面的人中穴处发红，鼻根发青，睡眠易惊，无名指关节屈伸时格格作响，用牵牛子炒焦，每日服一小撮（约1g），以泻下为度，效果较好。此方对小儿滞颐流口水亦效。泻下太厉害，可用小米粥或咸鸭蛋调补。[《岳美中医话集》]

鸦胆子

为苦木科植物鸦胆子的干燥成熟果实。主产于广东、广西。秋季果实成熟时采收，除去杂质，晒干。苦，寒；有小毒。归大肠、肝经。

鸦胆子可治阿米巴痢疾

20世纪60年代，遇一马姓农民，患下痢脓血便，血多脓少，屡治不愈。经大同市医院检查，确诊为阿米巴痢疾。经用西药治疗，有所好转，但未根除。回村后渐渐又复发，因经济受限，不能再赴医院治疗。迁延将近2年，经人介绍来诊，据其所述，怜其贫穷，遂授单方试治。

鸦胆子30g，捡其成熟饱满者，去皮用仁。每次服10粒，用糕分包3～4丸，温水送下，每日早晚饭后各服1次。7天为1个疗程，休息3

天，再开始下 1 个疗程。共服 3 个疗程，一切症状消失，随访 3 年，未见复发。共花钱 4 角。

本单方原系用龙眼肉包服，因农村无此物，改为糕包裹。每丸包 2～3 粒，10 粒约包 3 丸，一次服下。多年来仅遇此 1 例，治愈后，内心大为欣慰。[《五十年临证得失录》]

鸦胆子治痢药简效宏

张某，女，60 岁，下痢赤白已有 3 年余，面色黄肿，乏力肢酸，纳差口苦，脉濡细，舌淡瘀，苔浊腻。经西医检查：慢性结肠炎，肠息肉，肠结核待排。用抗生素，灌肠治疗效甚微；后邀诊，证属慢性痢疾，用张锡纯三宝粥；鸦胆子（去壳）20 粒，用肠溶胶囊套服；三七粉冲服 3g；山药粉 50g 煮成糊状兑服。经治 20 剂告愈。

鸦胆子治痢，疗效确凿。中医所称痢，包括西医所称菌痢、阿米巴病、慢性结肠炎、休息痢等。以下痢赤白，腹痛里急后重为主症。临床亦可单独应用或配伍应用。单用鸦胆子治痢，宜去壳取仁，一次服 20～30 粒，最多不超过 60 粒，白糖水送服，1 日 2 次。或用龙眼肉包后吞服；或研后装入市售肠溶胶囊吞服；因其味极苦，不能咀嚼，否则难以入咽，入咽则呕。古时用益元散（飞滑石、甘草、朱砂）为衣制成丸名为菩提丹，亦专门治痢。

张锡纯在《医学衷中参西录》中说："鸦胆子，味极苦，性凉，为凉血解毒之要药，善治热性赤痢，二便因热下血，最能清血分之热及肠中之热，防腐生肌，诚有奇效，愚生平用此药治愈至险之赤痢，不可胜记。"足见此药治痢之功卓然。张氏还指出："凡诸痢证皆可用之，即纯白之痢，用之亦有效验。而以治噤口痢，烟（鸦片）后痢，尤多奇效。"为了辨证用药，常伍三七以祛腐化瘀生新，配山药治久痢不愈元虚之证，佐生地榆以护膜生肌，因此临证可以单用或配成方剂强张氏三宝粥就是治"久痢，脓血腥臭，肠中欲腐"之痢下；验之于临床，疗效可靠。

鸦胆子又称鸭蛋子或鸭胆子，亦称苦参子，但非苦参所结之子，这是在应用时必须首先弄清楚的；苦参所结之子又称苦参实、苦豆为豆科植物苦参的种子，而鸦胆子为苦木科植物鸦胆子所结的果实，二者不能混淆。惜乎！张氏在书中误认鸦胆子为苦参所结之子，此当纠正之。[《越医汇讲》]

蚂 蚁

属于节肢动物门昆虫纲膜翅目蚁科一类昆虫动物。玄驹、蚍蜉乃其别名。平，甘。入肝、肾二经。

每100g蚂蚁干体，含蛋白质30～70g。我国经过挑选的蚂蚁与未经过挑选者的蛋白质含量相差1倍以上。良种蚂蚁含氨基酸高达26种，包括人体必需氨基酸4～7种。此外，蚂蚁干粉中还含有多种维生素、微量元素、三萜类化合物、三磷酸腺苷、甾体类化合物（如性激素、类似肾上腺皮质激素样物质）以及生物碱和具有特殊芳香气味的醛类化合物柠檬酸（亦称草体蚁醛）。蚂蚁还可促进免疫球蛋白的形成，促进淋巴细胞的转化，提高人体免疫功能。

蚂蚁的临床应用

绝大多数的蚂蚁无毒副作用，但也有少数品种含有臭蚁素等对人体有害物质。因此，入药必须精选。炒黄研末服，或配入丸药服，每次2～3g，每日2次，黄酒送服。其临床应用如下。

（1）神经衰弱：凡头眩、健忘、失眠、腰腿酸软的神经衰弱者，均可用之。

（2）类风湿关节炎：此病属"骨痹""顽痹"范畴，肾主骨，且患者多有肾虚之原因，风寒湿之邪遂乘虚而入，气血凝阻，经脉痹闭，如油入面，缠绵难解，肿胀疼痛，骨节蹉跎。治疗之道，宜补肾养肝治本，祛邪通络治标，蚂蚁可谓最合拍之药。

（3）阳痿：肾阳虚衰导致之阳痿，宜温补肾阳，蚂蚁实为最佳药品，尝取蚂蚁、紫河车、蜂房各等分研极细末，胶囊装，每服6粒，每日3次，旬日见效，1个月而复。

（4）慢性肝炎：慢性迁延型肝炎，一般多呈气血凝滞之证，但有偏阴虚、偏阳虚之分。凡面色晦滞，神疲形瘦，怯冷倍于常人，纳减少寐，胁痛隐隐，肝功不正常，苔薄腻，舌质紫，脉细涩者，多为阳气偏虚，疫毒内阻，瘀血凝滞者，尝取蚂蚁配冬虫夏草、参三七同服，可以温养肝肾，扶正培本，活血和络，获致佳效。

（5）重症急性克山病心源性休克：重症急性克山病出现心源性休克时，用蚂蚁汁5mL内服，与老山人参15g煎汁内服之功，并无明显差异，充分说明蚂蚁强壮培本之效。其他病症之休克，亦可应用。[《中国名老中医经验集萃》——朱良春]

香 附

为莎草科植物莎草的干燥根茎。全国大部分地区均产，主产于广东、河南、四川、浙江、山东等地。秋季采挖，燎去毛须，置于沸水中略煮或蒸透后晒干。或燎后直接晒干。生用，或醋炙用。用时碾碎。辛、微苦、微甘，平。归肝、脾、三焦经。

香附不同炮制法后的作用

香附，平。生用上行胸膈，外达皮肤；熟用下走肝肾，外彻腰足。炒黑则止血，童便浸则入血分而补虚，盐水浸炒则入血分而润燥，青盐炒则补肾气，酒浸炒则行经络，醋浸炒则消积聚，姜汁炒则化痰饮。[《刘越医案医论集》]

香附与木香之异

木香与香附，两药均是辛香行气之药，但木香纯属气分之药，专理肝脾之气郁，而香附及血中之气药，能理气又兼行血，故能治一切气滞血瘀之证，如妇女之痛经、肝病之胁痛、心痹之胸痛以及一切外伤引起之疼痛，其功用之广，是木香不能相及矣。以此可见，用药治病，若不明归经，盲目选用，就不能发挥药物应有的作用。[《著名中医学家的学术经验》——史沛棠]

香附用于妇人气分病

味辛、微苦，气平。为理气解郁要药，本品理气兼能和血，为"血中之气药"。对于妇女月经不调、经行不畅、闭经、痛经等属于肝郁气滞者，用之颇佳。[《中医当代妇科八大家》——哈荔田]

香附治诸疾的配伍药

合参、术则补气，合归、地则补血，合木香则疏滞和中，合檀香则理气醒脾，合沉香则各升降诸气，合川芎、苍术则总解诸服，合栀子、黄连则降火热，合茯神则交济心肾，合小茴香、补骨脂则引气归元，合厚朴、半夏则决壅消胀，合紫苏、葱白则解散邪气，合三棱、莪术则消磨积块，合艾叶则治血气暖子宫，乃气病之总司，女科之主帅。[《刘越医案医论集》]

香附配紫苏，发表消痰共掌

香附味苦，紫苏味辛，皆属温性，苦能燥，辛能散，有燥湿消痰、疏风解表作用。小儿风寒外感，每多夹痰、夹食，用此二味，可收表里双解之效。

香附、紫苏二药合用，首见于《太平惠民和剂局方》"香苏散"。其中香附宣通肺气，疏理肝气；紫苏开发腠理，祛散表寒。二药合用有理气解表之效。香、苏二药均走气分，非唯解表，且能行气宽中，善理中焦疾病。清代吴仪洛谓，香附"行里气而消内壅""盖气行则寒散，而食亦消矣"（《成方切用》）。《本草正义》谓，紫苏能"开胸膈，醒脾胃，宣化痰饮"。小儿外感表证，夹痰、夹食者多，二药同用，表里兼顾，内外分消。二药性格平和，无耗气伤阴之弊，用于小儿较为合适。[《孙谨臣儿科集验录》]

香 薷

为唇形植物石香薷或江香薷的干燥地上部分。前者称青香薷，后者称江香薷。青香薷产于广西、湖南、湖北等地，系野生，多自产自销；石香薷产于江西分宜县，为栽培品，产量大而质量佳，行销全国。春、夏二季茎叶茂盛，果实成熟后割取，除去杂质，晒干、切段生用。辛，微温。归肺、脾、胃经。

香薷过量可致汗脱

香薷与麻黄性味皆属辛温，都可发汗解表，但在临床使用时各有所长。麻黄发散风空，有发汗行水之功，而不能祛暑湿，因此多在风寒凛冽之冬使用，即或夏秋选用，亦为除风寒祛湿邪而用，如与生石膏配伍则四季适宜。但对水肿（非心源性）或寒湿之邪蓄表，用麻黄量宜大，否则不易得汗，而其小便排量可见增多，因而麻黄较香薷在发散表湿方面，则略逊一筹。

香薷除备辛温芳香发散之力外，尚有祛暑湿之功，此乃与麻黄差异之处。但在剂量使用上，必须适当。

余曾治一16岁男青年，因避酷暑之热，夜露宿于院中，晨起自觉头痛，身热畏冷，周身拘紧，遂步行来院门诊。察其体温39℃，无汗，两目红丝，面色黄滞，舌红苔白腻，六脉浮紧有力，系内蕴暑湿，外受寒邪，即用香薷饮2剂，因其体壮，表寒较重，香薷用12g。于次日下午由二人搀扶前来复诊，言其服药1剂后即见汗出，当服第2剂一煎后大汗如洗，身热虽退，但疲倦乏力，心慌气短，汗出不止。见其大汗淋漓，头身如浴，面色苍白，手足不温，动时喘息，六脉软大，重按皆无。遂予固脱法，改用生脉散2剂，服后汗减，唯口干思饮，头目昏沉，脉象有力，复用清络饮加北沙参30g，2剂而安。

究其因，香薷发汗之力，不逊于麻黄，况夏暑之秀，阳气发越于外，腠理易开，卫气充斥于表，药尽1剂，见汗当止，此吴鞠通氏早有禁言，今香薷用量略大，又过服2剂发散太甚，因而汗出不止。汗多气阴受损，气液外泄以致虚脱，此香薷量大之过，数十年来未敢忘怀。[《燕山医话》——宋祚民]

独　活

为伞形科植物重齿毛当归的干燥根。主产于湖北、四川、浙江、安徽等地。春初或秋末采挖，除去残茎、须根及泥土，阴干或烘干，切片入药。生用。辛、苦，微温。归肾、膀胱经。

独活可用于头痛、齿痛

用独活治疗头痛、齿痛而疗效上乘者，少见报道，笔者认为凡头痛、齿痛因风寒湿邪引发者，皆可用之以散邪止痛。

治头痛，常与川芎、白芷、蔓荆子等同用，以增祛风止痛之效，如"风干足少阴肾经，伏而不出，发为头痛，痛在脑齿"，用之以搜伏风，常配细辛、生地黄、川芎等，如《症因脉治》独活细辛汤。

治牙痛，可单用本品止痛，例如《肘后备急方》治风齿痛颊肿，用独活以酒煎热含漱，亦可与细辛、川芎、羌活、生地黄等同用，散寒止痛之效更佳，方如《证治准绳》独活散；若风火牙痛，牙龈红肿者，可配石膏、升麻、细辛等以散风清热而消肿止痛。[《中医临证与方药应用心得》]

浮　萍

为浮萍科草本植物紫萍的干燥全草。全国各地均有分布。以湖北、江苏、浙江、福建、四川等省产量大。6～9月采收，除去杂质，晒干用。辛，寒。归肺、膀胱经。

浮萍的临床应用

紫背浮萍，性味辛寒，入肺经，其主要功效以《本草求真》所载最为扼要："古人谓其发汗胜于麻黄，下水捷于通草，一语括尽浮萍治功。故凡风湿内淫，瘫痪不举，在外而见肌肤瘙痒，一身暴热，在内而见水肿不消，小便不利，用此疏肌通窍，俾风从外散，湿从下行。"我体会辛凉辛寒药发汗解毒作用，不同辛温辛热药力之迅猛，即使用量过重，亦无大汗伤阳之弊，所谓浮萍"发汗胜于麻黄""铁镤头上也出汗"之说，临床观察，不尽如此。

我用浮萍，得心应手者，一为根治瘾疹，一为外用退热。

瘾疹，又称"痦瘟""风疹块"或"瘾瘆"，即荨麻疹，是常见的过敏性疾病，往往反复发作，经年不愈，无论风寒、风热所致，均剧痒难忍。主药独重紫背浮萍（洗净晒干，忌用火炒）。疹色鲜红、灼热、喜凉者加紫草（浮萍的1/3量）；疹色白，喜暖、恶风者加麻油炙乌梢蛇（浮萍量的1/3量），同浮萍粉碎极细和匀，蜜水为丸。成人每次5～8g，每日服2次，连续服1个月，并忌食海腥，多能痊愈不复发。

外用退热时，取鲜浮萍适量，均匀铺垫于竹席之下，置患者于席上，大约10分钟，浮萍即缓缓散发患者热气，如雾如烟，席渐湿润，烦热亦开始稍减，再饮冬瓜汤或绿豆汤，则散热增快体温明显缓降，约1小时后，脉静身凉。此法适用于暑热证。

回忆1948年7月，有莫姓男孩，才满周岁。症见发热、多汗、尿黄、困倦嗜卧，热势持续，逾旬不退，诊脉洪数，右大于左，指纹暗红，舌苔黄腻，面赤形烦，壮热渴饮。我投白虎汤加味未效。更医用冷敷法，热退汗收，但仅安一时，复大热。又求治于我，我思此证属暑温，因冷疗而汗闭邪遏，可以外治透其暑邪，乃嘱将患儿卧于浮萍垫竹席上，饮以冬瓜汤，以观动静。待一刻钟许，浮萍散发其热气，儿身仍熇热不润，令撤换鲜萍，裸卧片刻，身渐絷絷有汗，能静睡不躁，并徐徐退热。

新安医家程杏轩，治小儿暑风惊证，在内服煎剂的同时，辅以外治法，将细黄土摊于凉地上，上铺荷叶，再加蒲席垫卧，可使热除惊定，谓凉土吸热，荷叶清暑。我师其法而变其意，取浮萍轻浮散热，可收殊途同归之效。[《杏林小品》]

蚤 休

为百合科植物七叶一枝花、金线重楼及其数种同属植物的根茎。全年可采。挖取根茎，洗净，削去须根，晒干或烘干。苦、辛，寒；有毒。入心、肝经。

蚤休外用治带状疱疹

蚤休又名七叶一枝花，又名重楼，俗称草河车，为百合科七叶一枝花的根茎。苦、微寒，有小毒。能清热解毒，消肿止痛。临床常用于热毒疮疡，咽喉肿痛，蛇虫咬伤，亦可治癌肿等，并有止咳作用，外用以鲜品为优。

曾于1970年在宜昌地区遇2例"带状疱疹"患者，用鲜七叶一枝花块茎切开外涂，立即获愈。以后又治3例，均获同样效果。

周某，男，32岁。午后突感背部左侧灼热疼痛。解上衣诊视，发现沿左侧胸十肋间有针尖大小的明亮水疱集簇成群，排列横行如蛇状，长约4cm。随即取鲜七叶一枝花块茎外涂，顿觉热减痛止，一二日带状疱疹全部消失。[《医林漫步》]

十画

桂 枝

为樟科植物肉桂的干燥嫩枝。主产于广东、广西及云南省。春、夏二季割取嫩枝，晒干或阴干，切成薄片或切段。生用。辛、甘，温。归心、肺、膀胱经。

桂枝动血

《伤寒论》太阳篇载桂枝汤证禁例三条。一曰："桂枝本为解肌，若其人脉浮紧，发热汗不出者，不可与之也。常须识此，勿令误也。"二曰："若酒客病，不可与桂枝汤，得汤则呕，是以酒家不喜甘故也。"三曰："凡服桂枝汤吐者，其后必吐脓血也。"医者不遵其训，遂致祸肇于斯矣。近5年来余所见3例，述之以资鉴戒。

其一：姚某，男，42岁。患慢性肝炎、早期肝硬化，1978年9月30日住院，以肝郁脾虚论治，稍获功效。11月30日上午因误服含有桂枝之外感药半剂，傍晚则胸闷欲呕，旋即频频呕血，盈盆盈碗，大便亦如胶漆。经中西医救治，并予输血，4天方离险境。夫肝气不疏，必须化火，反犯辛燥，血乃妄行，双斧伐枯，其病必笃。

其二：贺某，男，48岁。曾经某医院确诊为"风心病"。症见颧红盗汗，五心烦热，右胁胀痛，尿少肢肿。医以阳虚水泛施治，以苓桂术甘汤加味投之，药进1剂，即见咳嗽痰中带血，速改养阴清热之法，幸免大患。此代表会余尝经治20余年，以其心肝肾阴皆虚，未敢擅行辛燥，每用一贯煎、补心丹以维持现状。乃忽以苓桂术甘汤为治，阴阳混淆，实实虚虚，宁非医误。

其三：夏某，男，61岁。性嗜酒，曾患胃溃疡合并穿孔，予以手术治疗，此次又因风心病于1981年11月10日住院。症见心悸，咳喘、溲短、下肢水肿，医者诊为心阳不振、水气凌心，套用苓桂术甘汤，服药8剂后诸症悉减。医不知中病则止，更以原方续进30余剂。忽于一日傍晚，大呕血2次。急以三七、郁金、牛膝、大黄大剂速服，当时虽得幸免于难，然此后一蹶不振，后去世。凡血从上溢者，一则由于温热之邪，耗血动血；二则由于心肝郁火，迫血离经。气为阳，热为阳邪，因其常有余而当损之；血为阴，火热伤阴，因其不足而当益之。医者当明

补不足而损有余之理，岂可套用一方治一病欤？[《三湘医萃·医话》——陈松筠]

桂枝善治妊娠恶阻

余治疗妊娠恶阻，善取桂枝，每于方中，习加桂枝。一般医家，用之甚少。桂枝系樟科肉桂树的嫩枝，用水浸洗后，润透，切片或切段，晾干即可入药。其性辛、甘、温，入肺、心、膀胱经。有解表散寒，温经通阳之功。临床一般用于风寒表证，痛痹，寒饮，蓄水，心阳不振，胸痹，虚寒胃痛以及寒证经闭，痛经等证。余对《本经疏证》就本品之论，归纳为桂枝有"和营、通阳、利水、下气、行瘀、补中之功"。余认为，恶阻一证，其要莫过于阻。实阻者宜下、宜通、宜行；虚阻者，宜补中，宜和营。因此，无论虚实之阻，桂枝均能及，岂可不入汤煎乎？实则量宜重，虚者治宜缓。热宜轻取，寒宜重剂。此为入药之要诀也。[《名老中医医话》——言庚孚]

桔　梗

为桔梗科植物桔梗的干燥根。全国大部分地区均有。以东北、华北地区产量较大，华东地区质量较优。秋季采挖，除去须根，刮去外皮，放清水中浸2～3小时，切片，晒干生用或炒用。苦、辛，平。归肺经。

呕逆慎用桔梗

我初步医林，即遇一头痛、身困痛、畏冷、轻微腹泻的患者，前医以藿香正气散治之，非但诸证未减，反见呕吐不止。余诊其脉沉细微紧，舌苔薄白而腻。实属夏月感受风寒，内伤生冷之藿香正气散证无疑。再审藿香正气散有桔梗一味，因忆我省著名老中医王慕康老师曾曰："呕逆上气，桔梗一定慎用！桔梗乃药之舟楫，其性上浮。"今呕逆不止，非桔梗之过乎？乃将原方中之桔梗全部捡出（约9g），力劝将余药以灶心土汤煎服之。服药少许后，果然呕吐大减，继进半碗药汤，病者安然入睡。

桔梗性平，味苦辛，入肺经。能开提肺气，利咽喉，畅胸膈。藿香正气散用桔梗意在利胸膈而散寒宣表，用量较少，如用量较大，则成欲治呕反致吐。王老之言确属经验之谈，验之临床，果不谬也，今以此案为例，以供同道借鉴。[《黄河医话》——张书元]

桔梗可用大量

桔梗含皂苷，有祛痰作用，程钟龄止嗽散中用桔梗，是很合科学的。

远在金元时期的朱丹溪谓"桔梗能载诸药不能下沉，为舟楫之剂"（《丹溪心法》），则纯属臆想，不足为训！

桔梗的用量，一般都很轻，认为"用量过大，易引起恶心呕吐"（《中药临床手册》）。但我治疗慢性鼻炎，上额窦蓄脓症，桔梗常用30g，未见呕吐。不过含皂苷的药物，如与含碱药物同用，就会产生恶臭味，服后容易呕吐，有些服了桔梗引起呕吐的，大约就是与含碱药同用的关系。又，用桔梗的方剂，以饭后服为宜，否则亦易引起呕吐。

用重剂量桔梗病例：吴某，男，28岁。1978年11月28日初诊。本年10月初患流感，流感愈后，鼻孔常流黄脓涕，迄今2个月，未以痊愈，头常发昏。处方：桔梗30g，薏苡仁20g，葛根12g，白芷10g，金银花15g，连翘15g，苍耳子10g，辛夷6g。5剂，饭后服。12月17日复诊，患者服上方，未呕吐，脓涕减少，效方续服，服后亦未呕吐。[《诊余杂集》]

核桃仁

为胡桃科植物胡桃的干燥成熟种子。秋季果实成熟时采收，除去肉质果皮，晒干，再除去核壳及木质隔膜。甘，温。归肾、肺、大肠经。

核桃肉能祛风散寒

核桃即胡桃也，其肉一味，皆以温补为用，不知其尤具解表之功

也。吾祖母早年与丁甘仁老先生有交往，素谙医理，喜与人方便，人
多敬之。余每患头痛、发热、恶寒感冒，先佬必予"胡桃散"，冲服取
汗，汗出必解。此法在当时民间妇孺皆知，以为解表散寒之良剂。胡桃
散，即将核桃肉捣烂，取一二匙，加红糖一匙。服法：热开水冲调一
碗，乘热顿服，服后盖被取汗，汗出而解。考证古籍，清代王孟英《饮
食谱》已率及胡桃肉能散风寒。曾读野翁方（《本草纲目》）治风寒无
汗、发热、头痛，取核桃肉、细茶、葱白、生姜等分捣烂，水煎温服，
覆衣取汗。足见核桃仁能解表散寒之说，信而可证。笔者浏览今日方
书，未涉此功久矣！唯恐淹没，故特表而出之。[《长江医话》——陈
文忠]

莲子心

为睡莲科植物莲的成熟种子中的干燥幼叶及胚根。苦，寒。归心、
肾、肝经。

莲子心可清热止便血

莲子心自《温病条辨》清宫汤中采用后，临床上一贯用于清心安
神，对其止血作用极少注意。相传清代末年有一宦者，阅文牍至深夜，
口甚渴，嘱仆人烹茶。仆人年迈，视力模糊，误将莲子心当作茶叶，烹
之以进。宦者饮后觉奇苦，审视壶中，为莲子心而非茶叶，知为仆所
误。宦者素有肠风便血之症，久治未愈，自夜间误服莲子心汤后，次日
大便下血显著减少。宦者略知医药，想到莲子心苦寒清热，可能对肠风
便血有治疗作用，于是每日用莲子心煎汤试服，不到10天，便血即愈。
从此，莲子心善治便血便传扬开去。笔者每遇便血而颜色鲜红者，常用
莲子心10g，加入汤药中煎服，取效颇捷，说明莲子心确为清热止血之
佳品。[《长江医话》——屠揆先]

莪 术

为姜科植物蓬莪术、温郁金或广西莪术的干燥根茎。野生。蓬莪术主产于四川、广东、广西；温郁金又称温莪术，主产于浙江温州；广西莪术又称桂莪术，主产于广西。秋、冬二季茎叶枯萎后采挖。除去地上部分、须根、鳞叶，洗净蒸或煮至透心，晒干，切片生用或醋炙用。辛、苦，温。归肝、脾经。

莪术之"益气"辨

《本草备要》在论述莪术时，有这样两句话："虽不泄剂，亦能益气。"我的体会是：莪术之泄，非指泄下，而是疏泄，运通之意，所谓"益气"，并不意味着"补气"。我的理解主要有以下三点。

（1）莪术虽为破气化瘀之品，介辛苦气温并不峻猛。莪术既然能够开胃化食，这就有助于脾胃功能的恢复。开胃化食，就意味着人的气血生化之源有了保障，就为人体正气的恢复创造了有利的条件。所谓"益气"，就是有益于正气的恢复和舒展。

（2）莪术能"破气中之血"。气为血中之帅，气行则血行，气滞则血瘀。所云"气中之血"，说明气之前导作用不利，血亦不能随之畅行，这是气滞不前，造成血液稽留的表现。亦即气滞血瘀。莪术攻逐的是滞气，消泺的是瘀血，敦促气血按正常规律周而复始，也就是起到了"益气"的作用。

（3）莪术"治心腹诸痛"。《内经》曰："痛者不通，通者不痛。"所谓诸痛，不言而喻，即指明各种类型的疼痛。肝胃之症，癥瘕积聚，诸如此类，均可导致心腹疼痛。莪术益气疏郁，其痛自缓。[《名老中医医话》——刘绍勋]

肝胃之病用莪术效果好

我认为，治疗肝胃之病，如果经过准确辨证，因人、因病而异，方中适量加入莪术，无论缓解症状，还是调节脏腑功能，疗效甚为可观。

一般来说，我应用莪术的基本剂量是 7.5g，中等剂量是 10g，有时也用到 15g 或 20g，或者剂量更大一些，这要根据病情的轻重缓急和患者的体质强弱来决定。我用莪术治疗肝炎、溃疡病，也用于治疗癌症。莪术的一个主要特点是通肝经聚血，解毒止痛。我通过临床实践，认为莪术对胃癌疗效较好。胃癌早期用莪术，会增进饮食，增强体质，促使病情稳定；胃癌晚期用莪术，能够明显减轻疼痛，改善肌体"中毒"症状。[《名老中医医话》——刘绍勋]

莪术用于脾胃病

莪术行气活血，消积止痛，常与三棱同用治疗血瘀成癥积的病证。胃痛兼血瘀而痞胀，病位较固定者，莪术用之有效。还有胃痛血瘀而胃酸过多，时时嘈杂、反酸，在辨证方中加配莪术，有协同或加强制酸作用。气虚兼瘀而防白术滞气者，可用莪术。

另有极少数因上腹部受拳击损伤而瘀血内留，不时脘痛，天阴尤甚者，据证配用莪术，效果颇佳。[《徐景藩脾胃病治验辑要》]

莪术用于妇人气分病

辛苦性温，入肝经。行气中之血，其理气之功优于三棱，破血之力则不逮于三棱。若二者配伍，用于血瘀气滞之闭经，痛经，产后瘀血作痛，及癥瘕等证，更可加强行气破血，磨积消坚之功。[《中医当代妇科八大家》——哈荔田]

柴 胡

为伞形科植物柴胡（北柴胡）或狭叶柴胡（南柴胡）的干燥根。北柴胡主产于辽宁、陕西、河北、河南等地；南柴胡主产于湖北、安徽、四川、黑龙江、吉林等地。春、秋二季采挖，除去茎叶及泥沙，干燥，切段，生用或醋炙用。苦、辛，微寒。归肝、胆经。

柴胡的炮制方法

麦麸炒北柴胡：每500g北柴胡用蜜制麦麸二两（60g），将麦麸撒在烧热的铁锅中，随即将柴胡倒入拌炒至焦黄时取出，筛去麦麸放冷即成。炒后呈棕黄色，皮部有皱纹，质地粗糙疏松多见小裂缝，味微甜。[《医林拔萃》——周瑞生]

软柴胡与银柴胡

软柴胡，习惯上仅写柴胡，主产于辽宁、湖北等地；主要功效为疏肝开郁，和解表里；用以升阳散热，又为治疟特效药。银柴胡，主产于陕西、宁夏等地，以产于银川者最佳，故称银柴胡；主治劳热骨蒸，小儿五疳羸热。[《干祖望医书三种》]

三种柴胡，调肝要药，用法各异

先师常言：柴胡为调肝要药，共有三个品种，用法各异。内科医师习用柴胡为干燥根茎，有南北之分，南柴胡又名软柴胡，北柴胡又名硬柴胡。皆有解表退热，疏肝解郁，升举阳气之功，一般均用北柴胡。而南柴胡只用于肝郁劳热时。竹柴胡又名竹叶柴胡，药用带根的全草，长于疏肝解郁。银柴胡又名银夏柴郁，药用其根，功专清虚热，除疳热，为阴虚内热、骨蒸劳热、小儿疳积发热的主药，较之南北柴胡，其无升腾发泄之弊。三种柴胡皆苦寒而俱入少阳厥阴，投之宜别：肝气郁结者当用竹柴胡，阴虚内热者当用银柴胡。这两种柴胡用途较广。只有在邪热留于少阳半表半里时才考虑用北柴胡。三者之异，不可不辨。[《中国百年百名中医临床家·叶心清》]

柴胡无劫肝阴之弊

通过几十年临证体会，本品按正常剂量使用，无论使用暂久，均无劫肝阴之弊。非但不劫肝阴，反是养阴之佐品，疗补肝阴之不足。如《医宗己任编》所出滋水清肝饮、滋肾生肝饮，均系六味地黄合柴胡加柔肝之品。主持劫肝阴之说者认为，柴胡系纯阳之品，久用阳能伐阴。余认为，决不可离开肝的特点而论肝。肝喜条达，得柴胡疏泄，气行郁解，气血畅达，肝血调顺，肝阴何以会被劫？再则，柴胡质轻味薄，并非攻伐之品，具升散之功，而不备伐阴之力。受劫肝阴之说而忌用柴胡者可放胆施用。当然，肝阴不足之体，选用柴胡时，切忌辛燥之品。柴胡虽为医家之宝，仍应根据其功用，有适应证再投药，且中病之后，也当适可而止。如无柴胡之症，恣意用柴胡试之，徒然也。

余认为，柴胡为肝经主药。小柴胡汤为少阳百病之宗方，柴胡疏肝散以疏肝气，逍遥散以解肝郁，清肝饮以清肝热，龙胆泻肝汤以泻肝火，痛泻要方以搜肝风，四逆散以理肝脾，均将柴胡列为主药防邪由表入少阳，令邪自少阳转表而出，引药入少阳之经，透达膜原之邪，更是非柴胡不可。肝脾不和，肝气犯胃，木火刑金，女子冲任不调，热入血室，柴胡也绝不可少。李东垣制补中益气汤取柴胡质轻气薄而选入补气之剂，以达升阳举气之目的。东垣可说是识柴胡而又善用柴胡者，为柴胡之用，又别开生面。

余将柴胡的作用归纳为以下几点：柴胡能出表入里，转动枢机，散寒泻热，透达膜原，疏泄肝气，调理气血，升阳举气，引药入经。南、北柴胡可互为通用。余常谓"柴胡为医家之宝，肝家之要，选用有方，其功难得"。

柴胡用量：作升举药、作引经药给 3～5g 便可。其余用途，均可给 10～15g。[《名老中医医话》——言庚孚]

柴胡一味，五擅其长

柴胡，性味苦平，入肝、胆二经，功能和解退热，疏肝解郁，升举阳气。临床应用较为广泛。但是有的人惧其"升散"之弊，弃而不用，或过于慎重，想用又不敢用。关键在于如何掌握好适应证和用量。由于其味辛性平，能够升发疏散，枢转少阳之机，祛邪外出，故能和解退热。由于它能升发阳气，条达气机，故能疏肝解郁，疏气调经，且有间接益气之效，和表透达，流通经络气血，和调津液，无汗能发，有汗能敛。由于它能开发疏调，不但升阳益胃，助运举中且能升散中焦湿阻，化湿而为津液，故能止带。

柴胡本为气分药，入气分能疏气解郁，以气治血，即通过调气而治血分病。因其又入足厥阴肝经，肝为血脏，故又能入血分，行血中之气。由于配伍不同，不但能祛散血中之寒，又能推动血中之郁热，使之透达外解。

关于柴胡的用量：若用于祛邪解热，9～12g 即可。若用于解郁开阳，3～5g 而已，旨在取其药性，引药入经。若用量过大，未必适当。

（1）和解退热：柴胡所以能退热，是因为其味辛，功能辛散疏解。因其性平，所以由于配伍不同，所解之热范围也以少阳经热为主。

（2）舒气调经：月经病多因肝、脾、肾功能失调或气血、冲任失调所致。而且多由情志抑郁，疲劳过度，房事不节而诱发。柴胡具有疏肝调气的作用。既是气分药，又能入血分而行血中之气。在气分能调血，在血分又能调气因此可以疏气而治血病，所以在调理月经时，多以柴胡配伍而组方。

（3）疏肝解郁：疏肝解郁的作用与前述功能相似，郁结多为气滞所致。引起气滞的原因很多，寒热失调、情志抑郁、忧思过度或痰饮浑浊等均可引起气滞郁结。妇科常见者，为肝气郁滞和脾胃气滞。柴胡能够顺其条达之性，发其郁遏之气，既能疏肝又能和脾而解郁结。

（4）升阳益气：人体的气血、阴阳相互依存，阳虚者必见气虚，气虚者多见阳虚。气虚、阳虚多为机体气化功能不足，所以在补气时常配合升阳的药物，以促进其气化作用，使之更好地发挥补气的功能。而柴胡则具有升阳益气的作用，这种协同作用是以补气药为主，柴胡升阳为辅。

（5）升散除湿：湿为阴邪，重浊黏腻。外湿多侵犯肌表、经络而为病。内湿则以脏腑功能失调为主症。外湿重者可以影响内脏，内湿重者也可以涉及肌表。湿邪为病有在里、在表、在上、在下、热化、寒化之别。湿邪在上、在外者，宜宣解而散之，在下、在内者，宜健脾行水以

利之。[《中医当代妇科八大家》——刘奉五]

柴胡用于升举阳气

柴胡具有升举阳气之功，但必须与补气健脾药相伍，以发挥其辅佐的作用。凡气虚下陷，清浊不分，以致洞泄寒中，脱肛、癞疝、崩漏、带下、月经不调等，须于补气健脾药中，配以少量之柴胡，以助其升阳之效。此法如李东垣之补中益气汤、傅青主之完带汤、定经汤等均属之。补中益气汤是于参、芪、术、草等补气健脾药中，加入1g之柴胡；完带汤则于白术、苍术、人参、淮山药、陈皮、甘草等健脾燥湿药中，配以2g柴胡；定经汤则于茯苓、淮山药、菟丝子、当归等健脾补肾药中，佐以1.5g柴胡。其分量均不到3g，故柴胡之用于升阳者，用量以3g左右为宜。从中药升降浮沉之理论来说，量轻则有利于升浮也。[《中医当代妇科八大家》——罗元恺]

柴胡用于疏肝、解郁、调经

柴胡能平肝胆、三焦相火及解胸胁中结气，治头痛眩晕，月经不调，这是柴胡宣散气机的作用所取得的效果。方剂中以逍遥散、丹栀逍遥散、四逆散等为代表。逍遥散功能疏肝解郁，健脾养血。治肝郁血虚而致两胁作痛，头痛目眩，口燥咽干，神疲食少，或见寒热往来，月经不调，乳房胀痛。近代也用于慢性肝炎之属于肝郁脾虚者。逍遥散从疏肝健脾着眼，仲景谓见肝之病，当先实脾，以防木病克土。若兼肝经郁热者，则加牡丹皮、栀子，以清肝胆之郁热。四逆散功能透解郁热，疏肝理气，其人或咳、或悸、或小便不利、或腹中痛、或泄利下重者。近代也用于急、慢性肝炎，肋间神经痛，胃及十二指肠溃疡等属于肝气郁滞者。本类方剂，宜配伍芍药、当归、枳实、甘草等。柴胡用量宜适中，与配伍药之分量大体相同，一般可用6～9g。[《中医当代妇科八大家》——罗元恺]

柴胡治胸胁苦满

小柴胡汤为少阳证主方，而柴胡又为小柴胡汤之主药。胸胁苦满为柴胡汤之证，据临床观察柴胡对热性病之胸胁苦满确有良效。有经诊断为大叶性肺炎而胸胁苦满证显著者，予以小柴胡汤有效。近有同道用于大叶性肺炎六七例均获效，亦以胸胁苦满为主。关于柴胡解除胸胁苦满之药理作用，偶阅杉原德行《汉方医学》云："柴胡可解除肺循环郁血而致之胸胁苦满。"大叶性肺炎之胸胁苦满由充血而致，用之而亦有效，其理有共同欤？[《姜春华论医集》]

柴胡用于妇人气分病

苦平微寒，归经肝胆。以其升中有散，和解退热，近代多列入解表药中，殊不知其实为疏肝解郁之佳品。柴胡功在疏肝和解，故在妇科疾病中，凡属肝郁不疏者皆可应用。酒制升清止泻，醋制止血止痛，鳖血拌炒退热，皆足资参考。[《中医当代妇科八大家》——哈荔田]

用柴胡退热的剂量与服法

对柴胡的退热剂量，历来是有争议的，有说轻可祛实，有说重用才有效果。仲景《伤寒论》中用柴胡半斤以退热，根据柯雪帆的考证，汉制半斤相当于今之125g，由此可见，欲使柴胡起退热效果，剂量宜重。我们临床实践，用柴胡每日30～120g，退热作用明显，且无汗出淋漓，也无升火烦躁等所谓升阳劫肝阴的不良反应。

另外，对柴胡退热的服用方法也有讨论的必要。一般常用的服法是一剂药分头煎或煎2次服用，就其所起的作用来讲，这是不够理想的。仲景用小柴胡汤和解退热，并强调一日3次的服法以加强退热效果。我们临床用柴胡治肺炎高热的病症，开始用常规一日2煎的服法，效果不佳，后来改用柴胡120g一日分4次服用，退热作用明显提高。经临床反复实践，我认为重用柴胡120g一日4次的服法，至少对以下两种类型的疾病用之有明显的作用。

其一是对病毒性感冒出现高热，应用中药发汗退热。效果比单纯用西药明显。风寒者，用荆防败毒散加减；风热者，用普济消毒饮加减。其二是对大叶性肺炎出现高热起伏、伴胸闷泛恶等症的患者，用小柴胡汤加减至消退高热、消散肺部炎症是有一定效果的。

另外，柴胡在方剂配伍中的作用不同，也有以轻取实的作用。如用大柴胡汤加减治疗胆囊炎、胆结石、急性胰腺炎等，以通下清理湿热为主，用少量柴胡疏肝利胆即退热的，也有用柴胡配合甘温补益以退虚热的，甘温除热方剂补中益气汤即是轻可祛实的例证。[《长江医话》——彭培初]

柴胡临床配伍应用

先生对于柴胡的功效作了详尽的研究，兼之柴胡本身药效范围之广，先生凭借其丰富的临床用药经验，组成许多药对，使之相辅相成，用诸临床，颇多效验。其常用药对如下。

（1）柴胡配黄芩：柴胡疏肝解郁、透表泄热、散结调经、宣畅气血；黄芩寒能清热、苦能燥湿，长于治疗因湿热壅结所引起之下痢，又善清上焦肺火，治肺热咳嗽，亦治血热血溢，有清热利尿、镇静降压之能。两药合用，可升清阳而降浊火，和解退热，泻火凉血，调肝胆之气，清内蕴之湿热。

（2）柴胡配白芍：柴胡疏肝利胆解郁调经，白芍止痛和营，味酸性敛，能制柴胡之辛散。两药合用，既能疏肝清胆，又能和解表里，解郁止痛。

（3）柴胡配升麻：柴胡、升麻，俱能升下陷之清阳，但施今墨云柴胡行气于右，升麻行气于左。两药合用，一左一右，相辅相成，使升提之力倍增。

（4）柴胡配附子：柴胡解热，附子强心，用治心力不足而热不解者。

（5）柴胡配白薇：柴胡达阳气、白薇敛阴气，治寒热如潮、非外感时邪之原因不明低热有良效。

（6）柴胡配枳实：柴胡升气、枳实降气，一升一降，使脏腑之气得以调畅。合芍药甘草即为四逆散，治腑气不通之四肢厥冷、胸胁疼痛。

（7）柴胡配前胡：柴胡散邪解热，前胡降气化痰，治时感咳嗽痰多。

（8）柴胡配龙胆：柴胡疏肝，龙胆泻肝。凡头面升火，口苦胁痛，大便闭，小溲赤者用之，加强了泻肝作用。

（9）柴胡配夏枯草：柴胡抗结核消瘰疬，疏肝解郁，夏枯草清肝散结，治瘰疬瘿瘤。两药合用，相得益彰，治疗甲状腺功能亢进、甲状腺肿、目赤羞明、头晕头痛有良效，或加山羊角、羚羊角其效更佳。

（10）柴胡配竹茹：柴胡疏肝散热，竹茹清热化痰、泻火除烦止呕。两药合用，治肝胆火逆呕恶躁烦。[《陈苏生医集纂要》]

党　参

为桔梗科植物党参、素花党参或川党参的干燥根。主产于山西、陕西、甘肃、四川等地。春、秋二季采挖，去掉茎苗及泥土，晒干。切厚片，生用。甘，平。归脾、肺经。

党参与太子参

党参甘平，为补益脾胃的常用药。太子参微甘，补益脾胃之力弱，但补气而不滞气，并有健胃养胃作用。

（1）对慢性胃病证属脾胃气虚者，一般常用党参。但如其虚不甚，脘痛隐隐，初次诊治，未知其个体反应如何，不妨先用太子参，如无不合，再投党参。

（2）有的属胃阴不足证，兼有气虚，脘痛喜按，舌红口干，食少形瘦，可在滋养胃阴方中配加太子参。

（3）妇女脾胃气虚，常兼有较明显的气滞，较适合用太子参。

（4）夏季胃病发作，食思不振，脘痞，神倦，午后低热，证属脾胃气虚者，可用太子参。[《徐景藩脾胃病治验辑要》]

党参临床用途

党参于脾胃虚弱及劳伤损怯之因乎气分不足者，用之最为恰当，现分述如下。

（1）久泻、间泄或大便溏薄或完谷不化，属于脾胃虚弱，健运无力者。症见：面色㿠白，畏寒肢倦，食欲不振，脉微细弱，舌白不腻等象。

（2）痢疾病后，肠运不健，中气不足。症见腹部绵绵空痛，便解已无脓血之象，纳谷不馨，神疲乏力，脉微弱而重按细弱，舌有薄苔而不黏腻者。

（3）温热半后，热退多天，胸脘已舒，寝能安寐，小溲已淡，纳谷已馨，脉象微细无力，舌质微红尚润者。

（4）虚劳身有潮热，自汗少寐，形寒肢冷，大便略溏，精神委顿，脉弱无力，舌质淡白少华者。

（5）肺、胃出血，鼻衄及便血后，血去气伤，疲乏无力，面色苍白，脉微弱或小弦，重按无力，舌质淡红或白而尚润者。倘脉见弦芤，则当忌用。

（6）疟疾久发之后，少阳邪祛，中气受伤，自汗少寐，懒言少语，面色苍白，脉象虚弱无力，舌苔微黄而润者。

（7）自汗经久不瘥，少寐惊惕，畏寒倦卧，见风凛凛，胃纳呆钝，脉细，舌淡白者。

（8）呃逆气短，眩晕，食减，心慌神倦，寐难入寐，租用脉动胸者。

（9）崩漏带下，子宫下垂，由于气虚不能固摄，脉弦细或身细，或浮按有力，重按无力者。

（10）小儿疳积、泄泻、慢惊风等，因于脾胃虚弱者。

凡病中骤然出现虚弱者，大胆用之。如邪热正盛，或痰气食积，或癥瘕积聚，则应先祛其邪，邪去方可用此以补正。

凡呼吸粗壮，喉间痰声辘辘，面红烘热，头痛，目红，胸膈痞闷，噫嗳呕吐，腹胀胁痛，大便秘结，小便短赤，脉浮滑或弦数有力，舌苔

黄白而厚或黄腻，或舌边尖起刺，形证俱实者，非此所宜！[《申江医萃——内科名家陈道隆学术经验集》]

射　干

　　为鸢尾科植物射干的干燥根茎。主产于湖北、河南、江苏、安徽等地。春初刚发芽或秋末茎叶枯萎时采挖，以秋季采收为佳。除去苗茎、须根及泥沙，洗净，晒干。切片生用。苦，寒。归肺经。

　　射干用于消瘰疬

　　古今用药习惯不同，如射干一味，近代多作咽喉清热解毒之剂，而古代诸家本草载其有利痰行瘀、消结核、散瘰疬之功。朱丹溪亦云："行太阴、厥阴之积痰，使结核自消，甚捷。"据此而论，则射干不仅有清利咽喉之功，更具有消瘰疬之作用。

　　余乡人王某之妻，患瘰疬多年，大小成串，质硬。于1959年瘰疬自行破溃，数年不能愈，百医不效。而本县有一草医，自荐祖家传草药，可以医治，故往索方诊治。医者保密，每次给药，事先捣烂，不识何物，索价甚高。一次王某取药时，该医不及全部捣烂，见其中有叶片酷似其村旁小溪之物，自采服之。月余之间不仅瘰疬全部缩小，并所溃之处自行而愈。后将此物提供识者辨认，乃射干也。

　　射干亦名扁竹，以其叶似竹叶，叶柄扁平而名。以西医学衡之，王某之妻为颈部淋巴结核之可能性大，而射干一味竟能有如此之效果，实出意处。此药究之诸家本草，早有"自消瘰疬"之记载，本非该草医之所创。然取其生药力胜，独此一味，单刀直入，治疗积年沉疴，则非一般医者所能也。余曾作一般辩论观察，由于药源缺乏，未能追究其效。自后亦未有机会作此研究，录之以待有志于斯者。[《竹棠医镜》]

徐长卿

为萝藦科植物徐长卿的干燥根和根茎。辛，温。归肝、胃经。

徐长卿临床新用

徐长卿，别名鬼督邮、石下长卿、寮刁竹等。辛温，无毒。历来认为本药具有祛风止痛，解毒消肿之功。用于治疗风湿病及跌打损伤等。

通过40余年临证应用，发现该药还具有益气利水、活血化瘀等功用。

以徐长卿配合鹿衔草、金雀根、川牛膝、黄柏、制茅术等治疗肾脏病；配合六月雪、王不留行籽、皂角刺、土茯苓、生大黄、菝葜等治疗慢性肾衰竭；配葛根、豨莶草、防风、防己、赤芍等治疗颈椎病；配合川牛膝、桑寄生、杜仲、独活、川续断等治疗腰椎增生症；配合威灵仙、秦艽、扦扦活、豨莶草、生地黄、甘草等治疗结缔组织病；配合地龙、全蝎、桃仁、丹参、天麻等治疗缺血性中风病；配合伸筋草、豨莶草、透骨草、威灵仙治疗痛风性关节炎；配合川楝子、延胡索、制香附、失笑散等治疗慢性胃病；与龙胆、生栀子、黄芩、牡丹皮相合，治疗带状疱疹；与柴胡、赤芍、平地木、田基黄等相合治疗慢性肝病；以及随症配伍，治疗各种皮肤瘙痒、肿瘤疼痛等，均能取得较好疗效。

徐长卿常用剂量为15～30g，小儿酌减。

现代药理研究发现，本药含有牡丹酚、脂酸、桂枝酸、黄酮苷、糖类、氨基酸类等成分。有镇痛、降血压，并可减慢正常动物心率，改善心肌急性缺氧的心电图变化。并对金黄色葡萄球菌、痢疾杆菌等有抑制作用。[《叶景华医技精选》]

高良姜

为姜科植物高良姜的干燥根茎。主产于广东、广西、海南等地。夏末秋初采挖生长 4～6 年的根茎，除去地上茎、须根及残留鳞片，洗净，切段，晒干。生用。辛，热。归脾、胃经。

高良姜用于止泻

高良姜一般用治胃寒疼痛，脾合胃，脾胃虚寒之久泻用之亦效。其适应证为便泻腹痛绵绵，畏寒喜暖，舌苔薄白，用炮姜或炮姜炭而其效满意者，即可用高良姜 5～10g。

考《普济方》吴茱萸散（吴茱萸、肉豆蔻、干姜、高良姜、陈皮、厚朴、砂仁、白术、甘草），主治"肠痹寒湿内留，腹胀满气急，大便飧泄"，即是高良姜与干姜二姜同用之方，该书尚有草豆蔻散，亦是高良姜与生姜同用。[《徐景藩脾胃病治验辑要》]

荷　叶

为睡莲科植物莲的干燥叶。苦、辛、微涩，凉。归心、肝、脾经。

升发清阳治泄泻

泄泻之伤于暑湿者在临床上有季节性，并不常见，而脾虚泄泻，甚而滑脱不禁，则较平常。只要患者无实留著，即可用涩法，荷叶便是有效药物之一。倘患者泄泻势缓，或者少量黏液，则配合酸涩并可杀虫之石榴皮；泄泻量多，以水为主者，配合诃子肉，收效更佳。

曾治一患者，因中风卧床，腹泻不止，日行 10 余次，遍用西药止泻药而未果。症见泄泻日久，粪质稀薄，其气并不臭秽，大肉已尽脱，口唇干燥，舌红瘦薄，少津，苔剥，脉沉细数。患者年事已高，枯木沉舟，难以速效，勉力略之。拟方：南沙参、北沙参各 15g，荷叶 15g，诃子肉 10g，炙甘草 4g，炒白术 10g。此时患者阴液已耗伤较著，清热除湿不妥，而利小便以实大便则更为错误，故拟方以养阴并收涩，并以荷叶升清。患者服用该方旬余，腹泻减轻，饮食渐增，精神转佳。[《中医临证与方药应用心得》]

海蛤壳

为帘蛤科动物文蛤或青蛤的贝壳。咸，寒。归肺、胃、肾经。

海蛤壳为主药治哮喘

以海蛤粉为主药治哮喘的经验，是从《本草备要》"蛤粉"条下所载李防御为宋徽宗宠妃治咳嗽的轶闻中得到启发而总结出来的。

根据《素问·至真要大论》"诸逆冲上，皆属于火"的论述，认为哮喘一证是"火热痰饮为本，风寒水气为标。由于痰饮与火热内伏于中上二焦，再经外感风寒水湿，使热邪火气不得外散，火性炎上，转挟痰饮上冲，故哮喘气逆而声如曳锯。在治法上如徒用降逆，不加升散，或徒用升散，不加泄热，则病必不除"。故参用《金匮要略》治"咳而上气，喉中水鸡声"之射干麻黄汤方，去苦平有毒之射干，易以咸平无毒之海蛤粉，重用至15g以上。其谓该药清热利湿、化痰下气、有降逆平喘之功，故用为主药。方用炒枳壳、炙麻黄、炙甘草、杏仁泥、桔梗、前胡、款冬花、紫菀、法半夏各10g，海蛤粉15g，细辛、五味子各2.5g，鲜生姜3片，大枣3枚。水煎1小时，分3次温服。上方加桔梗助麻黄、细辛、生姜之辛散宣通、升提开发，加杏仁、前胡、枳壳，增强降逆敛肺、化痰下气之力；甘草合大枣之甘温，补脾益胃、润肺和中。其义升中有降，散中有收，温中有清，泻中有补，功能降气化痰，止咳定喘，散寒清热，利湿行水，敛肺安胃，故用之多验。[《著名中医学家的学术经验》——张梦侬]

海螵蛸

为乌贼科动物无针乌贼或金乌贼的干燥内壳。产于辽宁、江苏、浙江沿海等省。收集其骨状内壳，洗净，干燥。生用。咸、涩，温。归脾、肾经。

海螵蛸与瓦楞子

海螵蛸性微温，瓦楞子性平，均有制酸作用，适宜于胃痛泛酸嘈杂之症。

（1）海螵蛸制酸功用较强，兼能止血。对胃寒而多酸，气虚不摄血致黑便出血者甚宜。一般以研成细末吞服者效良。

（2）瓦楞子制酸作用较逊，但兼能行瘀消癥。上消化道出血后之脘痛多酸，胃中郁热证，常可用此。煎剂应打碎先煎。[《徐景藩脾胃病治验辑要》]

乌贼骨为降逆良药

乌贼骨（海螵蛸）味咸涩性微温，主要用于收敛止血，止带固精，制酸止痛，燥湿生肌。遍查历代本草，未有言其能降逆者。唯《素问·腹中论》血枯症中有"胸胁支满者，妨于食"之名，治以四乌贼骨一芦菇（即茜草）方。及叶天士《本草经解》中有乌贼骨气微温，禀天春和之木气，入足厥阴肝经之说。假与疏肝降逆之效有关，然终系附会。

余意咸能润下，润下即可降逆除痞，如大承气汤之治痞满燥实是也。夫呃逆者，不论其为胃寒、胃火，脾肾阳虚，胃阴不足等不同病因，均为胃气上逆之症。乌贼骨既能润下，治呃逆理当有验。扩而充之，治一切气逆之症，亦必有效也。旋复代赭汤之所以能降逆化痰者，因方中旋覆花一味，辛苦咸微温，润下之故，故有诸花皆升，唯旋覆独降之说。

曾治吉格某，男，69岁。1988年1月5日就诊。患胆石症伴胆总管梗阻，于3天前手术治疗，手术经过良好，唯术后呃逆，昼夜不止，牵拉刀口疼痛难忍。曾用中西药各法，未能制止。余投以乌贼骨60g，浓煎300mL，分2次服，下午4时服药后，呃逆次数减少，晚9时再服1次，一夜未呃，自此痊愈。

郭某，女，51岁。于1988年3月17日就诊。患梅核气2年，屡治不愈。近日以增胸满胁痛，便秘。余投以乌贼骨60g、佩兰叶30g，煎成 450mL，每次服药汁 150mL，送服十香止痛丸 1 粒，每日 3 次服药。服药 3 天止，8 天已。

按：乌贼骨咸以入肾，有收敛之功用，能治吐血、鼻衄，足见具降逆之效。用于手术后呃逆和梅核气各 1 例收效，前证多虚，后证多实，表明乌贼骨治呃逆似乎起到补与泻的双相作用，有待验证。[《内蒙古名老中医临床经验选粹》——邱德锦]

益母草

为唇形科植物益母草的新鲜或干燥地上部分。我国大部分地区均产。野生或栽培。通常在夏季茎叶茂盛，花未开或初开时采割，除去杂质，洗净，润透，切段后干燥。生用或熬膏用。辛、苦，微寒。归心包、肝、膀胱经。

益母草用于妇科疾病

益母草辛微苦、微寒，入心、肝经。功能活血祛瘀调经，消水解毒。入肝清热活血疏散，专治胎前产后诸证，故名益母草。此药入血分，养血调经，化瘀血。见血虚者能养，血瘀者能破，补而不腻，行而不聚。合当归养血；入妇科得生丹调经治月经错后，行经腹痛；入产后生化汤可行血化瘀，治产后恶露不下或恶露不止所引起的腹痛。[《中医当代妇科八大家》——刘奉五]

益母草是妇科良药

益母草，又名坤草，其性味辛苦微寒，不仅能入心、肝和膀胱经，而且能直入冲、任二脉阴血之海，是行中有补、祛瘀生新之品，为妇科常用之良药。

益母草的作用，根据历代医书归纳起来，主要有三种：一是化瘀生新，二是利水消肿，三是散风解毒。这三种作用，都经得起临床的验证。但我认为其第一种作用最主要，我常说益母草能祛瘀，也能止血。

盖其味辛则能散，苦则能降，辛开苦降，可以祛瘀生新；其性微寒，能清冲、任之伏火而凉血止血。妇女以血为主，经、带、胎、产、乳均与血有关，治妇科病不离血，如能正确运用益母草，则其疗效迅速。

我在妇科临床实践中，在辨证论治的基础上，常常加入益母草一味，取其直达血海之功，例如经行错后，量少色淡，甚或经闭者，此属血虚之变，常用圣愈汤加益母草治之，或用简便方黑豆、鲜嫩益母草各等量，同煮烂熟加油、盐服用，可收到预期效果；带下色白质稠而夹血丝者，此属脾失健运、不能统摄血液所致，常用异功散或补中益气汤加益母草治之；孕妇胎漏出血，治之当着眼于安胎止漏，如阴虚火旺而胎漏，常用两地汤补水制火以治本，加益母草、墨旱莲以止血化瘀；产后之妇，是又虚又瘀之体，如恶露不绝偏于虚者，以益母草加入佛手散或生化汤治之，偏于瘀积者，则以桃红四物汤加入益母草治之；孕妇临产受惊以致郁结难产者，常用保产无忧散加益母草治之，则撑开催产之力加强；婚后多年不孕，症属阳虚寒凝、胞脉不通者，常用少腹逐瘀汤加益母草、制附子治之，取其温化通行之功。

忆往昔年轻时跟师临床，曾见老师用大承气汤加益母草治死胎下不，往往服药一二剂而收到满意的效果；又一产妇临盆三日，气虚乏力，胎儿不下，经西医诊为"宫缩乏力"，后经一老中医辨为气血虚弱，载运乏力论治，以鲜益母草250g、土黄芪250g，同煮乘温热频服，药2剂后，气充胎出，母子均安。

益母草不仅是妇科良药，而且属于血分病变的各科疾病都可用之，如小便短赤涩痛的血尿，属下焦湿热，损伤络脉，用龙胆泻肝汤加益母草治之；长夏之时，湿热交蒸，小儿全身肌肤痒疹难忍，或疮疖痈肿，以益母草配忍冬藤各适量，同煮水外洗，或配一点红共捣烂外敷，能祛毒消肿、清热止痒。

益母草的用量，方书用量是 10～15g。我用于止血时不超过20g，多与墨旱莲同用；用在活血祛瘀时，是 30～150g，多与归、芎之类同

用。[《班秀文临床经验辑要》]

益智仁

为姜科植物益智的干燥成熟果实。主产于广东、广西等地。夏、秋间果实由绿转红时采收，晒干或低温干燥。去壳取仁，生用或盐水炒用。用时捣碎。辛，温。归肾、脾经。

益智仁可引起鼻衄

1981年秋，余治一例12岁男孩遗尿症，投以缩泉丸煎剂，方中用益智仁12g。服药后患儿鼻衄如泉涌，停药后衄止。复诊时察其苔脉，并无阳热体征，余意前次出血，乃病情巧合，仍予原方加煅龙骨、煅牡蛎以增强潜降收涩之力，但药后又见鼻衄。详询其母，云患儿素有便燥之症，半月前患肺炎，始悟其为素体肠燥津亏，风温热邪又复伤阴。《本草从新》云"血燥有热者，不可误入"，信不诬也。医者临证，苟不四诊合参，详于审辨，每易偾事。[《长江医话》——李兰舫]

桑　叶

为桑科植物桑的干燥叶。我国各地大都有野生或栽培。经霜后采收，除去杂质，晒干。生用或蜜炙用。苦、甘，寒。归肺、肝经。

桑叶可止夜汗

余用桑叶止汗，乃从偶阅小说中得到启示。书中言，一僧，每就枕则汗出遍身，衣被皆透，20年不愈，监寺教以霜桑叶焙末，米汤下6g，数日遂愈。今适遇此症，不妨一试，果真有验。然转思本例与桂枝汤合用，取效是否乃桂枝汤调和营卫之结果，而非桑叶之功？不久，又连遇夜汗者数例，不杂他药，独取桑叶一味治之，多能应手取效。于是，桑叶有止夜汗之功，确信无疑矣。

1973年冬，患者陈某，男，年35岁。因夜汗长达1年之久，来我院中医科就诊。自述每夜12时左右，即汗出如洗，衣被尽湿，夜夜如此，症已经年，医治无效。其特点：夜尿时，必如冷风袭人，皮肤粟起，内则若有热流上冲，旋即头眩欲仆，摇摇不能自持，并见口苦、音嘶、小便短赤等症。脉细微而数，舌质淡红。

从症而论，颇似《金匮要略》论百合病，时人颇多此类神经症，并有营卫失和使然。病之所苦在夜汗，求愈之迫者在此，故医者务在止汗，方可偿其所愿。《伤寒论》曰"病人，脏无他病，时发热，自汗出而不愈者……宜桂枝汤主之。"患者脏无他病，其非形体实质之病变可知，盖所指亦即神经症也。依症立方，乃投桂枝汤。是方兼具平冲逆、障风袭、止汗出三症之用。复以百合滑石代赭汤。百合滋而润之，滑石清而利之，赭石重而镇之，以其有口苦、音嘶、小便短赤、头眩上逆诸症故也。汤药之外，嘱患者每日吞干桑叶末9g，米汤下之。上方进3剂，夜汗顿止，续服5剂，虚热上冲、淅然恶风、头眩欲仆诸症悉除。后以益气养阴、清轻调理之味以善其后。[《名老中医医话》——魏龙骧]

桑叶止小儿盗汗

经验：民间常用桑叶焙干为末，空腹温米饮调下治盗汗。我曾用于小儿体弱，睡后汗出，头面如洗，选桑叶60g焙干研细末，每晚睡前米汤送服5～10g，不及1周，盗汗竟除。实践证明桑叶辛凉宣透，为小儿盗汗首选药物。[《名老中医医话》——谢海洲]

桑叶的临床用途

桑叶清肺泻胃，凉血燥湿，祛风明目，晚清后颇为盛行。"桑菊饮"举为君药，成为时方要药。江浙一带治热性病喜用"霜桑叶"，以其经霜后凉血清热之力更著；又有"饭桑叶"者，乃置饭锅上蒸制而成，去其散风之力，而取其轻清扬上，善治头目诸病，时医多赏用之。余临床探索其奥，尚有以下几点妙用。

（1）盗汗：《医学入门》云："思虑过度，以致心孔独有汗出者……

青霜第二番叶,带霜采阴干,或焙为末,米饮调服。"临床用之确有效果。乡妇王氏,年六十,盗汗已2年余,询其别无所苦,饮食如常,唯觉精神疲乏。始用益气固表,继用滋阴降火皆无效。后以霜桑叶研末,米饮调服9g,早晚各服1次,半月已愈,终未复发。先师秦伯未先生,亦喜以此味治头面出汗(俗称蒸笼头),皆有渊源。

(2)阴虚内热患者,又罹新感,寒热往来,不宜柴胡之耗散,家严亦鲁公喜以桑叶与牡丹皮同用以代柴胡,乃仿叶桂手笔。余仿之亦多应手,他如血家新感与经期寒热亦用此法,防止热入血室。轻清以去实,从而血络安宁,微汗而解,引为心法。

(3)引经药:临床治面部色素沉着,用血府逐瘀汤清营化瘀,佐以桑叶(桑白皮)引经入肺,取肺主皮毛之义。治急慢性肾炎方中,常以桑叶或桑白皮为使,引经入肺以畅水源,有利于利尿退肿;治老年性便秘,用桑叶宣畅肺气,有利更衣,此法多验。

(4)世传验方,经验证者如《圣济总录》治吐血不止,晚桑叶焙研,凉茶冲服9g。《千金要方》治头发不长,用桑叶麻叶煮沘水沐之。《濒湖集简方》治风眼下泪,用腊月不落桑叶煎汤,日日温洗,或入芒硝。扶桑丸(黑芝麻、桑叶等分为丸)治高血压、头晕目眩、老年大便虚秘、风湿麻痹、皮肤甲错等,常用不衰。

(5)民间以霜桑叶阴干制枕,能治头晕目糊。安神入眠,确有效果,早开"药枕"之先河矣。[《中国名老中医经验集萃》——颜德馨]

桑叶配龙骨用于各种汗证

桑叶苦甘寒,归肺、肝经。《本草经疏》:"桑叶,甘所以益血,寒所以凉血,甘寒相合,故下气而益阴,足以能主阴虚寒热及因内热出汗。"龙骨甘涩平,归心、肝、肾、大肠经,可镇惊安神,敛汗固精。二者相合,可治一身之汗证,屡试不爽。但需要注意的是,桑叶用量需大,一般在15～30g或更多,桑叶量小发汗,量大才能止汗。[《王新陆文集》]

桑螵蛸

为螳螂科昆虫大刀螂、小刀螂或巨斧螳螂的干燥卵鞘，以产于桑树枝上者为佳而得名。深秋及翌春均可采收，蒸 30 ～ 40 分钟，以杀死虫卵，晒干或烤干。咸、甘，平。归肝、肾经。

桑螵蛸临床用途

本品有补肾助阳之功，故阴虚有火或下焦湿热而致小溲短数，带下黄稠及阳强梦遗者忌用。一般汤剂每日用 10g，丸散 1 ～ 2g。其临床应用如下。

（1）遗尿：小儿偶然遗尿，常由于饮食不节或贪玩，过于疲劳，并非病态，但长期连续遗尿者，则恒为小儿体质稚弱，下元虚冷，脬气不固，而需温肾固摄，可以本品配合缩泉丸（乌药、益智仁），有较好之疗效。至于成人遗尿，亦常应用，如《千金翼方》用桑螵蛸酒炒为末，姜汤服 6g 有效。治妊娠遗尿不禁《产书方》以桑螵蛸 12 枚，捣为末，分 2 次服，米汤饮下，有补肾固脬之功也。

（2）遗精、白浊、虚劳盗汗：遗精、盗汗（或自汗）、白浊均系虚劳征象，本品有补肾助阳、强壮固摄之功，均适用之。《外台秘要》采用桑螵蛸（炙）、白龙骨等分，为细末，每服 6g，空腹盐汤送下，治上述证候有效。

（3）阳痿：肾阳虚衰而导致之阳痿，用本品与补肾壮阳药合用，可以奏效，因其为"肝、肾、命门药"也。

（4）肾虚腰痛：肾虚腰痛证取本品伍以补肾壮腰之品，见效较速。

（5）老人或虚人尿频：皆由于肾阳虚衰，不能固摄水液而致小溲频、量多、清白，治宜温补肾阳，可取本品伍以覆盆子、益智仁、补骨脂、熟地黄等常服有效。倘溲频而量少色黄者，则系阴虚有热，又宜滋补肾阴，可选六味地黄丸加减。如小溲频数而涩痛者，则属湿热淋证，本品均所不宜也。[《中国名老中医经验集萃》——朱良春]

十一画

黄 芩

为唇形科植物黄芩的干燥根。主产于河北、山西、内蒙古、河南及陕西等地。春、秋二季采挖。除去残茎、须根及泥沙，晒后撞去粗皮。蒸透或开水润透切片，晒干。生用，酒炙或炒炭用。苦，寒。归肺、胃、胆、大肠经。

安胎圣药，言过其实

古代医家称黄芩为安胎圣药，有言过其实之嫌。黄芩味苦气寒，对于血热胎动者宜之。清代张正时云"用黄芩安胎，惟形瘦血热，营行过度，胎常上逆者相宜；若形盛气衰，胎常下坠者，非人参举之不安；形盛气实，胎常不运者，非香砂耗之不安；血虚火旺，腹常痛者，非芍药养之不安；体肥痰盛，呕逆不止，非陈皮行之不安，此治母气之偏也"。张氏把黄芩与其他诸药做比较，说明用药要有针对性。王孟英运用黄芩安胎，也多用于实热之证。若血虚有火，以竹茹、桑叶、丝瓜络为主，他认为"此三物皆养血清热而熄内风，肝虚而胎系不牢者，胜于四物阿胶也"。[《黄河医话》——单志群]

一味黄芩治热咳

李东垣谓：治肺热如火燎，烦躁引饮而昼盛者，气分热也，宜一味黄芩汤以泻肺经气分之火。余于1958年曾治朱某患肺热咳嗽，痰里夹血，胸膈板结，口渴引饮，气粗苔黄乏津。遵东垣之法，主以黄芩60g，水煎顿服，次日身热尽退而痰咳胸结之患愈。足见前贤之方可法可师也。[《长江医话》——彭参伦]

黄芩治诸疾的配伍药

黄芩，平。酒炒上行，主上部积血，非此不除。

治下痢脓血腹痛后重，身热，伍芍药、甘草；治肝胆火，伍猪胆

汁；治寒热，伍柴胡；治肺火，伍桑白皮。[《刘越医案医论集》]

黄 连

为毛茛科植物黄连、三角叶黄连或云连的干燥根茎。黄连多系栽培，主产于我国中部及南部各省。四川、云南产量较大。秋季采挖。生用或清炒、姜汁炙、酒炙、吴茱萸水炒用。苦，寒。归心、肝、胃、大肠经。

黄连不同炮制法后的作用

黄连，寒，入手少阴心经，治火之主药，生用；治肝胆实火，猪胆汁浸炒；治肝胆虚火，醋浸炒；治上焦火，姜汁炒；治下焦火，盐水或朴硝水炒；治气分湿热之火，吴茱萸汤浸炒；治血分中伏火，干漆水炒；治食积之火，黄土水炒。诸法不独为之引导，或以辛热制其苦寒，或以咸寒制其燥性。[《刘越医案医论集》]

芩、连不清内因之火

《临证指南·郁门》宁姓案云："《内经》以五志过极皆火，但非六气外来，芩、连之属不能制伏，固当柔缓以濡之，合乎肝为刚脏，济之以柔，亦和法也。"方用生地黄、天冬、阿胶、茯神、川石斛、牡蛎、小麦、人中白。按此方以滋阴为主，其用人中白乃为泻火，丹溪《本草衍义补遗》论人中白曰："能泻肝火、三焦火并膀胱火，皆从小便中出。"缪希雍《本草经疏》曰："能泻肝、肾、三焦、膀胱有余之火。"黄宫绣之说亦同。叶氏以芩、连只治外感之火，不治五志内生之火，此说极可贵。外感热病，适用芩、连，唯五志过极之火，由于火旺伤阴，阴虚生火，恰应益阴，古所谓实火宜泻，虚火宜滋是也。叶氏此一语实开后世治疗无穷法门。[《姜春华论医集》]

川黄连与胡黄连

川黄连主产四川，为清火解毒消炎要药。胡黄连产伊朗及我国西

部，主要来自国外，故称为胡；为治小儿疳积药，主治疳热肚胀、潮热等。[《干祖望医书三种》]

黄连清心火以治目疾

李公老人，年近花甲，犹有壮容，从不医事。一日，突觉头晕目眩，眼前发花，无奇不有，形状万千。延医入诊，服用归脾汤 10 剂无效，且心烦失眠，自语不休："蜂乎？蝶乎？！入吾手足，黏吾心肺。"家人以为其癫，医更以礞石汤 5 剂，病不瘥。求余治。"心者，君主之官也，神明出焉。"心火炽盛，扰乱清阳而为视惑之证。嘱进黄连 30g，水浸频饮，药到病除，单味而愈。后患者虽年近古稀，视力犹佳，读书看报如常耶。[《长江医话》——黄佑发]

黄连与炭药同煎，药效减衰

黄连成分，不受煎煮影响，但与炭类药如山楂炭等同用，则将减衰药效，原因是黄连与炭类药同煎，黄连的成分，根被炭吸着一部分，因此黄连不与山楂炭等同用为是，其他抗菌中药亦然。[《诊余杂集》]

黄连及其伴侣药

黄连有不少伴侣药，黄连若和它们同用，则可发挥了远胜于单味黄连的作用，这在药物学中称为"药对"。这种药对，可以在"相辅相成"或"相反相成"中进一步获得"相得益彰"的效益，在临床上使其作用发挥得淋漓尽致。

以黄连作轴心的药对，有两种形式，如下。

其一，仅仅两味，一主一副，如《丹溪心法》的左金丸，内容为黄连与吴茱萸。作用为清泻肝火，降逆止呕。又如《兵部集验方》的香连丸，内容为黄连与木香。也是一主一副，作用为燥湿清热，行气化滞。

其二，用药较多，黄连仍居君位，即使不属君位，但绝不会降到佐使。其中有相须配对者，即把药性功能相类似的药物配对，以求可以明显地增强原有疗效。这两种药的性味、归经大体相同。如黄连与黄芩，两者都是苦寒之品，故能清热、燥湿、泻火、解毒，传统理论认为，黄连偏泻心胃之火，黄芩偏清肺胃之热，因此本药以清上、中两焦邪热见长。如《伤寒论》的葛根黄芩黄连汤、李东垣的普济消毒饮之类。

有相使配对者，如清热泻火的黄连，与攻下泻热的大黄作药对。大黄能提高黄连的清热泻火的作用，黄连能加强大黄推墙倒壁的药力。如《伤寒论》的大黄黄连泻心汤之类。

有清补配对者，如人参与黄连。凡正虚邪实的病，非人参峻补阳气、急扶中土则不足以扶正。无黄连清热燥湿、速除疫毒不足以祛邪。且黄连苦降止呕，又可引人参入中。两者一清一补，相济相佑。朱丹溪谓之"下痢胃热噤口者，用黄连人参煎汤，终日呷之"，方有升阳益胃汤。

有相反配对者，黄连与肉桂组成交泰丸。还有一苦一酸、一泄一敛的黄连与乌梅。还有一寒一热的黄连与紫苏叶。

还有润燥配对者，是一种辛香苦燥药与一种阴柔滋润药配合成对，如黄连与知母。黄连性燥，虽可除湿，但易伤阴。知母性润而黏，但易留邪，且有一定的滋阴润燥作用。两药相合、相使为用，就能更好地发挥其滋阴润燥作用，使清热降火作用增强，润燥兼施，扬长避短，由各走极端而位居泰和中庸。

一个中医能在运用"药对"技巧夹缝中获得效益，其水平就已不是一般了。[《干祖望医书三种》]

黄连治诸疾的配伍药

治痢，伍木香，或干姜、吴茱萸；治肝胆，伍姜黄；治肝火，伍吴茱萸；治口疮，伍细辛；治消渴，酒蒸黄连；治伏暑，酒煮黄连；治下血，伍大蒜。

配伍寒热相济，阴阳相调。[《刘越医案医论集》]

三黄功用各有侧重

三黄就是黄连、黄芩、黄柏，它们性味作用大致相同，但在临床上若能巧妙利用其各自的特点，可获得超额疗效。所以常把黄连用于局限性的热毒，黄芩、黄柏用于弥漫性的、泛发性的热毒。照此说来，五官科是专用黄连而弃取黄芩、黄柏了，其实不然。在本草学说方面，还是肺系的鼻病取黄芩，肾系的耳病取黄柏。

三者之间，还有一个小小的不同。黄芩性润，黄连、黄柏性燥。所以在阴津内怯和湿浊上蒸两种绝对不同的疾病中，更要巧妙地选择。如果治疗湿浊上蒸的病而取用黄连，必须佐以藿香、佩兰。理由很简单，湿为重浊阴邪，其性下注，绝不上凌。但在湿热相蒸之际，则必然氤氲蒸酿成浮悬上飘的湿浊之气。这个湿浊之气已轻飘上升，早已失去重着下沉的本性。这种湿浊，必须以"芳香化浊"一法来处理，你专用燥湿、理湿药，则一如用大炮去轰炸苍蝇一样，牛刀反而杀不死小虫。
[《干祖望医书三种》]

黄　芪

为豆科植物蒙古黄芪或膜荚黄芪的干燥根。主产于山西、甘肃、黑龙江、内蒙古等地。春、秋二季采挖。挖出后除去须根及根头，晒干。生用或蜜炙用。甘，微温。归脾、肺经。

黄芪补气中之阳

黄芪性微温，味甘，为补药之长，故尊之曰"芪"。《金匮要略》黄芪建中汤治虚劳里急，用黄芪温和中阳。李东垣著《脾胃论》进一步阐发"人以脾胃中元气为本"的观点，主张"益气升阳"用黄芪以促进脾胃阳气的升发。《世医得效方》又宗张仲景黄芪主治表阳虚之旨，创立玉屏风散以固表阳。《神农本草经》谓主大风者，因它可沉入骨谷之中，驱逐风邪的外达。谓主痈疽，久败疮者，以其升发之力，排脓生肌。表阳虚者，助阳固表；表水浸留者，温阳行水；气虚下陷者，升阳固脱，皆显示出它对脏腑之气的衰减现象，起到焕发、激进、升提、增强等作用，所以说，黄芪能补气中之阳。[《宁夏中医药学术经验汇编（第一

集)》——李雪岩]

黄芪作用专主脾、肺二经

黄芪，入脾、肺二经，其专主作用在此二脏，临床虽见百病，但只要是脾病不能为胃行其津液，或肺病不能传布精微，通调水道而见营卫失和、血痹、风痹、水湿等证患，芪为专功之长。前人谓芪有汗可止，无汗可发（皆因肌表不足），谓补虚（脾肺运转不足）小儿百病（靠后天滋养），谓排脓止痛、阴疽、鼠瘘、败疮（皆津血生化不足）全赖黄芪以鼓荡营气、谷气而充血脉、肌表之功力，营卫调和，气机畅舒，诸病可愈。应用时，须注意以下几点，即所谓"用药如兵矣"，选方用药，犹如临阵调兵遣将，要有的放矢，心中有数，方能获效。否则就会影响疗效。

（1）其药柔软如棉，折断见纤维状如菊纹，味甜，肥壮丰满，皮黄肉白，以内蒙古所产者质佳。

（2）"中医不传之秘在用量"。陈正学用黄芪，小剂不少于 30g，中剂 60g 左右，重剂 100g，甚至数百克。

（3）应用时，皆生用。若蜜炙，则力缓性被囿圄于中，碍于营卫运达；若盐制，则下潜而反其本性；若醋炙，则收敛而减其鼓荡之长，故宜生用。芪为上中下内外三焦药，若"诸虚不足"之小建中汤，饴糖一药，既助芪补虚，又寓蜜炙。治表虚的桂枝加黄芪汤，治血痹阴阳俱微的黄芪桂枝五物汤中皆有白芍，味酸，如醋制。如风湿、水肿（虚证）的防杞茯苓汤、防杞黄芪汤中防杞，善治下焦水湿，无须盐引等。其目的全在于尽黄芪之性，专黄芪之功用而已。[《名医医术精萃》——陈正学]

黄芪疮家圣药，温托是长

黄芪补虚之外，犹具治疡之功，张元素称其卓有成效，遂誉为"疮家圣药"。金元以降，引述颇多，似成定例，莫有歧义。然则虚实不分，含义笼统，如《日华子本草》用治热毒、目赤之症，《本草经疏》主疗胎毒疮疖之疾，流毒绵长，贻害甚广。

为此，近人徐氏锡年曾对张元素"倡出黄芪为疮家圣药之说，昧者不察，一律沿袭，于是治疡诸家，不问症情，不辨虚实……无往不用"，予以评论："疡证暴发，毒势鸱张，或为痰火互结，或为湿毒蕴热……乃一用黄芪，甘温升发，实表固里助其酝酿之资，增其养痈之患，甚至于燎原而莫可救，是素称为疮家之圣药者，今为疡证之砒鸩矣。"证之临床，切中流弊；张氏山雷亦有同感，见著于《本草正义》可供参考。

然则，黄芪用治疮疡何者为宜？徐氏认为："溃疡久败，肌肉难生，脓水不净……（黄芪）投于此际，可谓有利无弊。"张氏亦强调："惟溃久元虚者宜之，毒未清、肿未消者弗用。"兼着重于溃后之恙，自是所当，然尚有未臻完备者，盖黄芪性味甘温，功能温补托里，用于溃疡日久，且兼体虚，脓水不净，疮口难敛，若《普济方》托里黄芪汤、《外科正宗》内补黄芪汤等，固其所宜，然并不限此一端而已。若阴疽发背初起，根脚平散，又可投以《外科正宗》回阳三建汤、神功内托散以为温托；痈疡已熟，体虚不能自溃，又可治以《外科正宗》透脓散、《外科全生集》代刀散以为溃疡排脓；甚至痈疡热毒未净，而又体虚排脓不畅者，亦可以《医宗金鉴·外科心法要诀》托里排脓汤、《验方新编》同名方以温阳外托、清热解毒并蓄兼施者，如此论治，庶几可覆盖无遗矣。虽其用治上述诸症，配用药物自应恰当，而黄芪治疡，功能温托是其所长，未可夺易也。若能执为原则，则医家可无误治之虞，患者可免枉灾之祸矣。[《叶显纯论方药》]

黄芪用于慢性肾炎

根据慢性肾炎的症状，应为肺脾两虚、肾之开合失职所致，可在方中重用黄芪以鼓舞肺脾之气，土健则断水湿留患，肺气宣则水道通调，水湿自去也，此亦谓悬壶揭盖法。故在水肿较剧时用 30g 为佳，待肿消后改用 60g，以图善后，这是因为现代药理研究认为黄芪有利尿作用，少用力弱，多用则反使尿量减少，最佳用量为每千克体重 0.5g 之故；同时，黄芪还有扩张肾脏血管的作用，故对消除尿蛋白、恢复肾功能起到良好的作用。

曾治刘某，男，18岁。因面目水肿，小便量少1年余，下肢微肿，体倦乏力，食少便溏，身重恶寒，小便量少，舌质淡，苔薄白，脉濡细，曾诊为慢性肾小球肾炎。此为肺脾两虚，肾气不足，宜补肺益脾，利水渗湿，处方：黄芪30g，白术12g，防己15g，甘草6g，茯苓皮20g，冬瓜皮20g，桂枝10g，陈皮10g，生姜皮10g，玉米须30g。

服3剂后，小便量增多，清长，每日5～6次，肿已渐消，大便已成形，纳食仍少，腰膝酸软，下肢无力而冷，脉迟无力。宗上方意，拟方如下：黄芪50g，白术15g，甘草6g，党参30g，茯苓20g，防己10g，杜仲20g，山药20g，枣皮10g，熟地黄20g，附子（先煎）20g，菟丝子20g。

服6剂后诸恙均好转，经检查尿蛋白转阴，再处黄芪120g、玉米须20g，每日晨服；济生肾气丸每日晚服，未复发。[《名医医术精萃》——陈正学]

黄芪重用可降压

我的经验，黄芪轻用则升压，重用则降压。为什么药理研究只得一个降压的结果？因为动物实验都是大剂量用药进行研究的，所以得出降血压的结果。我治疗低血压症，喜用补中益气汤，汤中黄芪的分量不超过15g。治疗气虚痰浊型高血压，黄芪分量必用30g以上。当然，论方剂补中益气汤除了黄芪外还有柴胡与升麻，可使升提之力倍增；在重用黄芪降血压时亦可加潜阳镇坠之品，效果当然更好，但不加镇坠药亦有降压的作用，这是可以肯定的。我曾会诊一中风患者，偏瘫失语而血压偏高，辨证为阳虚血瘀之证，处方以补阳还五汤，黄芪照方用四两（120g）。该医院西医主任学过中医，对黄芪四两（120g）有顾虑，拟加西药降压，我说不必，照方服药后血压不升反而下降，乃信服。

虽说黄芪重用可以降压，有证有据，但黄芪仍然是益气升阳之药，这一点不可不加以注意。如果辨证为肝阳上亢或有内热之高血压，亦想用几两黄芪以降压，则犯"实实之戒"了！慎之，慎之。由此可见，药理学之研究目前尚未能为我们解答全部之问题也。辨证论治乃中医之精华。[《中国名老中医经验集萃》——邓铁涛]

黄芪益气固表

李东垣认为黄芪能补三焦之外，又能实卫气。卫气者，所以温分肉而充皮肤，肥腠理而司开合者也，"实卫"就是"固表"。李氏又说防风能制黄芪，黄芪得防风其功愈大，乃相畏而相使也。其后《丹溪心法》有治自汗之名方"玉屏风散"之创立。此方不但治自汗，有些盗汗之属气虚者亦适用，我用此方治疗不少盗汗证。《丹溪心法》原方防风与黄芪各一两（30g），白术二两（60g），每服药散三钱（9g）加姜3片，水煎服。我用此方为了方便，常用汤剂，各药之分量为：黄芪12g，防风3g，白术15g，不用生姜。这是根据方歌"发在芪防收在术"之意也。有一例自汗盗汗之患儿，治以玉屏风散，稍见效，后因药房缺白术，有一医者建议用苍术代白术，服后盗汗淋漓！不知苍术功能燥湿发汗，凡阴虚内热，气虚多汗者忌服。玉屏风散治自汗盗汗若兼阴虚者，加生龙骨、生牡蛎各30g，或加浮小麦、糯稻根各30g，若汗出特多者则加麻黄根10g。至于纯阴虚之盗汗，李东垣之当归六黄汤往往效如桴鼓。我曾会诊一烧伤患者，每晚盗汗严重，仅用当归六黄汤1剂而汗止。本方黄芪之分量为其他药量之1倍，此阴阳互根之义也。

我曾建议某中医院按我的惯用比例，制成玉屏风散，每用10～12g，水煎服，每日1剂，服15～30天，以治疗容易感冒之患者，取代注射丙种球蛋白（该地喜用丙种球蛋白成风），据说有相当好的效果。用玉屏风散预防感冒，是名医蒲辅周的经验。蒲氏认为此散用9～15g即可，用量过重有胸闷不适之弊云。此散预防感冒，值得做进一步研究。[《中国名老中医经验集萃》——邓铁涛]

黄芪用于升提

关于黄芪的升提作用，上已谈及对高血压之属于气虚痰浊者，重用可降，但对于脏器下垂者，又宜重用黄芪以升之，血压之升降与脏器之升提不同。如子宫脱垂，治以补中益气汤加何首乌，黄芪必须重用 30g 以上。曾治胃黏膜脱垂之患者，用四君子汤加黄芪 30g，配枳壳 3g 作为反佐，一升一降，升多降少，未用一味止痛之药，再诊时已无胃痛。《中药大辞典·黄芪》条目内载内蒙古《中草药新医疗法资料选编》治脱肛方，用黄芪四两（120g）、防风三钱（9g）。此方实出王清任治脱肛之黄芪防风汤，王氏方：黄芪四两（120g）、防风一钱（3g）。李东垣认为：防风能制黄芪，黄芪得防风其功愈大，乃相畏而相使也。则王清任之黄芪防风汤源出于东垣，防风之分量不宜多用。

曾治一气阴两虚之胎死腹中患者，用平胃散加芒硝不效，后借用王清任治难产之加味开骨散，外加针灸，1 剂而死胎产下。该方即开骨散："当归一两（30g），川芎五钱（15g），血余炭三钱（9g），龟甲八钱（24g）"加黄芪四两（120g），龟甲缺货未用。此例说明黄芪重用又可以下死胎，可上可下皆在于气虚故也。[《中国名老中医经验集萃》——邓铁涛]

治中风偏枯黄芪用量应循序渐进

王清任《医林改错》中用补阳还五汤治疗中风偏枯，方中重用四两（120g）黄芪益气，对中风属气虚者有效。但临证见患者仍有头痛、眩晕时，若测血压又高，此系风阳未平，用黄芪应小制其量，逐渐递增，万不可孟浪投以大剂。同时佐以珍珠母、石决明、钩藤等平肝潜阳之品，监制其性温升散之弊。见有人一上手就大剂黄芪，有效者固有，偾事者不少。不责于自己辨证有误，反责之于王清任重用黄芪治偏枯无效，良可叹矣！[《医林拔萃》——陈慈煦]

下虚上盛证应慎用黄芪

黄芪能补气，《神农本草经》列在中品，主治"痈疽败疮，大风癞疾补虚"。后世则广泛用于补虚方中。当归补血汤归少芪多，黄芪一般用量较大。假如患者体质虽然虚弱，而素有表实胸满，方用中等分量黄芪，就可更增胸满不适，促致生痰。黄芪善于补气，佐于养阴药中，则可滋阴。故阴阳两虚病者，可以应用。但若脉象尺弱寸浮，证属下虚上盛，则投用黄芪，又宜审慎。1965年8月河南籍张姓木工，年40岁，由牧区来西宁治病，体质中等，平日有吐痰史，多感冒。现腰腿酸痛，全身困乏无力，时有畏寒，诊其脉尺弱而寸现浮数，舌淡苔滑。此肾阴内损，卫表不固，证属内伤夹外感。经治疗两旬、服药将近20剂，自觉病愈十之七八。但脉象仍尺弱寸现浮数，精神欠旺，因病者急欲回家，方内加入黄芪予服5剂。再诊，述服有黄芪方后，头昏胸闷胃胀，吐痰增多。仍依前法用药而愈。黄芪升提助火、碍胃实表，使用不当与用量过大，反致营卫失调，病生枝节。[《黄河医话》——张祖纯]

黄芪用于中风偏瘫慎

陈正学善以补阳还五汤中重用黄芪治疗中风偏瘫，但须注意，黄芪毕竟为补气、升提之药，只适用于在中风偏瘫半月以后，无痰壅、气粗、面红胸满、血压不高的患者。

此外，中风有虚实之分，对实症较重时，黄芪可酌量少用或不用，依症而变。若其症已转化为虚，则要加大黄芪用量，恒方久服，方能见效。[《名医医术精萃》——陈正学]

用黄芪宜扬长避短

黄芪用途广泛。内科用以补气，提气，益气生血，利尿固表。外科用以托毒透脓，益气生肌。服用本品，有病去病，无病健身，南方常当礼品相赠，真可谓补中之佳品。但有其利则有其弊，只有用之精当，才能取长避短。黄芪用量一般偏大，王清任补阳还五汤中把黄芪用至120g，功效卓著。为免其弊端，我用黄芪一般是逐渐加量，这样做，即使是高血压患者，亦不出现不良反应。亦可减少腻膈、胸闷等弊病。我的用药总则是：用补防滞，用泻免伤元气，用燥避损津液。遇补阳还五汤证中有疼痛者，应加桑枝、丝瓜络，其效更著。

用牵正散治疗口眼㖞斜，属虚证者亦应加用黄芪。何谓虚？有气虚见证者属之，久病不愈者亦属之。[《张子琳医疗经验选辑》]

黄药子

为单子叶植物薯蓣科黄独的干燥块茎。苦，平。归肺、肝经。

黄药子慎用于白细胞低者

瘿瘤、瘰疬、乳癖的治疗，用消瘰丸加味，其中常用黄药子，其清热解毒力强，可谓治这一类病的专药。但患者白细胞低于 4 000 个 / mm^3 时不宜再用，用之常使白细胞继续下降，证之临床，确为经验之言。[《医林拔萃》——陈慈煦]

菟丝子

为旋花科植物菟丝子及南方菟丝子等的干燥成熟种子。辛、甘，微温。归肝、肾、脾经。

菟丝子乃补肾安胎之圣药

补肾安胎的药物，以菟丝子为首选，故应作为主药而加以重用。《本草正义》说："菟丝子多脂微辛，阴中有阳，守而能走，与其他滋阴诸药之偏于腻者绝异。"《食鉴本草》谓其能"益体添精，悦颜色，黑须发"。它对于安胎和去面部暗斑，效果是比较理想的。补气健脾药中，党参是首选之品，《本草正义》谓其"健脾而不燥，养血而不滋腻，能鼓舞清阳，振动中气而无刚燥之弊"。故菟丝子、党参二味，应列为首选药物加以重用。

妊娠妇女如身体有所不适，应随证随人，按其虚实寒热以调治，而避免使用犯胎药。如早期妊娠而有少量阴道流血、腰酸腹痛、下坠感等先兆流产证候，则必须进行安胎，按固肾补气、止血养血为主的原则治理。临床常用的方药可选用《医学衷中参西录》的寿胎丸（菟丝子、阿胶、续断、桑寄生）合四君子汤加减化裁。寿胎丸以菟丝子为主，《中国药学大辞典》谓其能"补肝肾、生精髓，用作强壮收敛药"。《太平圣惠方》谓其可治难产。菟丝子是固肾安胎的主药，补而不燥，是补益肝肾的理想药物，而且药价便宜，药源不缺。桑寄生是固肾养血安胎止漏之品，兼有强腰壮骨之功。续断温补肝肾，暖子宫、止胎漏，强筋骨。阿胶有滋肾安胎、养血止血的作用。本方具有滋养肝肾，止血安胎的功效。[《中医当代妇科八大家》——罗元恺]

菊　花

为菊科多年生草本植物菊的干燥头状花序。由于产地、花色及加工方法的不同，又分为白菊花、黄菊花、杭菊花、滁菊花。主产于浙江、安徽、河南和四川等省。花期采收，阴干或焙干，生用。辛、甘、苦，微寒。归肺、肝经。

白菊花、杭菊花与野菊花

前两者，治疗作用基本相同；疏风清热，平肝明目，解毒。白者以安徽滁州产者最佳，故名滁菊。杭菊花以杭州产者最佳，故名。野菊花，以野生而名，作用特强于清热解毒，治一切疮疡之阳证和重症。[《干祖望医书三种》]

常　山

为虎耳草科植物常山的干燥根。秋季采挖，除去茎苗及须根，洗净，晒干。苦、辛、寒；有毒。归肝、脾、肺、胃经。

"白常山"无截疟之功

"白常山"不知为何物，或以为常山之枝苗，即蜀漆，确否不可知，无锡地区以之充常山，作正式饮片，供应药肆，色白如桑枝斜切片，生药形态亦如桑枝条，然以之截疟则竟无功可言。1947年治高圩村一疟症，用截疟七宝加减，一方2剂，常时均可奏效，此患者2天后又来复诊，云初剂服后，翌日疟即未作，而2剂之翌日则又作矣，同一方而有效有不效，病者与余均疑虑不得其解，返市告之药肆这人，云：此或有故，患者撮时适"鸡骨常山"不足，仅1剂，另剂用白常山，余遂恍然悉其故，问今日有鸡骨常山否？曰：昨已来，遂复为患者处2剂而愈。是亦伪劣之类也，当归风气群情，均不作伪药论，非若今之有明文也，近日此风复起，虽抽查频行，而于品种之缺短系于货源，难以为力，业医者其为巧妇乎。[《瓣杏医谈》]

蛇 蜕

为游蛇科动物黑眉锦蛇、锦蛇或乌梢蛇等蛇蜕下的干燥表皮膜。主产于浙江、广西、四川等省。通常4～10月蛇蜕皮后，收集其表皮膜，抖去泥屑，晒干备用。咸、甘，平。归肝经。

蛇蜕的炮制方法

麻油炒蛇蜕：每50g蛇蜕加入15g麻油搓匀后放入锅中，用小火炒至蛇蜕发出香气并微现黄色时取出即成。炒的蛇蜕具有质地滋润和焦香气。[《医林拔萃》——周瑞生]

手术后粘连，蛇蜕独擅其功

手术后粘连症虽表现于局部，实质却涉及整体功能之失调。临证治疗，多取益气养血、和瘀化滞之法。用药如当归、黄芪、炙乳没、赤白芍、桃仁、木香等，经过治疗观察，疼痛症状虽可暂得缓解，但疗效不巩固。为了提高疗效，思考再三，查得蛇蜕一味。《本草求真》载："凡眼目翳膜，胎衣不下，得此即为解脱，以其气以类聚，即从其类以除也。"《本草纲目》亦载："退目翳、消重舌，煎汁敷疬疡白癜风。"盖蜕有退除之义，该药"气枪清虚，性极走窜"，有去着之功。乃在原来所用的汤药中加入蛇蜕 10～15g，效果十分满意。[《医海拾贝——江苏当代老中医经验选》——过锡生]

商　陆

为商陆科植物商陆或垂序商陆的干燥根。苦，寒；有毒。归肺、肾、大肠经。

妙用商陆去腹水

商陆，《神农本草经》云"味辛平"，《本草纲目》云："苦寒有毒。"属利尿逐水峻药。临床用治大腹水肿，小便不利，有去菀陈莝之功。商陆有赤、白两种，临床应以白花商陆入药。白花商陆，味苦寒，性微辛，无毒。花白者，根块商陆呈白而微黄色，状如白甘薯，表皮浅褐色。

方书多言商陆赤者有毒，不可内服。有云商陆内服剂量应掌握在1.5～4.5g，过量可引起中毒，反致尿量减少，可能针对赤花商陆而言。

贵州民间呼白花商陆为大苋菜，多栽种于庭院备用。谓其能治虚弱，或病后体虚水肿。取新鲜者炖肉吃，每次用量达 50～100g。商陆能否治虚弱，理论尚无根据，临床也不用补虚。《本草纲目》仅载有："商陆，其苗、茎并可蒸食，可作脯，可充粮救饥。"

余喜用白花商陆，内服常用量，干品 10～15g，外用 50～100g。家传商陆、鲜葱贴敷小腹法，治疗腹水肿满、癃闭。其法用白花商陆，干品 100g 或鲜品 150g（鲜品更佳），鲜葱 50g，共捣烂如泥，置锅内炒热，贴敷小腹，冷则炒热又贴，如此反复多次，一般 4～6 小时即可达目的。

曾治一危重水肿病青年男子，因感冒后患急性肾炎住院治疗，数日后，水肿不仅未消，且日甚一日，渐而肿势入腹，小便涓滴不下，竟至癃闭。医院按急性肾炎并尿毒症，已下病危通知。余诊见其人全身水肿，腹大如瓮，面赤，气喘，烦躁不安，恶心，呕吐，食饮难下。患者肾关闭塞，三焦不通，水气泛溢，壅滞于腹。尤为棘手者，恶心呕吐，汤药难进。即先用商卫贴敷小腹法，以救万一。遂取新鲜白花商陆 500g 给患者家属，嘱另加鲜葱 1 握，约 150g，共捣烂如泥，置锅内炒，趁热敷小腹部，冷则炒热又敷。越日家属欣喜来告曰：如法用后，半夜小便大下，腹大明显消退，且全败染染汗出，水肿已消，今晨进稀粥 2 碗，还叫不饱，一味平淡之药，把患者从痛苦、重危的边缘上挽救回来，且收效之快，亦令人惊叹。患者积水得行，肾关已开，胃气因和。后投加减疏凿饮合自拟二皮消肿汤扫荡余水兼以清热，治疗半月余即获痊愈。

白花商陆对各种原因所致的腹水，如急慢性肾炎、尿毒症之腹水、心源性腹水、肝硬化腹水、尿潴留，用贴敷法，均具有独特而卓著的疗效。而且外用，患者也乐于接受。敷时不要过烫，对皮肤亦无刺激。

须要注意者：赤花商陆苦寒有毒，内服慎用。我只用白花商陆，赤者均不作内服、外用。[《南方医话》——聂光荣]

商陆消疽热红肿

商陆之根入药，口中嚼之过久能麻舌，可见肿消。《五十二病方》内言其以醋渍之外涂"疽"证，可"熨"红肿，实则和《神农本草经》所记完全一致。《张文仲方》谓"传恶疮"，发病较慢，高出皮肤不太明显，表现红肿热痛的外科疾病，同后世痈属阳、疽属阴之区分方法不同，究诸实际，还应归入阳证范围。关于该药的外治作用，已故者宿万先生曾向先生传授过他的经验，先将商陆打碎，轧为细末，加醋调匀，贴于患部，以之治疗无名肿毒，方法简单，疗效甚好。用于痄腮、丹毒、毛囊炎、蜂窝织炎等，都取得了一定的效果，如再配合内服清热解毒、通络散血之品，则药效更佳。[《张志远学术经验辑要》]

商陆熬脐能治疗腹水症

根据明代李时珍《本草纲目》中说："以赤根（即商陆根）捣烂，入麝香三分（1g），贴于脐心，以帛束之；得小便利即肿消。"清代鲍相傲《校正增广验方新编》里有"商陆根、葱白，捣填脐中，小便利，肿自消"的记载。在临床试用商陆敷脐治疗肝硬化、心肾衰竭等原因形成的腹水症，有满意疗效。

用法取 1～1.5g 商陆粉，和姜（或葱白1枚）捣如泥，加适量温开水调成糊状，敷满脐部，外用敷料胶布固定。每日换 1～2 次，7 天为 1 个疗程。使用时脐部无须进行消毒，一般在 7 天内见效，明显者在 3 天内见效。[《医林漫笔》]

麻　黄

为麻黄科植物草麻黄、中麻黄或木贼麻黄的干燥草质茎。主产于河北、山西、内蒙古、甘肃等地。立秋至霜降之间采收，阴干，除去木质茎、残根及杂质，切段。生用、蜜炙或捣绒用。辛、微苦，温。归肺、膀胱经。

麻黄消水肿是利尿而非发汗

自从张仲景创用越婢汤治风水浮肿，沿用千载，咸推崇为有效经方。《内经》《金匮要略》所论风水证候，与西医学之急性肾炎的水肿有许多相同之处。故急性肾炎之水肿，其脉证适宜用越婢汤者，用之亦辄效。古方越婢汤中之主药麻黄，为发汗药。因《内经》有"开鬼门"（发汗），《金匮要略》有"腰以上肿当发汗乃愈"之说，故治水肿方中之麻黄，皆认为其主要作用是发汗。但笔者多年来的观察，发现麻黄虽为发汗药，但用于水肿病，能获得水肿消退之病例，几乎无一例有出汗现象，都是用麻黄后，小便量显著增加而水肿消退，不是得汗而肿消。因此，笔者认为凡是古方用麻黄为主的治水肿方，都应看作是麻黄的利水

功能，而非麻黄的发汗作用。[《长江医话》——屠揆先]

麻黄在水肿中的运用

水肿为肺系疾病中的常见并发症，"宣肺利水"为麻黄的重要效用之一，故麻黄治水肿，尤以治阳水为主。如治疗晚期肺癌所致的上腔静脉压迫综合征，症见面、颈、胸水肿，静脉怒张，呼吸气急，面色晦暗等，根据"肺为水之上源"和"通调水道"的理论，治疗常以麻黄为主药，选用生麻黄 10～15g、葶苈子 15～20g、猪苓 15g、泽泻 15g、益母草 15～30g 等组成基本方，以宣肺泻壅，行瘀利水，常可收到肿消喘减之效。

又如肺心病伴心肺功能不全的患者，常因肺气不宣，气滞血瘀，水不得泄，而见全身高度水肿，咳嗽喘满，舌质紫暗，肝大等。可用宣上泄下、活血化瘀的治法。选用生麻黄 10～15g，南杏仁 10g，椒目 10g，防己 15～30g，红花 6g，益母草 30g，泽泻 15～30g，葶苈子 15～30g。此方对改善心肺功能、纠正心衰、消除水肿有较好效果。

此外，治疗急性黄疸型肝炎湿邪或寒湿偏重者，也可用生麻黄以"宣肺退黄"，通常能收到优于单纯应用"利湿退黄"药物的效果。通过"宣肺"不仅可以使湿邪从外而解，同时还能帮助肺的肃降，更好地发挥"通调水道"的功能，促使湿邪从小便而出，以达到退黄的目的。"宣肺退黄汤"的组成：生麻黄 10g，南杏仁 10g，薏苡仁 20g，石菖蒲 10g，溪黄草 20g，茵陈 30g。临床可随症加减变通。

关于麻黄的用量与用法，个人经验，如用于宣肺平喘，用量最少为 10g，小儿亦不能低于这一剂量。

此外，少数病例服用麻黄后，可能会出现心率加快或轻微兴奋感。遇见这种情况时，不必停用麻黄，在方中酌加生甘草 10～15g，即可以消除这种不良反应。[《豫章医萃——名老中医临床经验精选》——洪广祥]

实喘、虚喘皆可用麻黄

麻黄蜜炙后，发汗作用降低，平喘作用增强。麻黄用于喘证，不论虚实皆可用，因肺主宣发肃降，麻黄直接调节肺气宣降活动之能力，有助于恢复肺气的正常生理功能。尤其用于虚喘，单用补肺纳肾之品乏效时，酌情适量配伍，常可收到较明显的疗效。可与葶苈子、杏仁配伍，调畅肺气，止咳平喘；也常与石膏、杏仁配伍，主治外邪郁而化热，肺气不宣所致的发热、胸痛、痰黄等症，麻黄与石膏的用量比例应为1：3，可减少麻黄的发汗作用而达宣肺之目的。麻黄宣肺气之作用还可应用于暴感风寒之失音，效确。

麻黄配黄芪、桑螵蛸、益智仁可治疗遗尿（5-14岁），麻黄用量为2.5～10g，取其通阳化气，气化恢复，配合益气温肾、固脬缩中之品，使开合有度，遗尿自止。[《谢海洲临床经验辑要》]

麻黄的一些新用途

（1）重症肌无力：属于中医"痿证"范围。1959年曾治一例，患者系女教师，30余岁。其咀嚼肌、吞咽肌、眼肌都麻痹，每日饭前必须注射新斯的明，才能咀嚼吞咽。中药曾用温补脾肾之类，如黄芪、附片、党参、白术、仙茅、淫羊藿、当归、川芎及人参再造丸，疗效不明显。后于方中加入麻黄，剂量由6g增至15g，患者病情大有好转，最后不用新斯的明，亦能自己进食。

（2）颜面神经麻痹：中医谓风中经络，多以过牵正为主，辅以针灸治疗，有一定疗效，但收效缓慢。曾治何某，民用牵正散加进口商品及针灸治疗1周无效。便于原方（白附子、全蝎、僵蚕、蝉蜕、防风、荆芥、当归、川芎、桂枝、白芍、白芷）中加入麻黄、葛根，服3剂患者颜面即牵正。此后，凡遇此病，开始就加入麻黄，疗效明显提高。

（3）遗尿：是小儿常见病，多为肾气不足，膀胱虚寒。常用方如缩泉丸、桑螵蛸散，有一定的效果，但很难速效。如加入麻黄，收效即快。

（4）子宫脱垂：用麻黄治子宫脱垂的来历，乃四川忠县黄天星医师用加味乌头汤治风湿痹，于无意中治愈老年妇女多年不愈的子宫脱垂（三度下垂），后在我区推广，曾治愈近百例二至三度子宫下垂。原方中有麻黄24g，笔者曾将麻黄减量，则效果较慢；若去麻黄，则基本无效。其方如下：黄芪24g，麻黄24g，二乌（乌头、乌红）共15g，川芎12g，白芍12g，黄芩12g，生地黄15g，甘草6g，蜂蜜60g。

此外，笔者曾治疗多发性神经根炎后遗症，将麻黄加入补阳还五汤中，经对多例的临床观察，均获较好的疗效。[《长江医话》——郑惠伯]

麻黄应用注意

麻黄，历来被认为是发汗峻药，如配用桂枝、生姜，则发汗之力更强。尤其南方气候炎热，更为少用，以致有些医家望而生畏，即或用之，用量也很轻微；还有人认为，夏天不宜用之，有大汗亡阳之弊；一般药店存备的麻黄也大多是用甘草汤浸过一次或数次的，怕它发汗力量过猛。

我初学医时，拘于"麻黄发汗"之说，对麻黄深深疑惧。后来临床既久，细加体验观察，曾用《金匮要略》射干麻黄汤、厚朴麻黄汤、越婢汤、乌头汤以及防风汤、薏苡仁汤、麻黄加术汤治疗风湿痹痛；越婢汤、越婢加术汤、甘草麻黄汤、麻黄连翘赤小豆汤治疗水肿，其中麻黄可至10g左右，未见发汗现象（虽在夏天也很少见有发汗现象）。我还曾用甘草麻黄汤加白茅根（麻黄15g、甘草10g、白茅根60g）治一慢性肾炎，连服40天，每日1剂，也没有发现明显的发汗现象。

我在多年的实践，觉得麻黄必用在有表实证时才能出汗。当然，阳虚、阴虚，如汗多、咽喉干燥、动则心悸、出血等仍应慎用。[《南方医话》——张志豪]

麻黄发汗新陈不同

山西省中医研究所前所长，已故名老中医李翰卿老师说：诸家都云麻黄辛苦而温，宣肺气、开腠理、透毛窍、散风寒，具有发汗解表之功，是发汗作用最强的一个药物。若与桂枝配伍则发汗的作用更强，虚人用之不慎，可使汗漏不止。然新陈不同。曾记得在北洋军阀混战初期，当时遇伤寒病，开具麻黄汤后没有一例发汗者，初开麻黄6g，后开 9g，最后开至 18g，服法亦遵仲景法，一例也未发汗。反复诊视均为"太阳病，头痛发热，身疼腰痛，骨节疼痛，恶风无汗而喘者"或"太阳病。或已发热，或未发热，必恶寒，体痛呕逆，脉阴阳俱紧者"的典型证候。久久不得其解。及至数个药铺一看，才稍有所悟。因我家地处雁北，麻黄满山遍野皆是，患者用药均用自采者，药铺所存者均为数年至十几年的陈货，陈久者辛温发散之功已减，甚至已消失殆尽，所以前开之麻黄汤均无发汗之功。乃嘱患者一律改为新鲜麻黄（干品）9g，果然服后效如桴鼓，汗后病愈。自此以后，凡用麻黄汤、大青龙汤发汗解表者，一律应用麻黄采后 1 年之内者。[《黄河医话》——朱进忠]

哮喘汗出不忌麻黄

江南过去某些医生倡言"南方不比北方，夏月不可用麻黄"。于是夏天哮喘发作当用麻黄而不用；又有些人说"仲景明训，'有汗用桂枝，无汗用麻黄'"，认为凡汗出者均忌用麻黄。于是哮喘发作时汗出者又不用麻黄。临床上很多患者在哮喘大发时常大汗出，如果喘平下来则汗亦少出，当以平喘为主，不平喘则汗不得止，为了有汗避开麻黄，则喘不得止，汗亦不得止。前人有鉴及此者，如王旭高麻杏石甘汤注："喘病肺气内闭者，往往反自汗出。""用麻黄是开达肺气，不是发汗之谓。""且病喘者虽服麻黄而不作汗。""麻黄乃治喘之要药，寒则佐桂枝以温之，热则加石膏以清之，正不必执有汗无汗也。"诚有识之见。可以推论，凡对某病证有良好作用的药物，不必因有某种不良反应而避开不用，也不必受非主要症状的牵制而不敢用。当然用量应斟酌，中病即止。[《姜春华论医集》]

羚羊角

为牛科动物赛加羚羊的角。我国主产于新疆、青海、甘肃等地。全年均可捕捉，以秋季捕者为佳，猎取后锯下其角，晒干。用时镑成薄片、锉末或磨汁。咸，寒。归肝、心经。

羚羊角尚可清泄肺火、截邪止衄

羚羊角善能平肝息风，清热解毒，明目镇惊，人所共知。然而，本品尚有清泄肺火，截邪止衄一途，未为众医所关注。清末名医费伯雄独得其全，善发古人之幽微，济众生之疾苦，自创"豢龙汤"一方，治疗肺热鼻衄，功效卓著。吾人效之，多数患者均能一剂而痊。推而广之，是方用治疗痰浊化热之哮喘，咽喉肿痛之症，效同鼻衄。

本品性味咸寒，《神农本草经》列为中品，主治恶血注下，善能明目益气，安定心神，治疗夜寐不安。还疗伤寒湿气，热在皮肤，风温剧毒，伏在骨间；并除邪气，惊梦狂越，噎食不通，以及子痫痉疾。唯其价值昂贵，非不得已方能用之。或可用山羊角代替，量加 10 倍，功效稍逊。

曾治尤某，学生，近周来参加体育活动，每因经受烈日暴晒，汗出过多，又食肥甘饮食，突发鼻衄，经中西医治疗 2 天无效，血流甚多，每日流 50～100mL，压迫止血，亦难止住，查患者面色萎黄，口唇干燥，尿短黄，大便干，鼻有干血痂，舌尖红赤，苔黄少津，脉数。证属肺热鼻衄。宜清热解毒，凉血止血。方用豢龙汤加减。

羚羊角 10g，生地黄 20g，石斛 15g，麦冬 10g，川贝母 10g，沙参 20g，夏枯草 15g，炒黄芩 15g，侧柏炭 20g，白茅根 20g，荆芥炭 15g，藕节 15g。1 剂水煎服。服药 2 次，患者鼻衄止，二便调和，纳佳。随访未发。[《长江医话》——杨乔榕]

羚羊角用治婴儿奶癣

奶癣即湿疹。婴儿生了奶癣，大都面颊和头额部红炎连片，重者可延及颈项，奇痒，有时出水，烦躁不安。

中医学认为，奶癣的形成主要是胎内受毒之故。右颊属肺，左颊属肝，由此可知奶癣与肺肝之火大有关系。根据脏腑的分部与发病的机制，以一味羚羊角粉治疗奶癣，效果良好。方法如下。

羚羊角粉 1g，加水少许调匀，隔水炖服，一剂每日可炖两汁服用。

羚羊角粉味咸、性寒，色白入肺，归经于肝，为清肺肝火热的要药。由于羚羊（角）质畅通无阻，粉剂时药性不易立刻煎出。一剂可炖服 2 天，轻者 2 剂即愈，重者可连服三五剂。

根据临床统计，大约有 50% 的哮喘患者，在婴儿期间都患过奶癣，而又没有及时治愈。随访证明，用羚羊角粉治愈奶癣的婴儿，到童年都没有发生哮喘。由此可见，婴儿奶癣与哮喘病的发生有其相关性，故治疗奶癣也就有助于预防小儿哮喘病的出现。[《中国百年百名中医临床家·董廷瑶》]

淡竹叶

为禾本科淡竹的干燥茎叶。其卷而未放的幼叶，称竹叶卷心。产于长江流域各省。随时可采，宜用鲜品。甘、淡，寒。归心、胃、小肠经。

竹叶与淡竹叶

竹叶，首载于《神农本草经》。别名：淡竹叶。为禾本科多年生常绿乔木或灌木植物淡竹的叶片。《名医别录》云："主胸中痰热，咳逆上气。"《本草正义》曰："退虚热烦躁不眠，止烦渴，生津液，利小水，解喉痹，并小儿风热惊痫。"

淡竹叶，首载于《本草纲目》。别名：竹叶麦冬。为禾本科多年生草本植物淡竹叶的茎叶，主产于长江流域及南部各省。《本草纲目》云："去烦热，利小便，清心。"《草本便方》曰："消痰，止渴。治烦热，咳喘，吐血，呕哕，小儿惊痫。"

竹叶之应用较淡竹叶早 1300 多年，历代医家组方较多。如《伤寒论》竹叶石膏汤、《小儿药证直诀》导赤散、《温病条辨》银翘散、清营汤等，纵观其用，莫不取善清热泻火之能。淡竹叶应用较晚，组方较少。

竹叶与淡竹叶的来源、形态均不相同。前者为常绿乔木或灌木植物淡竹的叶片，鲜品入药，色深绿质薄而脆；后者为草本植物淡竹叶的茎叶，晒干切段入药，茎中空扁圆形色枯黄，叶青绿或黄绿色质轻较次。两者功效似难区分，但比较而言，同中有异。二者均为甘淡寒入心胃经，清热除烦利尿是共同点，可用治热病烦渴，口舌生疮，心热下移小肠及热淋等。不同的是竹叶又入肺经，以清胸膈心肺胃之热为长，兼生津止渴，故热病烦热口渴重者多用之；淡竹叶又入小肠经，以清利小便为优，兼除烦止渴，故心热下移小肠及热淋小便不利重者多用之。

竹叶以清热为主，应归属清热泻火药，淡竹叶以利尿为著应归属为淡渗利湿药较妥。故在临床上当权衡主次分别选用之。另外，古代还多将竹叶与苦竹叶混同一药应用，实为不妥。苦竹性味苦寒，泻火解毒力强，又明目杀虫；竹叶甘淡寒，清热除烦，生津止渴。两药物用明显有别，临床上亦应分开应用。[《高辉远经验研究》]

淡豆豉

为豆科植物大豆的干燥成熟种子（黑豆）的发酵加工品。全国各地均产，晒干生用。辛、苦，凉。归肺、胃经。

淡豆豉之性味

淡豆豉之用，一是葱豉汤（《肘后备急方》）治伤寒初真情是仲景栀子豉汤，主治伤寒"发汗吐下后，虚烦不得眠，若剧者，必反复颠倒，心中懊憹"。此二方皆临床常用方，用之对证，其效卓著。但豆豉之功，有谓"发汗"者，谓"涌吐"者，有谓"升散、宣散"者，吾乡李孔定前辈独谓豆豉乃滋阴之品，并无发汗、催吐作用，"豆豉甘凉，功能滋肾宁心，开胃消食，其滋阴之力不及地黄、麦冬，但无地、麦之呆滞碍胃，因此用于内热尚盛，阴未大虚者，与栀子合用，颇为合拍；外热尚盛，微见阴虚者，与葱白合用，亦甚相宜"。非富于医疗、生活经验者不能有此卓识。说见《李孔定论医集》。

豆豉系用大豆（多用黑黄豆）发酵而成，吾乡家家户户皆会制作，用以佐餐，价廉味美而又富于营养（富含蛋白质及多种氨基酸），其不加盐及其他佐料者，即为淡豆豉也。

至于以麻黄、紫苏、藿香或桑叶、青蒿同制之淡豆豉，则其作用与普通豆豉略有不同，但药力很小，再经煎煮，即与普通淡豆豉无何差别矣。[《读书析疑与临证得失》]

豆豉用于温病

温病初起表热偏重，多主以辛凉之剂，然若表邪郁闭，则不宜早用辛凉。尤以南方湿气偏盛，若感受温邪，理宜宣透，但不宜用麻、桂峻烈发汗，恐生异端。初起寒热、头痛、无汗、舌苔薄白者，多以葱豉汤治之。叶氏云："在卫汗之可也。"豆豉辛而微温，葱白之性虽属辛温，但辛而带润，温而不燥，故发汗而不伤津。唯葱白入汤煎，有人畏其辛温味浊而难服。或用鲜生姜皮取其与豆豉配伍"以皮走皮"之意，且其性尚缓，汗出不多，可收泄卫透邪之功。若风温证，咳嗽较著，可以豆豉合杏仁、象贝、前胡、瓜蒌皮、竹茹；协热下行，以豆豉合葛根芩连汤，解表清里。

表邪欲解，邪热欲入气分，内扰胸膈，虚烦懊恼不安，可用豆豉配栀子。栀子清心除烦，合豆豉宣泄胸中郁热，则懊恼自止。其时虽见里热，却又不可早投辛寒、甘寒之品，恐其闭邪；虽有脘痞饥嘈而又非痞证，正如张石顽所云："懊恼诸症，无积可攻，无痞可散，唯栀子豉汤可开发虚人内陷之邪，一涌而迅扫无余。"

若阳明热盛而见壮热、多汗、大渴、脉洪大者，当以白虎汤治之。然汗出不多者，余亦常配豆豉以透邪外出。曾治一患儿，约5岁，症见壮热无汗，咳嗽气顺，喉间痰鸣，入门即可闻声。前医先投麻桔石甘汤未效，询知其无汗，余于前方加入豆豉12g，药后汗出热退，咳喘即大减。此表里俱热而邪无外泄之机，欲使邪解，当助透达，加豆豉一味，解肌发汗，引邪外透，病乃向愈。

若表邪未罢，邪入营血，劫烁真阴，发热，口渴，舌红而干，热盛津伤，可用生地黄、豆豉同煎，津伤可以鲜石斛、豆豉同用。在滋阴清热方中，益豆豉之透达，有托邪外出之功，此亦寓"入营犹可透热转气"之意。然邪未入营或阴液未伤时，切勿早施益阴之味，否则关门留寇，邪恋不解。

前人有"新感非汗不解，伏邪非透不达"之说。豆豉既能发表汗，且能透达，可通过不同配伍，灵活应用于瘟病的各个阶段。[《张泽生医案医话集》]

豆豉外用于口腔炎

口腔炎是一种常见的口腔疾病，以口腔黏膜及舌面出现溃疡为主要临床表现，溃疡成点叫口疮，融合成片如糜粥样，称口糜、口疳，自觉灼热疼痛，妨碍饮食，烦躁不安。其中亦有因长期应用抗生素引霉菌生长所致，治疗尤感棘手。《巢氏病源》列有"鹅口候"条文："小儿初生，口里白屑起，乃至舌上生疮。如鹅口里，世谓之鹅口。"小儿的发病率高与胎中伏热蕴积心脾有关，发病迅捷，或因白屑延及咽喉，阻塞气道，甚至见有面青唇青紫等恶候，殊属危险。

《本草纲目》引《太平圣惠方》以焦豉末，治口舌生疮，含一宿即瘥，和《葛氏方》以豆豉煮服，治舌上出血之记载。余乃以豆豉研末外治口腔炎，疗效满意，对小儿尤佳，试用于霉菌性口腔炎，亦有显著疗效。曾治一麻疹后口腔炎，症见满口及舌腭溃疡糜烂，不能进食，口水极多，经龙胆紫、金霉素、碘甘油、冰硼散、珠黄散等治疗均无效，后用豆豉粉外敷局部，每日3次，翌晨即见局部干燥，口水减少，至第四天痊愈。后又治疗多例皆效。

豆豉，气味苦寒，入肺胃两经，善开发上焦之郁热，宣泄阴浊之留着。邹澍曰："豉有震象，治上则取蒸盒已后之轻扬，治下则取豆黑性沉，能于陷伏中拨出阴邪外达于外，其与逢热便清，遇炎即折之黄连、龙胆大相径庭。"其药理作用与治疗本病颇合。其作用不但利于溃疡之发

作期，还能有效地制止复发，是一味值得开发的药物。[《颜德馨临床经验辑要》]

十二画

琥 珀

为古代枫树、松树等的树脂埋藏地层中经多年而成化石样物质。产于云南、广西、辽宁等地。采得后，除砂石、泥土等杂质，研末用。本品又名血珀、煤珀。甘，平。归心、肝、膀胱经。

琥珀鉴别经验

本品与布摩擦产生静电，可以吸引灯芯草及纸屑。[《医林拔萃》——周瑞生]

琥珀用治产后精神失常

琥珀利水散瘀通淋安神，作利尿及通经药。主治，安五脏，定魂魄，消瘀血，通五淋。宋《大明本草》《日华子本草》诸家本草论琥珀曰"壮心、明目、磨翳，止心痛癫邪，疗蛊毒破结癥，治产后血枕痛"。综上诸说，琥珀能消瘀安神定魄，故产后"血邪"用之能效桴鼓。

忆曾治数例产后精神失常，俗名"血邪"，疗效尚满意。曾治某，产后2天，言语失常，时哭时笑，昼夜不停，因之家属惊慌失措，不敢再让产妇睡眠，如此更加重了病情的发展。前医曾用白虎、承气之类均未奏效。余诊患者脉细数，神情呆滞，疲惫不堪，恶露甚多。所此证情，宜补气与祛瘀生效并进，佐以甘麦大枣汤送服琥珀末1.5g，每日2次。嘱家属观察产妇的呼吸是否平稳，切勿惊呼。服药后患者安睡达旦，次日好复如常人。[《宝山县老中医经验选编》——顾宗文]

琥珀用于阴囊血肿

阴囊血肿之疾，多因手术出血，或内损血管破裂，或骤受外损而致。吾临床之中凡治此疾，均投以琥珀粉，日服 1.8g，少则 3 天，多则 10 天即告痊愈。如一妇从自行车上跌下致阴部肿胀疼痛，予服琥珀粉 4 天而愈，患者十分欣喜。

琥珀为古代松树流出的树脂埋于地层下，经久而成的化石样物质。《本草纲目》记述："气味甘平，主治安五脏、定魂魄、消瘀血、通五淋。"医家其镇惊安神、利水通淋、活血化瘀而多用于惊悸不眠、癃闭血淋、妇人癥瘕诸疾。

我以其甘平无毒，入归心、肝、膀胱经，阴囊血肿系本腑之疾，厥阴经绕阴器而循。临床取活血化瘀，去癥瘕之功，效竟神奇，堪称一绝。[《宝山县老中医经验选编》——李咫威]

斑　蝥

为芫菁科昆虫南方大斑蝥或黄黑小斑蝥的干燥体。全国大部分地区均有。主产于辽宁、河南、广西、江苏等地。夏、秋二季于清晨露水未干时捕捉。闷死或烫死，去头、足、翅，晒干生用或用糯米同炒至黄黑色，去米，研末用。辛，热；有大毒。归肝、肾、胃经。

斑蝥之毒甘草可解

甘草解斑蝥有两种，一种是黄斑蝥，黄脊背上有黑斑点，可入药用；另一种是黑斑蝥，红头大肚体长，毒性最烈，不能入药。其遗下粪便，如落于人之皮肤，立起燎疱。1951 年，我家所种马铃薯，正值秧叶肥茂期间，上面忽然出现了黑斑蝥。某日，我与爱人正在消灭斑蝥之际，斑蝥肠垢溅入爱人眼内，其睑即肿起水疱，疼痛难忍。我心急如焚，忽然想到甘草能解百药之毒。家乡甘草，随手可得。我立刻顺手拔下一棵甘草苗，带有三四寸（0.1～0.13m）长一条根茎，把外皮剥去，取甘草汁少许，涂在眼里，令她闭目片刻，肿痛很快消失，此后再未用他药而愈。甘草解毒之效，竟如此神速。若非体验，自不能真知也。

[《黄河医话》——赵长立]

葛 根

为豆科植物野葛或甘葛藤的干燥根。野葛根主产于湖南、河南、广东、浙江、四川等省。甘葛藤多为栽培，主产于广西、广东等省，四川、云南地区亦产。秋、冬二季采挖。叶葛多趁鲜切成厚片或小块，干燥；甘葛藤习称"粉葛"多除去外皮，用硫黄熏后，稍干，截断或再纵切两半，干燥。生用或煨用。甘、辛，凉。归脾、胃经。

葛根升津而非生津

古今医家对葛根的药性，是生津还是升津存有分歧。笔者认为葛根性味辛甘而不是酸甘，本身无滋阴生津的作用。所谓"升津"是通过鼓舞胃气，升发胃阳，阳升阴起，阴津得以上承，以达主消渴、濡润经脉的功效。故汉代张仲景借用葛根辛甘升散之性，将体内津液升入经输，濡润其经，以治太阳病"项背强几几"。观此可知，葛根是升津而非生津。所以温热伤津或阴虚火旺之证，不可盲目选用葛根，以免辛甘升散之葛根，再耗伤阴津。[《黄河医话》——童增华]

葛根重用取奇效

余用葛根治外感风热之头痛、项背强痛、肌肉酸痛和湿热泻痢或脾虚泄泻、热病口渴等症均以量大取效，每每下笔即 120g 一剂，药房中人因量大曾咨询于余。

葛根甘、辛、凉，归脾、胃经，辛味虽有发散之力，使本品具发表、解肌、升阳透疹之功。但甘味重而辛味轻，其升透力并不强，兼之性凉并不甚寒。而脾虚泄泻则葛根宜炒，世人有土炒，余用米汁浸润后炒至老黄，与方中诸药同煎亦获其效，米汁有健脾胃作用，炒后葛根凉性减，升发清阳之力增。

余用葛根大量取效来自三证，如下。

以生活中实例证之，世人每用塘葛菜或知鱼煲葛汤，一家四口每用1 000～1 500g煲汤，四人平均分之，每人250～375g，诚然为鲜品，但葛根120g仅及一半或1/3而已，故虑其升散太过或过凉诚属多余之虑。

其次证之古人：仲景《伤寒论》葛根芩连汤证"喘而汗出"用葛根250g。《梅师方》治热毒下血用生葛根1 000g。

三证之今人：曾治郭某，女，33岁。1983年2月来诊，连日头项痛不能转侧，微恶寒，舌淡苔薄，脉浮紧，头二诊4剂均用桂枝加葛根汤（初诊葛根15g、二诊30g），症如故。三诊葛根改用120g，上午服药下午头项痛即止，转动自如。

1983年秋，有李姓患儿，男，2岁。患秋季泄泻3天，日下十数行，前医以葛根芩连汤（葛根12g），笔者以同方葛根30g，按上法处理，下午服药，当晚泻即止。

同此看来，葛根可重用而取奇效，无论从生活饮食或长期临床实践都说明葛根重用得当，可药到病除。[《南方医话》——陈建新]

葶苈子

为十字花科植物独行菜或播娘蒿的干燥成熟种子。前者称"北葶苈"，主产于河北、辽宁、内蒙古、吉林等地；后者称"南葶苈"，主产于江苏、安徽、山东、浙江等地。夏季果实成熟时，采割植株，晒干，搓出种子，除去杂质，生用或炒用。苦、辛，大寒。归肺、膀胱经。

葶苈子的炮制方法

隔纸炒葶苈子：用微火将锅烧热后，用质地较好的草纸垫锅底，再将葶苈子放在纸上，用竹筷不断拌炒至葶苈子有香气发出时即成。炒后成极细小的卵圆形颗粒，红棕色，有焦香。[《医林拔萃》——周瑞生]

葶苈用法小议

葶苈有甜苦两种，《神农本草经》把它列入下品，"主癥瘕、积聚、结气、饮食、寒热、破坚、逐邪，通利水道"。张仲景在《伤寒论》中，有以葶苈组成之大陷胸丸治疗大结胸。在《金匮要略》中，有以葶苈组成葶苈大枣泻肺汤治疗肺痈；己椒苈黄丸治疗痰饮水走肠间辘辘有声。自来注《伤寒论》《金匮要略》的，都说葶苈泄肺利水，只能用于体实者，不能用于体虚者，后世医家以葶苈组成之方剂，其用法多为《神农本草经》与仲景之用所囿。朱丹溪《本草衍义补遗》甚至谓："稍涉虚者宜远之，且杀人甚捷，何必久服而后致虚。"谢观《中国药学大辞典》葶苈子条"杂论"亦谓"性温猛烈，不可过剂，久服令人虚"，并郑重告诫"误敷头疮，药气入脑能杀人"，云云。

笔者以往用葶苈子，亦束缚于《神农本草经》与仲景之法，仅限于需泄肺利水之体实者，剂量最多不过10g。近据药理药化实验研究，知其有强心苷作用之特点，并重温先业师章次公先生以葶苈伍鹅管石、肉桂治痰饮宿疾及哮喘治验（参见《章次公医案·哮顺》，深受启发），即于扶正方中加葶苈，试用于住院患者之需泄肺定喘者，常一面以黄芪、党参、附子、肉桂、淫羊藿等补脾肾之阳；一面即应用葶苈子，且重用至15～20g，迭经应用，迄未肇虚虚之祸；虽连用之，亦未见不良反应。实践证明：只要辨证无误，配伍得当，虚证用之亦无妨；更不可泥于古人杂说，将它视同砒鸩。以上当否，愿同道继续实践验证。[《诊余杂集》]

椒 目

为芸香科植物花椒或青椒的干燥种子。9～10月果实成熟时采摘，待果实开裂，果皮与种子分开时，取出种子。苦、辛；温；小毒。归脾、肺、膀胱经。

椒目劫喘有特效

元代名医朱丹溪之《丹溪心法》《丹溪手镜》《脉因证治》三篇著作中，在哮喘门均提及"诸喘不止"用椒目为劫药以劫喘，都突出一个"劫"字，"劫"字有"强取"之意，是前人治疗急证急则治标的一种强有力的有效措施。椒目研粉，嘱患者每日服3次，每次服3g，直接吞服或胶囊服，亦可榨油制成胶丸，每丸含200mg，每日服3次，每次三五丸。10余年来通过大量的临床观察和实验研究，证明椒目劫喘有着特殊的效果。

椒目劫喘有如下特点：①起效快。据临床观察记录分析，绝大部分病例在服药后5分钟自觉症状即开始缓解，胸闷减轻，气道通畅，咯痰爽快；10分钟左右，肺部闻诊哮鸣音显减或消失。②临床疗效好。观察近期疗效786例，有效率为87.1%，显效率为57.9%；有些长期依赖激素的哮喘患者，服该药后并能逐步递减直至停用激素。③运用范围广。西医学所谓支气管哮喘、喘息性支气管炎、心源性哮喘、肺气肿等症用之均有显著的平喘疗效，符合古人椒目劫"诸喘不止"的论述。[《长江医话》——李孝伯]

硫 黄

为天然硫黄矿的提炼加工品。主产于山西、山东、河南等省。供内服的硫黄需与豆腐同煮呈黑绿色为度，然后除去豆腐，阴干，用时研末。酸，温；有毒。归肾、大肠经。

硫黄之炮制方法

家父因素为阳虚体质，常服硫黄，至年老身体强健。但他所服之硫黄，必经亲手炮制，方法是：将净硫黄研细成粉，装入猪大肠中，将两端扎紧，不可与铁器接触，在铜锅中煮，至大肠熟而未烂（烂了即坏）。捞出后，剖开大肠，将硫黄置于木盆中，晾干后，细研成粉，贮于瓷瓶中备用。

按：西医有时亦以硫黄内服治疗某种疾病，但系升华硫黄，或称"硫华"，与中药所用之硫黄不同。

硫黄，酸、温，有毒，非内服之品，多为外用。功用燥湿、杀虫、止痒等。对内服硫黄，自古医家评论利弊各半，未有定论。关键在于因个体体质不同，接受程度即有差异，亦与炮制是否得法有关。《本草纲目》记有"猪脂能制硫黄"。今入猪肠煮制，约为去其毒性之措施。但内用时宜谨慎。用量每日 2 次，每次 0.6～3g。宜从少至多逐渐增加，饭前嚼服，或研面冲服。[《张子琳医疗经验选辑》]

内服硫黄治愈湿疹

20 世纪 70 年代初，遇一董姓青年，患湿疹 4 年，缠绵不愈，上下肢及腰骶部均有大片病灶，花钱已多，病情仍在发展，乃失去治疗信心。经其父劝慰，前来试探，问讯有无较好的方药。遂告其曾治愈此类病，不过你的病情较严重，试行治疗，或可收到一定效果，并且花钱约不到 1 元，欣然求方，即处方如下。

硫黄 90g，水豆腐半块（约 500g），将硫黄与豆腐同时放锅内水煮，待豆腐变绿黄色，取出硫黄，风干研细待用。

用法：每次服 3g（约一钱），用糕包裹服下，每日服 2 次，在早、晚饭后用水送服。

以 7 天为 1 个疗程，休息 5 天后，开始再服第 2 个疗程。共服 2 个疗程，渗出物逐渐减少，结痂，痂退痊愈。未见毒性反应。[《五十年临证得失录》]

硫黄用量不宜大、不宜久服

笔者体会，对临床上一些虚寒证，若反复使用一般补肾壮阳药不效者，俾加服硫黄，则疗效显著提高。如一女性，36 岁，婚后 10 余年未孕，终年白带清稀量多，淋漓不断，小腹冷痛，热熨则舒。曾延多医诊治，屡用胎盘、肉桂、淫羊藿、菟丝子等补肾壮阳之品，终未能愈。吾以右归丸化裁，另加服硫黄冲服，每日 3g，连服 1 个月，小腹凉痛感全消，白带十去八九，翌年妊娠有子。

硫黄内服一般不作煎剂，宜入丸、散剂。每日用量起始应先从小量开始，1～1.5g，以后再酌情增至 3g 左右。笔者常喜用天生黄（为生硫黄之一种），其性较为温和，较长时间服用，无不良反应。有人曾报道，硫黄一次用量可高达 16.5g，或连续用药（每日 1.5g）3～5 年。但笔者认为，硫黄不论生用或熟用，毕竟是纯阳性热之品，"损益兼行"，故临床使用时，必须把握好适应证，切勿滥施，阴虚阳亢者忌用。同时注意剂量不宜过大，使用时间不宜过长，"中病当已，不可尽剂"。[《黄河医话》——王骧腾]

紫 苏

为唇形科植物紫苏的茎、叶，其叶称紫苏叶，其茎称紫苏梗。我国南北均产。夏秋季采收。除去杂质，晒干，生用。辛、温。归肺、脾经。

紫苏叶茎治疗过敏性肠炎

紫苏叶，除了常用于治疗感冒风寒，作为发散药外，还偏重于用来治疗某些腹泻（相当于过敏性结肠炎），而收良效。这种腹泻，在急性发病后，往往余"毒"未清，常因饮食不节，反复发作。迁延日久，遂致酿成慢性。

该药的适应范围：主要是患者有可追忆的食物过敏史；并曾有类似急性胃肠炎的发病过程。这些引起发病的食物，主要是海产品中的虾、蟹、蛤类及某些鱼。

急性发病时，肠鸣，腹痛、腹泻，呕吐，并有恶寒发热等。重用紫苏叶茎 30g，配陈皮 10g，加焦山楂 10g、焦麦芽 10g、焦六曲 10g、炒苍术 10g、姜川厚朴 10g、干姜 5g。

本方以紫苏叶茎为主药，配陈皮，每方必用。一两剂可获显效，但治疗必须彻底，方可免于导致慢性。

到了慢性阶段，腹泻时发时止，一日数次，夹有黏液，肠鸣，腹痛绵绵，食欲减退。治疗用药，仍以紫苏茎叶 30g 为主药，配陈皮 10g。并可因证选用温中、补阳、理气等药。

获效后，仍要耐心服药，以固疗效。用青木香 3g，玉桔梗 9g，怀山药 20g，莲子肉 15g，炒白芍 15g，干姜 3g，甘草 9g，紫苏叶茎30g，陈皮 10g，服至症状全部消失。

无论急、慢性腹泻，紫苏叶必须与茎同用，并须配陈皮。获效后，必须忌口，由哪一种食物引起发病的，就忌哪一种食物。[《医海拾贝——江苏当代老中医经验选》——陈笑夫]

紫苏治诸疾的配伍药

合橘皮、砂仁，则行气安胎；合藿香、乌药，则温中止痛；合香附、麻黄，则发汗解肌；合川芎、当归，则和血散血；合木瓜、厚朴，则散湿解暑；合桔梗、枳壳，则利膈宽肠；合杏仁、莱菔子，则消痰定喘。[《刘越医案医论集》]

苏子与苏叶

紫苏叶为唇形科一年生草本植物皱紫苏的叶，其成熟果实为紫苏子。二药均性温味辛，但紫苏叶主升浮上行，重在发散表寒，主治风寒表证。而紫苏子则主沉降下行，偏于降逆平喘，润肠通便，主治肺气上逆的咳喘或肠燥便秘等症。[《高辉远经验研究》]

苏叶、黄连配伍应用

用黄连苏叶汤治疗呕吐，取得较好效果，感到小方可贵，不可轻视。黄连苏叶汤出自薛己《湿热病篇》湿热证，呕恶不止，用黄连0.9～1.2g、紫苏叶 0.6～0.9g，两味煎汤，呷下即止。

黄连不但苦寒治湿热，且能降胃火之上冲。紫苏叶味甘辛而气芳香，通降顺气化浊独擅其长然性温散，与黄连配伍有辛开苦降之功。胃气以降为顺，湿热蕴阻于胃，而致胃气上逆，故呕恶昼夜不止。《素问·至真要大论》病机十九条谓："诸逆冲上，皆属于火。"故用黄连、紫苏叶清化湿热，降逆上之火。此方药简，量轻不及钱，但止呕之力强。对呕恶不止的患者，以此方煎之少量频服，屡试屡验。如症状偏寒者，本方加生姜3片，灶心土泡水煎药服之。[《黄河医话》——陈庚吉]

紫河车

为健康人的干燥胎盘。将新鲜胎盘除去羊膜及脐带，反复冲洗至去净血液，蒸或放入沸水中略煮后，干燥。本品又名人胞、胎盘。甘、咸，温。归心、肺、肾经。

服食胎盘可治哮喘

胎盘服食对哮喘病也有固本根治效果。其中猫胎盘最佳，但不易得，因猫有自食胎盘的习惯。其次是人胎盘，吃法有三。

（1）洗净后炒熟佐餐吃下。

（2）焙干（不能烤焦）研粉吞服，或装入胶囊后服。

（3）胎盘剪碎给鸭子填服，禁食2天后宰杀，吃鸭。

三种方法的第一种效果最佳，曾记得20世纪70年代某供销社主任患哮喘10余年，后在卫生院购新鲜胎盘，洗净炒熟夹于麦饼中吃下，连服5只（每个月服1只），以后不再复发，增强了体质，连原有的癫痫病也痊愈了。

此外，冬虫夏草炖老鸭（母鸭），一年老鸭宰杀1只后，洗净去内脏，在腹中纳入冬虫夏草50g，用棉线缝合，炖烂后连汤、鸭全部服下，一般分1～3天服完，每年吃3～5只，夏季亦可服，但需连服3年以上，才有固本效果。

以上几例效验方为笔者试用后认为有效的，故特公之于医界，不妨一试。[《越医汇讲》——董汉良]

蛤　蚧

为脊椎动物壁虎科动物蛤蚧除去内脏的干燥体。主产于广西、广东、云南等地亦产。全年均可捕捉，5～6月为旺产期。捕获后击毙剖开腹部，除去内脏，将血拭干，不可水洗，用竹片交叉撑定，使全体扁平顺直，低温干燥。咸，平。归肺、肾经。

蛤蚧温补肺肾、定喘

蛤蚧为壁虎科动物蛤蚧除去内脏的干燥品。性微温，味咸，入肺、肾二经。蛤蚧是一味温补肺肾的佳品，朱老认为凡是久病虚损之疾，均可配合用之。《本草纲目》盛赞其功效："补肺气，定喘止渴，功同人参；益阴血，助精扶羸，功同羊肉。"所以诸如肺痿咯血，咳嗽喘促，久病体虚，面目水肿，年老呃逆，消渴，经闭，阳痿，遗泄，腰痛折伤等属于虚寒症者，均可用之。

由于性微温，故凡阴虚肺燥，或肾经有湿热，或相火炽盛者，均宜慎用；或配合养阴药同用，始可制其偏。

入药多作丸散剂，每次用量为 0.3～0.6g，每日2～3次。

蛤蚧入药，以尾部力量最强，故无尾者不用。用时须剔去细鳞，去头足，以黄酒浸透后烘干研作细粉，入丸散剂，作汤剂则效力减半，且其气颇腥，易于作呕。

朱老历年来，凡遇顽固虚喘（包括支气管哮喘、心源性喘息），久而不愈，或合并肺气肿、肺心病，气促、面浮肢肿，呈现肾不纳气者，除有感染者外，均用"参蛤散"（甲方），每收佳效；其功能逐步稳定病情，以至于少发或不发。处方：蛤蚧1对，红参、北沙参各20g，紫河车24g，麦冬、化橘红各12g，共研细末，每服2～3g，每日2～3次；病情改善后，每日服1次。[《朱良春用药经验集》]

蛴螬

为节肢动物昆虫纲鞘翅目金龟子科东北大黑鳃金龟或铜绿丽金龟、黄褐丽金龟、棕黑鳃金龟等的幼虫，长 15 ～ 35mm，呈长圆柱形，乳白色，体常弯曲，密生黄白色细毛，胸部三节，各有发达的胸足一对，生活于 3 ～ 6cm 深的土内，咬食作物的根部，为农业害虫。产于江苏、安徽、广东、广西、四川、山东、河南等省区。咸，温；有毒。

蛴螬的临床用途

《长沙药解》载"蛴螬能化瘀血，最消癥块。《金匮要略》大黄䗪虫丸用之，治虚劳腹满，内有干血，以其破瘀而化积也"，是很中肯的评价。邹润安在《本经疏证》中说："仲景所用通瘀药不下一二十味，独于两目暗黑之干血证用蛴螬，后人循此而识之，蛴螬可无误用矣。"可供选用时参考。

此外，对急性喉痹、实证经闭，疗效亦佳。

以其破血逐瘀之力较峻，孕妇体弱或无瘀滞者忌用。一般入丸散剂，每日 0.5 ～ 1g；外用捣敷或研末敷。其临床应用如下。

（1）喉痹：泛指咽喉肿痛的疾病，有外感内伤之异，外感多责之风热，起病急骤；内伤常由阴虚而致，病情缠绵，不易速愈。《集验方》用活蛴螬取汁点喉痹，得下即开。此当指外感引起之急性喉痹，即《杂病源流犀烛》所述"喉痹，痹者闭也，必肿甚，咽喉闭塞……乃风痰郁火，热毒相攻之症"是也。余在农村巡回医疗时亦尝试用，消肿定痛甚速。

徐某，男，39 岁农民。2 天前寒热，喉痛而肿，继则肿势加剧，今日有窒塞之感，乃嘱其速觅活蛴螬数条，捣取汁滴入喉中，须臾流涎甚多，频吐之，喉肿渐消退而愈。

（2）历节风：为痹证之一种，又名白虎风、白虎历节，因其关节肿痛较甚，昼轻夜剧，游走不定，故前人又将其属之"痛痹""行痹"范畴。《圣济总录》之"蛴螬散",对此有效好之疗效。蛴螬（研烂）7枚、甘草（炙，研末）15g、制没药（研）、滴乳香（研）各3g，同研烂，分2次服，煎黄酒1盏，调下，每日2次，能消肿止痛。

（3）肝炎：肝炎在临床上的证型较多，一般可分湿热内蕴、肝郁脾虚、肝血瘀阻、肝肾阴虚等型，当随证施治，如呈现肝血瘀阻型者，当活血化瘀、软坚散结。蛴螬长于化瘀消癥，对此最为合拍。1960年至1962年肝炎流行期间，曾用此观察数十个月，具有化瘀消癥、缩小肝脾肿大、制止胁痛之功，获效较佳。

（4）经闭：实证经闭，少腹胀痛，舌质紫暗或边有瘀斑者，均选用蛴螬治之，单用或配伍以调经活血之品，均有佳效。

（5）跌仆损伤疼痛：跌仆损伤往往由于络损而血溢脉外，瘀血内阻，不通则痛。蛴螬擅长活血化瘀，疗伤定痛，对此最为适合。[《中国名老中医经验集萃》——朱良春]

番泻叶

为豆科植物狭叶番泻或尖叶番泻的干燥小叶。主产于印度、埃及。甘、苦、寒。归大肠经。

番泻叶久服无害

老人习惯性便秘，多因肾阴亏损不能濡润或气虚传送无力所致，近似西医所说的排便肌衰弱无力之病因。行之有效的治疗方剂甚多，然一经停药则又便秘如初，故许多患者每择简便单方，赖以保持每日大便通畅。于是决明子、玄明粉、蜂蜜、盐汤、麻油等种种单方和食疗，一一尝试。有人用之应验，有人不验，独番泻叶无论用于何人则皆得排便，为便秘者所乐用，且久服无害。

如张老教师，素患胃、肾等内脏下垂，便秘30年，腹胀，不大便则胀急难忍，经多方医治，不是无效即泄泻，唯日用番泻叶2～3g，沏当茶饮，排便即正常，前后服用番泻叶20余年，至91岁时因故逝世。县南乡有施老太，便秘21载，中西药均不合宜，隔日服用番泻叶3～4g，不仅排便通利，食欲益佳，今虽年逾古稀，尚能种菜养瓜，自食其力。从以上两例看来，似可说明番泻叶久服无害。

番泻叶味甘微苦、性凉，主治心腹胀满，便秘积滞。用量一次超过10g时，偶致腹痛或呕恶，1～2g则健胃助化。其优点有二：一为通便效力确实，无腹痛或泄泻之弊；二为久用无损正气，服法方便。[《杏林小品》]

番泻叶治疗目赤眵泪

番泻叶味苦而性寒，质黏而润滑，是一种使用方便的泻下药，能入大肠经泻积热而润肠燥，可用于热结便秘之证，唯近代才被用于临床，古书并无记载，用于治疗眼疾的资料则更为罕见。

我的体会，本品不但能利肠通便，而且可治目赤红肿、眵多壅结之证。曾遇一在西藏工作者，其两目微赤，而两眦常有大量眼眵壅结，视物昏花不清，我给予番泻叶30g，嘱其每用2～3g，泡水代茶饮之，尽剂而病愈大半，又服30g，则两目完全恢复正常。

盖目眵壅结，多属肺经实热。又因肺与大肠相表里，泻大肠即可清肺热。本品入大肠而泻热导滞，故可导肺经之实热下行，从大便而解。所以凡见白睛红赤、疼痛羞明、眵多泪热之证，均可用番泻叶治疗。而且本品可用开水浸泡代茶，服用甚为方便，颇受患者欢迎。应当注意的是本品的用量：小量使用可清肠胃之热而开胃进食；用5～10g即可在2～3小时内发生肠鸣、腹痛而致泻；过量则会引起恶心，甚或呕吐。所以若非胸腹胀满，便秘不通而需要峻下者，用量一般在3g以下为宜。[《医话医论荟要》——韦文贵]

滑　石

为硅酸盐类滑石族矿物滑石。甘、淡，寒。归膀胱、肺、胃经。

滑石解肌发表、发汗而不伤气阴

刘老在临床中，经常运用滑石治疗外感疾病。认为它能解肌发汗，发汗而不伤气阴，这一特点胜过羌活等药。治疗外感，如果滑石与生石膏伍用，相得益彰，疗效更为突出。

滑石所以能够"上开腠理而发表"，主要是滑利柔润、利窍淡渗的作用。凡是外邪，首先侵袭皮毛腠理，促使肌腠郁闭，肺气被遏不宣，继而出现外感症状。而滑石的滑润之特性，轻抚皮毛，柔润肌肤，使肌腠疏密得当，肺气得以宣畅，俾令体内沁沁汗出，进而祛邪外散。

近年来，无论治疗外感或是流感，方中必用滑石，无不收效甚速。仔细玩味，无非外邪一丛汗解，一丛溲去使然。1984 年 4 月初，我因外感发热，体温 38.4℃，自拟一解表汤剂，方中重用滑石 30g，仅服 1 剂而告病愈，次日照常上班。看来，古人认为滑石"上开腠理而发表"，实为经验之谈。[《名老中医医话》——刘绍勋]

滑石宜冲服

治痢方中用滑石者多，滑石水飞研细用；滑石所含的硅酸镁有吸附和收敛作用，研细后总面积增大，内服能吸附大量化学刺激物或毒物，保护肠管而达消炎、止泻作用。故为发挥作用应冲服。六一散、益元散、碧玉散等以滑石为主的散剂，均以冲服为好。如果将其混入他药同煎，不仅降低疗效，也浪费了药物。[《黄河医话》——陈家骅]

童　便

取 10 岁以下健康童子，不食荤腥酸咸者佳，去头尾，取中间一节，清澈如水者用。咸，寒（时珍曰温）。功能引肺火下行，从膀胱出，乃其旧路；降火滋阴甚速，润肺散瘀，主治肺痿失音、吐衄损伤、胞胎不下；凡产后血运，败血入肺，阴虚久嗽，火蒸如燎者，唯此可以治之。

童便用于伤科极验

童子溺，正名"童便"，又名"还元水"。系取 12 岁以下健康男童的小便，去头尾，取中段，清澈如水者趁热供药用。多被乡村医生用于治疗外伤急症。本品能引肺火下行从膀胱排出，大凡吐血、唾血、咳嗽痰中带血等证遭之皆效。跌打损伤，血闷欲死，以热尿灌之，下咽即醒，屡有验效。产后血晕，胞胎不下，治之也佳。此品古时被武术家视为珍物，故褚澄《劳极论》说童便"降火甚速，降血甚神"。

曾有一青年被滚石砸压背部，鼻血，腹臌，神识昏蒙，抬来求治。因无手术条件，即以热童子溺一碗灌下，立令送州医院手术。途中衄止，腹臌减轻，能言所苦，抵州医院经治而愈。自此方信历代药籍所述童子溺药功之不谬。于田间、工区劳务者，如遇外伤，以此解燃眉之急。无童子溺，健康男人尿也可。[《黄河医话》——陈正]

童便乃止血妙药

谈起"人尿"入药，似乎不卫生。其实，人尿之功，有妙不可言之处。在中医学文献中有关人尿入药的记载颇多，如李时珍《本草纲目》对人尿的应用就有详细的论述："人尿释名为轮回酒、还元汤，气味咸寒无毒，主治：止劳渴，润心肺，止吐血鼻衄，滋阴降火甚速……"

江西名老中医姚荷生，患空洞型肺结核。1983 年夏天，气候闷热，姚老因参加会议较久，散会，突然鲜血从口中汹涌而出，半小时内吐血1 000mL，见者甚为惊骇，有人提出送医院抢救，姚老却镇定自若，到家后命家人收集童便，连服 3 碗，当晚吐血即显著减少，次日黎明血已全止。众人亲见如此大量吐血未作其他处理，完全靠人尿一味转危为安，深以为异，叹为不传之秘。姚老直言相告曰：人尿止血之功民间传之久矣，不但自身屡诚屡验，用于他人同样是立竿见影。其所以能止血者，乃使血流安静而不妄动，从而达到行血即所以止血，自然血止而无留瘀的后患，堪称血证中之圣品。《血证论》指出："童便尤能自还神化，服制火邪以滋肾水，大有功用，故世医云：'服童便者，百无不生，不服童便者，百无不死。'洵不诬也。"童便以选择 7 岁以下无病之童尿为好。

最近我院内科病房一 72 岁的高血压、冠心病、支气管扩张大量吐血患者，经用多种止血药均未能止血。请中医会诊，余见患者面赤如妆，形体肥胖，口吐鲜血不止，大便结如羊屎，小便短赤，咳嗽少痰，舌红少苔，满口鲜红血迹，脉沉弦间歇，烦躁不安，情绪十分紧张，静脉注射止血药亦无效。余筹思再三，脉证合参，断为肝火乘肺、迫血上行，决意从平肝潜阳、凉血止血着手，方选犀角地黄汤加味，但时值午夜，购药不便，征得家属同意，立取人尿 1 碗，冲服五倍子末 2g，当晚连服 3 次，翌晨患者血已清，仅时有痰中带血少许，为紫红色血块，此乃离经之瘀血，鲜血已未再出，乃于原方（犀角地黄汤）中加茜草 10g 以行瘀止血。为巩固疗效，除服药外，仍用人尿冲五倍子末继服 3 天，续用六味地黄汤出入以善其后。

"人尿"止血，既不留瘀，又符合简、便、验、廉精神。似此历验良方，奈何以其形秽而弃置不用哉！[《长江医话》——龚子夫]

葱　白

百合科植物葱的鳞茎。辛，温。归肺、胃、肝经。

葱白通阳及临床应用

大葱白用途较广。张仲景善用葱白通阳，崇为君药，如《伤寒论》："少阴病，下利，脉微者，与白通汤。利不止，厥逆，无脉，干呕、烦者，白通加猪胆汁汤主之。"证因下焦虚寒不能制水，阴盛格阳，端赖葱白辛温，禀西方（辛金）之色味，入通于肺，散寒通阳，并引干姜、附子入中土以振元阳，入少阴以生脉。至于通脉四逆汤证之"其人面色赤"，乃阳郁在表之候，故亦须用葱白通阳。设问何以方名"白通"，鄙见以为取葱白通阳之意。

其他医籍是屡见葱白治病的记载。用于时病邪在表卫者，如《肘后备急方》葱豉汤、《活人书》活人葱豉汤、《外台秘要》葱白七味饮、《通俗伤寒论》葱豉桔梗汤等。用于妇科者，如《产乳方》以葱白一握，煮浓汁内服，治胎动不安，甚至腹痛、下血，《千金要方》以葱白绞取自然汁一升，饮之以消乳痈等。用于急症者，如《普济本事方》治小便闭胀不通，急痛难忍，将葱白切碎炒热，布包热敷小腹，片刻可通；《活人书》治阴毒腹痛，厥逆，脉伏，以二寸长葱白一束，烘热后置于肚脐，葱上再加熨斗烘熨，使热气内透则效。用于外科者，如金疮、折伤之出血痛不止，《百一方》用葱白、砂糖等量，研烂封覆患处；痈疖硬肿无头，皮色不变，《外科精义》用葱白与炒黑米粉，同研细烂，醋调外贴（名乌金散）；疔疮恶肿及刺伤，《圣济总录》以葱蜜同杵极烂外敷等。

我对阴道滴虫病的黄白带下、阴内甚痒，已用常法乏效者，嘱以消毒经纱布裹葱白数根，搓揉挤汁，徐徐滴入阴道，连用七晚可效。对婴儿感冒，鼻塞不通，难以合口吮乳而啼闹者，用葱白适量，捣碎炒熟，待不太烫时，布包温熁囟门上，至冷为止，日熁一二次即通。对痢疾初起，有寒热，腹痛肛坠，所出白冻多赤冻少者，用葱白7根、凤尾草20g煎服，盖被取微汗，能外解内清而愈。综参上述，可见葱白配方或单使，善疗内、外、表、里诸症，不仅为蔬类佐餐而已。[《杏林小品》]

十三画

鼠 妇

为节肢动物门甲壳纲鼠妇科鼠妇的干燥全体。体形小，扁长椭圆形，长约10mm，具触角，表面灰色，有光泽，爬行，卷曲时呈球形，喜生活于阴湿处。别名甚多，有鼠负、湿生虫、地虱、西瓜虫、暗板虫等之称。各地均有产，以江苏、浙江为多。在性味方面，《神农本草经》主性温，而《名医别录》谓其性"微寒"，两者迥然不同，但从其功效看来，似以"微寒"为是。酸；无毒。归肝经。

鼠妇的临床用途

临床常与䗪虫、蛴螂、大黄、桃仁等活血化瘀之药伍用，以治经闭、癥瘕；与车前子、泽兰、泽泻等利水消肿药合用，治疗小便不利或水肿；与鳖甲、土鳖虫等软坚散瘀药同用，治疗疟母痞块。

因其破瘀之力较猛，凡孕妇或体虚而无瘀滞者慎用。

一般以文火焙黄，研末入药。多作丸、散剂，每日用 1～2g；如作汤剂可用 4～6g。其临床应用如下：

（1）经闭、痛经：经闭、痛经之病因有虚实之分，本品因其破瘀之力较峻，配伍化瘀调经之当归、川芎、五灵脂、桃仁等，适用于因瘀血阻滞而致的实证经闭或痛经。

（2）久疟：仲景以此治久疟，《金匮要略》鳖甲煎丸用之。因鼠妇"善通经脉，能化癥癖"（黄元御语），所以凡疟疾反复发作，脾脏肿大，而舌有瘀斑或衬紫者，均可以本品为主制丸治之，或采用鳖甲煎丸，每服 8g，每日 2 次。

（3）口腔炎、扁桃体炎、鹅口疮、牙龈炎：本品善于活血散瘀，清解热毒，又长于止痛，故外用对上述诸症有著效。法取活鼠妇 30g，洗净，置瓦上焙干研细，加冰片少许，装瓶密封。用时取药粉吹患处，不宜咽下，可随口涎唾出，每日 2～3 次。据湖南省卫生局报道（《全国中草药新医疗法展览会资料选编》）曾治疗 250 余例，一般 3～5 天可以获愈。

（4）小便不利：凡因气阻及血，湿热内壅，而致小便不利者，均可服用。如《千金要方》用本品 7 枚，研细，黄酒送服，治产后小便不利，甚效。一般可以本品 5g，配合车前子、泽泻各 12g，煎服，利尿之

功颇著。[《中国名老中医经验集萃》——朱良春]

蒲公英

为菊科植物蒲公英、碱地蒲公英或同属数种植物的干燥全草。全国各地均有分布。夏至秋季花初开时采挖，除去杂质，洗净，切段，晒干。鲜用或生用。苦、甘，寒。归肝、胃经。

蒲公英可利水通淋

蒲公英一药，传统用于解疮毒、治乳痈、疗诸疗；西医则谓其有利胆作用，用于治疗肝胆疾病。余读《本草从新》，书中载蒲公英为"通淋妙品"。常思一试。后诊一患者腰痛，叩之更剧，小便频数，尿道刺痛，验尿常规红细胞、白细胞较多，即处以单味蒲公英60g，水煎服，2剂后腰痛减轻，再服1剂，排出黄豆大小结石1粒，症状逐渐消失，附记于此，以资交流。[《南方医话》——刘惠纯]

蒲公英可用于乳疾、痈疮

蒲公英甘苦性寒，清热解毒，能散滞气，消肿散结，治乳腺疾病效果尤其好，对痈疮疗疖也有良效，内服外用皆可。若产后不喂乳，引起乳汁蓄积作痛，可与瓜蒌同用；肿痛、坚硬不消之乳疮也可外敷或调以醋或和以酒，也可捣汁与黄酒等量同服，取其消散化滞结。面部痤疮，肿硬成结者可涂鲜蒲公英汁，点于局部，数次即消散。蒲公英还有健胃作用，可与九香虫共用，取其清胃热，缓疼痛。用其排脓止痢可与葛根同用；与土茯苓同用可改变病态环境，称为截断疗法。[《谢海洲临床经验辑要》]

蒲公英的临床用量

蒲公英为常用的清热解毒药，临床多用于治疗急性阑尾炎、乳腺炎、扁桃体炎、大叶性肺炎及疮疡痈疖等内热较盛的急性炎症。一般常用量为9～30g，但在治疗热毒内蕴血分的白血病时，则以鲜蒲公英每日500g的大剂量方能获效。[《临证医案医方（修订本）》]

溃疡患者应用须辨寒热

蒲公英为清热解毒药，于治胃溃疡的复方中加入，可促进炎症早日消退，溃疡愈合。但只宜辨证属热者可用，属虚寒性胃痛慎不可用，用之反使病情迁延难愈。[《医林拔萃》——陈慈煦]

雷 丸

为白蘑科真菌雷丸的干燥菌核。主产于四川、贵州、云南等省。秋季采挖，洗净，晒干。苦，寒；有小毒。归胃、大肠经。

雷丸粉治绦虫病

我在西藏工作 10 余年，对当地的多发病——绦虫病（牛肉绦虫），曾作过观察和研究，终于在叶桔泉编著的《实用经效单方》一书中找到用雷丸粉内服这一简便而有效的治疗方法。按叶氏雷丸粉的用量为每服 20g，一日 3 次，连服 3 天。因如法使用后部分患者有恶心呕吐反应，我们乃将雷丸粉按上述剂量加入适量的糌粑（即燕麦炒熟后磨成的粉末），再加少许白糖，空腹服一日 3 次，连服 3 天（后改为 2 天，同样有效），同时不必服泻药。药改进后雷丸粉无特殊气味，服后无任何不适，颇受患者欢迎。通过对数百例患者的治疗，部分患者服药后大便内可排出虫体或大量虫节片，虫体最长的达 1.5m；也有的服药后无虫节片排出。

绝大部分病例一般服药后 2～3 天不再见虫节片排出。经过 3 个月以上的系统观察，并经大便化验检查，均未发现绦虫卵，而且临床症状消失。说明采用本法的疗效是肯定的。

如将雷丸加热至 60℃，30 分钟后大部分有效成分被破坏，60 分钟后即无效。因此本品只宜研末吞服，不可作为煎剂。[《长江医话》——吴震西]

雷丸驱绦虫，不能加热

雷丸是一味有效的驱虫药，用于绦虫效果良好。其有效成分为一种蛋白分解酶（雷丸素），在碱性肠液中能使绦虫体蛋白分解破坏，虫头不能附着于肠壁而被排出，故用于驱除绦虫有效。

本品研细粉吞服，杀虫作用良好。如入煎剂，每因高热有效成分遭到破坏，当温度加热至60℃时，只要30分钟，有效成分便大部分被破坏，加热至60分钟，其有效成分全部失效，这是使用时应注意的。

使用时可以单用雷丸，也可配槟榔片、乌梅、使君子等品。

另外，本品除治绦虫外，并对钩虫、蛔虫等均有良好的效果。[《孙润斋医案医话》]

蜈 蚣

为蜈蚣科动物少棘蜈蚣和多棘蜈蚣的全体。辛，温；有毒。归肝经。

蜈蚣不宜单用

蜈蚣祛风通络，为搜剔络邪佳品，治类中风之偏瘫、㖞僻等。但单用之常使人咽部及口腔黏膜干燥，甚至发麻发紧，如佐一味生地黄，既可滋阴养血，又兼制上述弊病。证之临床，诚阅历之谈。[《医林拔萃》——陈慈煦]

蜂 蜜

为蜜蜂科昆虫中华蜜蜂或意大利蜜蜂所酿成的蜜。我国各地均产。春至秋季采收，过滤后供用。甘，平。归肺、脾、大肠经。

白蜜解生川乌中毒

生白蜜解救生川乌中毒的文献记载：白蜜，甘平，补中润肺，润肠解毒，已见于各家本草。李时珍说："蜂蜜……生则性凉，故能清热……

甘而和平，故能解毒，缓可去急，故能止心腹痛。"而仲景所用乌头三方，均有大量白蜜相煎，其义正如赵以德所说"乌头善走，入肝经，逐风寒……蜜煎以缓其性……且蜜之润，又可以益血养筋，并制乌头燥热之来"，由此可见用白蜜缓解生乌头燥烈之毒性，已有相当长的历史了。

　　曾治秦某，女，28 岁。1965 年 7 月 28 日初诊。患者 13 岁时即感到全身关节剧痛，以后逐渐四肢麻木，皮肤如有蚁行感，天雨增剧，虽经多方治疗未见明显疗效。此次经某医院诊断为风痹（兼脉络瘀阻），处以生川乌 30g，地龙 15g，麝香 0.6g，全蝎 31 条，黑大豆 21 粒，蜜丸绿豆大，嘱每服 5 丸，每日 3 次（即本事麝香丸方）。不料患者求愈心切，加上一时疏忽，竟将丸药料一次煎成水 300mL（煎药约 1 小时），未加蜂蜜，清晨先服下药汁 1/3，服后即有舌咽发麻的感觉，未予介意，半小时后即觉头昏目眩，腹痛欲呕，又 1 小时即昏倒地下，经针刺后神识转清，但其人面色苍白、身抖汗出、四肢拘挛、呻吟不已，呈极度不安状态，自诉腹部剧痛，阵发挛急，视物模糊，头晕目眩，心慌，手足失去感觉，扪之四肢逆冷，诊其脉沉迟有力，遂采用生白蜜 120g 入凉开水搅匀徐徐咽下，服后 15 分钟，四肢挛急次数减少，发抖亦缓解，约半小时腹痛减轻，后续服白蜜 500g，四肢已无拘挛，知觉复半，腹痛大减，6 小时后能平卧。次日诸症悉平，3 天身体恢复原状。

　　《金匮要略》里乌头汤和大乌头煎两方所用乌头之量均为 5 枚。但以枚数而论，因其大小不同，难以精确定量。《普济本事方》麝香丸全剂只用生乌头 3 枚，和入黑豆诸药中，而每次仅服绿豆大 7～10 丸，可见乌头用量很少。本例患者虽一次误服 30g，但实际上只服 1/3 药汁，说明用生川乌 10g，即有严重中毒之虞。据报道，临床有仅服乌头 6g 即中毒者。所以连续服用，药量尤应减少。[《医林漫步》]

蜣　螂

为鞘翅目金龟子科昆虫屎壳郎的干燥全虫。一般于6～8月间晚上利用灯光诱捕，沸水烫死，再用炭火烘干。咸，寒；有毒。归手、足阳明，足厥阴经。

蜣螂用于胃脘病

金龟子科昆虫屎壳郎的干燥全虫。性味咸寒，功擅破瘀散结攻毒，走窜经络。煎剂每日常用量5～10g，必要时短时（3～5天内），可用15g，适用于以下病症。

（1）食管中下段有阻滞不畅之感，吞咽不利或困难，大便干结而量少，可用蜣螂加入辨证方中。

（2）幽门不完全梗阻，胃中胀满，辘辘有声，呕吐胃内容物，甚则呈朝食暮吐、暮食朝吐之状，可据证配加蜣螂，应在呕吐后服药，或先用胃管插入将胃内潴留液抽出，再从胃管中注入药液，拔去胃管，右侧卧，臀腰部稍垫高，1小时内勿进饮食。

（3）胃中有息肉，不易摘（灼）除，表现有胃脘痞胀、隐痛等症，据证配加蜣螂，重用薏苡仁。药须浓煎，服后卧床半小时，根据息肉部位，使药物尽量作用于患部。如属多发性息肉，卧后隔数分钟转换体位1次。

如用后出现荨麻疹或皮下紫癜者，应即停用。原有过敏性紫癜者，不用或慎用。[《徐景藩脾胃病治验辑要》]

十四画

酸枣仁

为鼠李科植物酸枣的干燥成熟种子，主产于山东、河北、陕西、山西等地。秋末冬初采收成熟的果实，除去枣肉及核壳，收集种子，晒干。生用或炒用，用时打碎。甘、酸，平。归心、肝、胆经。

生、炒酸枣仁均安眠

酸枣仁是治疗虚烦惊悸、夜不安眠的良药，历来认为只能用炒酸枣仁。也有人认为生酸枣仁只能治多眠，如《本草图经》指出："睡多，生使；不得睡，炒熟。"究竟是不是这样？

以往，我用酸枣仁治不寐，一向遵照惯例用炒制品，或入汤剂，或单用粉剂睡前吞服，均有效果。后来亲自到药房参加配方工作，才发现药房屡次所配酸枣仁皆是生品，因而悟出生酸枣仁亦能安眠。我素来夜寐欠安，于是自用生酸枣仁粉 6g 睡前吞服，果然奏效。又见《中华医学杂志》和《药学通报》所载动物实验报告，证明炒酸枣仁和生酸枣仁均有镇静作用。于是对生酸枣仁也能安眠更加深信不疑。

那么，用酸枣仁安眠，究竟生品与炒制品何者为优？古今许多医家的经验都提示熟者为优。例如，李时珍说："熟用疗胆虚不得眠。"近人焦树德也说："我治失眠是用炒酸枣仁，最好是新炒的。"于是我又自用新炒酸枣仁粉 6g 睡前吞服，安神效果确较生品为优。且动物实验也证明，炒酸枣仁的镇静作用优于生品。说明古人用炒酸枣仁配入归脾丸、天王补心丹等传统名方，确有道理。但仲景的酸枣仁汤中却未注明用炒制品，又是何道理？原来在煮法上颇有讲究："以水八升，煮酸枣仁得六升，内诸药，煮取三升。"酸枣仁先煎，久煮亦熟矣！现代使用酸枣仁汤，一般均以炒酸枣仁入药，当然也就不必先煎了。倘用生品，仍当遵照仲景先煎之旨，或捣碎入煎，方能奏效。[《长江医话》——马有度]

酸枣仁，心烦不眠之症均可用之

余用酸枣仁，临证不论何疾只要伴有心烦不眠之症，均可用之。酸枣仁镇静安神的作用，早为历代医家所重视，远在汉代张仲景即应用酸枣仁汤以治疗"虚烦不得眠"，后世医家对酸枣仁的作用也多有阐述，认为本药有养心宁神的作用，故亦多用治疗不寐等症。近代许多药理学者经过实验证实，酸枣仁确有较好的镇静安眠作用。可知古今医者对酸枣仁的药理作用尽管探讨途径不同，但对其镇静安眠功能已无异议。

　　然而用量方面，古今医者单剂用量极小，未有超过15g以上者，晚近更有人提出，本药如一次用量超过50粒，即有发生昏睡、丧失知觉、使人中毒的危险。余根据《名医别录》酸枣仁能"补中，益肝气，坚筋骨，助阴气，能令人肥健"的记载，并结合本人多年来用药的实践经验，认为酸枣仁不仅是治疗失眠不寐之要药，且具有滋补强壮作用，久服能养心健脑，安五脏，强精神，并认为"酸枣仁用至50粒即中毒"的说法不足为凭。

　　余治疗神经衰弱，酸枣仁为必用之品，其用量除根据体质强弱、病情轻重而酌定外，一般成人一次剂量多在30g以上，甚至可多达75～90g者，用量5～6倍于他人。实践证明，只要配伍得宜，大多可应手取效，且无不良反应。余之经验，在神经衰弱的治疗中，如能根据病情和体质酌情应用重剂酸枣仁，实乃取得良好效果的关键。反之墨守成规，迷于用多中毒之说，则常因病重药轻，杯水车薪，乃延误病情。

　　总之，正由于余善用枣仁，友人将此与张锡纯善用生石膏并提，说余用枣仁，犹如张锡纯善用生石膏也。在酸枣仁的用法上余常喜欢生熟并用，乃宗《本草纲目》"熟用疗胆虚不得眠……生用疗胆热好眠"的论述，余认为酸枣仁生熟之差，在作用上有兴奋或抑制的不同作用之故。

[《名老中医医话》——刘惠民]

磁　石

　　为氧化物类矿物尖晶石族磁铁矿的矿石，主含四氧化三铁。主产于江苏、河北、山东、辽宁、安徽等地。随时可采，除去杂质，选择吸铁能力强者（习称"活磁石"或"灵磁石"）入药。生用或醋淬研细用。咸，寒。归心、肝、肾经。

磁石临床用途

磁石为等轴晶系天然的磁铁矿石，性味辛寒，入肝、肾经，有镇静安神、潜阳纳气之功效。临床可用于以下疾病治疗。

（1）眩晕：西医的梅尼埃病属中医学"眩晕"的范围，其症状为突发性眩晕、耳鸣或听力减退，视物旋转、不敢张目，卧则稍减，动则尤甚，呕吐或欲吐，头重如蒙或胀痛，舌苔白腻或黄腻，脉多弦滑，弦数或沉弦。此病多与肝、脾胃、肾等脏器有关，表现为本虚标实，以肝胃气逆、痰浊中阻为主。在治疗上多标本兼顾，肝胃虚寒者，予吴茱萸汤；肝阳上亢者，予天麻钩藤饮。然于二方中均加入磁石 30～60g，效果更佳。

（2）虚劳：虚劳的范围较广，西医的贫血即其一。此病多因生血不足，失血过多或寄生虫病等致。治疗中常根据"有形之血不能自生，生于无形之气"的理论，选用补气健脾之法治之，然于方中加入磁石，其效更宏。

（3）癫狂：西医的精神分裂症即属"癫狂"的范畴。治疗中常选用行气解郁的越鞠丸加磁石，再随证灵活加减，每起沉疴，如热偏胜的狂证加芦荟、大黄、胆南星；痰偏胜的癫证加远志、菖蒲、郁金、天竺黄等，但磁石不可少也，每剂必须用至 50g 以上。

（4）中风：中风多因阴虚阳亢，心火暴盛，气血并走于上；痰浊阻于清窍，横窜经络，阴分先虚，水不涵木，肝风扰动于内，贼风侵袭于外以及气虚血瘀等。以养血活血，镇肝潜阳，化痰软坚通络之法为治。用四物汤加海藻、磁石，再随症加减，效果较佳。

（5）心悸、怔忡：心悸、怔忡是指患者心中悸动不安，甚则不能自主的一种自觉症状。在治疗上，针对病因，虚则补之，实则泻之。如心血不足以归脾汤；心阳虚衰以参附汤或苓桂甘枣汤加附片；水饮内停以苓桂术甘汤；瘀血阻络以血府逐瘀汤等，知方均加磁石以镇心安神，亦相得益彰。[《潼南县老中医经验集》——蔡文远]

蝉　蜕

为蝉科昆虫黑蚱的若虫羽化时脱落的皮壳。主产于山东、河北、河南、江苏、浙江等省。全国大部分地区亦产。夏、秋二季采收，去净泥土，晒干。生用。甘，寒。归肺、肝经。

蝉蜕用于胃脘病

蝉蜕即蜕衣，蝉科昆虫黑蚱羽化后的蜕壳。性味甘咸凉，功擅散风热，宣肺定痉。煎剂常用量每日 3～6g。适用于以下病症。

（1）胃脘痞胀、陶痛而兼有痒感，痒属风，可据证配加蝉蜕。如痒甚而有血瘀证者，另加云南白药，以煎剂汤液送服。

（2）胃痛发则卒然而作，如有痉挛收缩之感，甚则剧痛，需伛背手按上腹，腹壁软，可据证加用蝉蜕。

（3）食管功能障碍或食管炎症，胸骨后不适，咽中如有物阻而干，证属痰气而有郁热，可据证配加蝉蜕。

（4）胃脘发作或加重时，伴有风疹块，由于过敏因素所诱发者，可配加蝉蜕。

如用后出现荨麻疹或皮下紫癜者，应即停用。原有过敏性紫癜者，不用或慎用。[《徐景藩脾胃病治验辑要》]

罂粟壳

为罂粟科植物罂粟的干燥成熟果壳。酸、涩，平；有毒。归肺、大肠、肾经。

罂粟壳长于收敛

咳嗽经久，肺虚气散，非敛不愈者可用；咳嗽初起不可用。遗精经久、玉关不固而滑泄者可用；遗精初起下焦有火者不可用。泻痢经久、邪去正伤、肠滑脱肛者可用；泻痢初起者不可用。[《长江医话》——王

希知]

罂粟壳治疗久泻而不邪滞者

罂粟壳治疗久泻而不邪滞者，历史悠久。如《太平惠民和剂局方》真人养脏汤，方中用药 10 味，罂粟壳用量较大，为白术的 6 倍、诃子的 3 倍，罂粟壳一味药量约占全方的 1/3。《普济方》当归散、木香散等治泄诸方，亦均用罂粟壳。

该药对肠腑无积滞而确属久泻次多之脾肾阳虚证候，用后即可控制症状，李时珍《本草纲目》也提到必要时可用之。据个人经验，久泻发作时若便次过多，据证而用罂粟壳 5 ～ 10g，配以乌梅、白芍、诃子、煨肉豆蔻、炒白术、炒山药、茯苓等药，其效甚捷，但必须掌握无邪滞、宜暂用这两项原则，一般用 2 ～ 5 天，泻止即去罂粟壳。[《徐景藩脾胃病治验辑要》]

十五画及以上

赭　石

为三方晶系氧化物类矿物赤铁矿的矿石。主含三氧化二铁 Fe_2O_3。主产于山西、山东、广东、河南、河北等地。开采后，除去杂石泥土，洗净。苦，寒。归肝、心经。

赭石止呕临时烧制效果佳

服药呕吐，为临床常见之事，特别于急性热性病过程中尤为常见。盖患者一病之后，饮食且难下咽，服药则更感困难。而中药治疗多凭口服，量大则每服必呕，量小又不能达到治疗目的，往往给临床上造成极大困难。

镇吐药物甚多，但性质平和，常用而不致偏者，应以赭石为佳。此物镇吐必须临时烧制方能有效。一般选用鸡卵大数枚，炭火烧红，放入醋内淬透，如时反复淬 7 次，碾末冲服，止吐良效。

1962 年收治一青年女性患者，以呕吐待查入院，饮食点滴不能入胃，每日以静脉滴注维持，多方治疗无效。初不知为妊娠，经妊娠试验始为确诊。余单用赭石一味，亲自按法烧制，每日 3 次，每次 10g。3 天后呕吐停止，可进少量稀饭，1 周后症状消失出院。由此看来，药有专长，用之有法；法不投机，药亦不能尽其长也。为医者用药之法，不可不知。[《竹棠医镜》]

赭石临床应用经验

（1）与人参、半夏、生姜合用，治膈肌痉挛之呃逆不止。余以《伤寒论》旋复代赭汤加陈皮，用于顽固性呃逆不止，属于肝气上冲脾气虚者，重用赭石以镇虚逆，半夏、生姜温中降逆，人参、甘草、大枣培土抑木，镇之、降之、温之、补之，配伍之妙令人叹服，再加陈皮以和胃。如见舌苔白少津口苦者，乃挟有胃热，宜上方加黄连、黄芩苦降清热；如兼便秘可加大黄以利之。笔者经验，赭石重镇之力较强，凡属气逆上冲之证用之皆有卓效。

（2）与人参、当归、天冬、生地黄、半夏、沙参合用，治疗噎膈反胃。噎膈以食入艰于下行，似有异物噎塞于咽及胸膈之间，或咽下未曾入胃即有痰涎挟食上泛吐出为主症。多见于食管炎、食管憩室、贲门痉挛及食管癌等病。

反胃以饮食不能下行，食入良久即吐出，方书谓昔食暮吐、暮食朝吐，吐出多为未经消化的食物夹有痰涎等为主症。多见于幽门梗阻、痉挛、水肿、狭窄、郁积或有肿瘤等。

临床观察噎膈、反胃，除肿瘤外，多责之于七情、恚怒、忧思、气郁化火上炎，升多降少，津液被劫，胃脘枯槁。其槁在上，近咽之下，水饮可行，食物难下，即为噎证；其槁在下，多为胃之幽门处，食虽可下，良久复出，名之曰膈，亦名反胃。多伴大便秘若羊矢，舌干红或紫少津，脉弦细等。

笔者治此病应用降逆镇冲润燥法，屡收良效，尤其重用赭石降逆安冲，以扭转升多降少之病机，再投以人参助胃气，赭石与人参合用既降胃镇冲，又不损伤正气，复用半夏降逆，生地黄、当归、天冬、沙参、肉苁蓉清热养血生津润燥，桃仁、鸡内金润燥活血，蜂蜜润肠通结。

（3）与清热凉血之药合用，治吐血衄血。气为血之帅，气行则血行，气降则血止。临床观察，凡大量吐血衄血者多有气逆上冲者，单用止血药则无效，必须重用镇降气逆，气下行则血随之而止。阳明为多气多血之府，以下行为顺，如患怒伤肝，肝气怫郁挟胃气上冲，吐血衄血，当以镇冲降逆之赭石为首选药物。李时珍曰："代赭乃肝与心包络二经血分药也。"张锡纯谓："赭石能生血凉血。"因之笔者治疗吐血衄血，属血热妄行挟有气逆上冲证者，伍以清热凉血之品，如生地黄、焦栀子、牡丹皮、鲜藕节、侧柏叶、白茅根等，多能获效。如见胸胁痛，则属肝气郁滞，可加郁金、降香、瓜蒌、青皮之类，气顺则血自归经，纯用止血药不能取效。

（4）与皂荚、胆南星、龙骨、牡蛎、大黄、全蝎同用，治疗癫痫抽搐。《名医别录》谓赭石治惊气入腹。《日华子本草》谓治："小儿惊痫……"笔者临床观察治疗惊痫抽搐颇效。赭石入厥阴重镇，为治肝风内动不可缺之药，笔者治疗癫痫属肝风内动挟有痰涎热邪者，与皂荚、胆南星、龙骨、牡蛎、大黄、黄芩同用，镇肝息风、豁痰清热，颇见效机。考赭石之所以能治惊痫者，因惊痫病位于心肝，以卒暴昏仆，四肢抽搐属于内风症，肝风与心火内动，津液遇热化成痰涎上逆，故必用入心肝二经镇惊降逆息风之赭石，与清热豁痰之品合用之方切中病机。

（5）与龙骨、牡蛎、珍珠母、天麻、钩藤、全蝎合用，治疗内外风交织之小舞蹈症。小舞蹈症临床特征为不规则的不自主运动，同时有自主运动障碍和情绪不稳定等症，西医学认为系急性风湿病的一种表现。余临证观察属于风证，为内风与外风交织之症，因之用赭石与龙牡重镇息内风，配合祛外风之品，内外风合治，收到较好的疗效。

（6）与龙骨、牡蛎、生地黄、玄参、黄芩、酸枣仁、五味子、生石决明合用，治疗头痛、眩晕等。头痛、眩晕病因病机有多种，如属肝风上扰，则伴有心烦易怒，口苦少眠，耳鸣，舌质红，脉弦数或弦滑。治疗当用镇肝清热养阴法治疗，用生赭石、生地黄、玄参、龙骨、牡蛎、黄芩等。包括西医学高血压、脑动脉硬化、脑供血不全等病皆效。张锡纯治镇肝息风汤治类中风，脉弦长有力，头目眩晕，或脑中时痛发热，或目胀耳鸣，或心中烦热等。余师其意化裁治疗高血压病颇效，然必审其脉弦有力，舌红，属降虚内热，肝风内动者方可不致误。[《张琪临床经验辑要》]

熟地黄

为玄参科草本植物地黄的块根，经加黄酒拌蒸至内外色黑、油润，或直接蒸至黑润而成。切厚片用，或炒炭用。甘，微温。归肝、肾经。

熟地黄的炮制方法

蒸制熟地黄：将洗净的生地黄装在甑内，置于水锅上蒸 24 小时，取出晒干，夜间放于室外，如此蒸晒两次。将第一、二次蒸取地黄时甑下所剩的水在锅中浓缩成半流动状态的地黄膏，取出放入熟地黄盆中。然后用等量的砂仁、广陈皮混合研末掺入熟地黄内（每十斤熟地黄用此粉末 200g 及白酒 500g）浸润一夜。将浸润过的熟地黄再置甑内蒸 24 小时，待熟地黄全部发黑滋润有光泽时取出晒干或烘干，切成二分厚的片块装好备用。制成后的熟地黄为黑色片块，质柔滋润而带光泽，气味香甜而微苦。制熟地黄最好选择伏天，趁伏天晒干则成品油润而不黏手，亦不透纸，其他季节加工则不能收汁，因而黏手透纸。故处方中常指明用"伏熟地黄"即是此意。[《医林拔萃》——周瑞生]

熟地黄之腻的化解

熟地黄，味甘、微温，入心、肝、肾经。功能滋补肾阴、又有补血的作用，但其性黏腻，对脾胃虚弱者，往往有碍胃、防食、腻膈的不良反应。为防止这种不良反应，可采用以下服法，以解之。

（1）用姜汁炒之：《医学正传》云："熟地黄姜汁炒则不腻膈。"

（2）用熟地黄可佐以砂仁，或熟地黄与砂仁同捣。汪昂云："性腻得砂仁则和气，且能引入丹田。"《施今墨医案》凡用熟地黄除用砂仁同捣外，亦有用与细辛同捣者，此皆防其腻膈之弊也。

（3）伍以陈皮、木香则调气醒脾，亦可防其腻。

另外，王洪绪《外科证治全生集》所载治阴疽之"阳和汤"，方中熟地黄与麻黄同用，以熟地黄得麻黄则补血而不腻膈，麻黄得熟地黄则通络而不发表，这也是解熟地黄之腻的一种办法。

我在临床遇有虚喘、肾不纳气之喘，往往仿王氏之法，用熟地黄、核桃仁等与麻黄同用，但麻黄量不过3g，往往收到可喜的效果。余用之屡矣，颇得心应手，故特志之籍以供同道参考。[《孙润斋医案医话》]

薤　白

为百合科植物小根蒜或薤的干燥鳞茎。我国各地均有分布，主产于江苏、浙江等地。夏、秋二季采挖。洗净，除去须根，蒸透或置沸水中烫透，晒干。生用。辛、苦，温。归肺、胃、大肠经。

薤白治疗痢疾后重

薤白治疗痢疾后重，最早见于《伤寒论》318条，四逆散方后加减中。《汤液本草》"下重得，气滞也，四逆散加此（薤白）以泄气滞。"元代李东垣《用药法象论》论薤白曰："治泻痢下重，能泄下焦阳明滞气。"这说明后重机制是由气滞所引起的。这与刘完素所谓"调气则后重自除"之理是相吻合的。

历代用薤白治痢的文献记载颇多，如藏器方，治赤痢不止，薤白同黄柏煮汁服之。《食医新镜》"治赤白下痢，薤白一握同米煮粥日食之"。范汪方，治产后诸痢多煮薤白食，仍以羊肾脂同炒食之。《近代名医流派经验选集》宁波范文虎氏"用四逆散加薤白治泻痢后重疗效颇著"。根据古今文献记载证实，本药对痢疾后重确有良效。

余在临床遇有痢疾后重，较严重者，常以治痢疾的方剂中（如白头翁汤、芍药汤、葛根芩连汤、香连丸等方）加薤白 15～30g，效果颇为满意。[《孙润斋医案医话》]

薏苡仁

为禾本科植物薏苡的干燥成熟种仁。我国大部地区均产，主产于福建、河北、辽宁等地。秋季果实成熟时采割植株，晒干，打下果实，再晒干，除去外壳、黄褐色种皮及杂质，收集种仁。生用或炒用。甘、淡，微凉。归脾、胃、肺经。

薏苡仁用于脾胃病

薏苡仁甘淡，化湿清热而健脾胃，对胃病各种主要证候兼有湿浊者，均可用之。

肝胃郁热平湿者可用薏苡仁配左金丸、贝母。

胃阴不足夹湿者，薏苡仁与橘白（或橘皮）、白残花、泽泻等同用，化湿而不耗阴。慢性胃炎兼有息肉或疣状胃炎而舌上有腻苔者，可重用薏苡仁，每日 20～30g 煎服，另外尚可与白米等量每日煮粥食之。

浅表性胃炎于胃窦部病变部位较广而时久未愈，具有苔白口黏等湿浊征象者，除用薏苡仁煎服外，还可用炒薏苡仁 10～15g、陈皮 3～5g，开水冲焖，代茶饮服，每日 1 次。

药物性胃炎舌苔灰黏或白，食欲甚差者，薏苡仁亦甚适用。

慢性胃炎有肠上皮化生而见湿证者，薏苡仁也颇有良效。[《徐景藩脾胃病治验辑要》]

薏苡仁清痰

1983年9月末，我得了一次感冒，初愈后，每日清晨仍咳黄色浊痰，历时2周，有增无减。我担心痰浊不清，引起他病。暗自思量，找一味善药来清除痰源，黄色浊痰是湿热酿成，我就选用薏苡仁清化。每日取薏苡仁50g煮粥，连吃3天。果然，咳痰逐日减少，尿量增多，湿热从下泄去。我素来脾肾不足，薏苡仁淡渗寒滑，虽然有利于清化痰热，但却使我溲时余沥点滴，有时自流而难予约束。可见善药也非十全。于是，在薏苡仁粥中加入10枚大枣，连吃4天，痰浊尽去。从此以后，我对肺热痰浊重者，常用薏苡仁治之，效果多佳。

薏苡仁祛湿清热，不仅能治痰热，对治水肿也很适宜。对小儿肾炎，不论初中末期，皆可用之；不论是否脾虚，均可加入大枣同煎。单用薏苡仁，量要大一点，每次20～30g较为适宜。一般用生薏苡仁，但个别的吃生薏苡仁会导致腹泻，此时则宜炒用。[《长江医话》——钟新渊]

薏苡仁可治筋急拘挛

薏苡仁，《神农本草经》主："筋急拘挛，不可屈伸，风湿痹下气。"诸家本草，谓能利湿消水。西洋东洋学者，只分析其所含成分蛋白质、脂肪、碳水化合物，其滋养力较白米为优。仲景方治水肿，排脓；外台方多因之；唐本草治肺痿肺气，积脓血，杀蛔虫，历验皆效；日人用以治疣，服之皆脱落，可知非但皆滋养料也。唯本草治筋急拘挛，人少用之。1945年秋，孙君之妻，产后4天，无寒热，四肢皆向外反折拘曲，壮妇4人按之不能直，稍定，诸如常人，移时复作，痛极啼号。注射西药镇静药数日，迄无效，举室惶惶。余诊其无他病，嘱以薏苡仁五两（150g）煎汤滋饮，饮后即止。乃复疏补气益血方，加薏苡仁五两（150g），服之再未复作。余于大筋拘挛症，予以薏苡仁罔不获效，益信《神农本草经》主治，非后世臆测所可及也。[《黄河医话》——王新午]

薏苡仁单用治疣

治疗疣，薏苡仁有较好效果，将它轧面，每日冲服 10g 或煎服 30g，一般月余可能脱落。[《岳美中医话集》]

橘　络

为芸香科植物橘及其栽培变种的果皮内层筋络。甘、苦，平。归肝、脾经。

橘络舒肝

橘络者，橘瓤上之筋膜也。性苦平，质轻清，本草多谓之入络顺气，化皮里膜外之痰，功兼活血。而方而疏肝者，未之闻也。

余少时行医故里，知有沈翁善医，年逾七旬，誉冠乡里，余每见其治郁怒所致之胃脘痛，辄投一味橘络，或嚼之，或煎之，无有不应。因思橘络必有疏肝解郁之能，遂效之。

有妇人半郁，悒悒寡欢，喜悲器，善太息，烦躁失宁，逢经必作，病已有年。初，医予甘麦大枣不效，迭进丹横向联合逍遥无功，而求治于余。余以为，药逍遥而病未逍遥也，郁这太甚也。乃仍宗逍遥，去凉血之牡丹皮，加轻清之橘络，不数剂，肝疏郁解，病始得安。

又湘潭周某，患失音不语数月，西医谓之为癔病。其人善疑易惊，夜难成寐。此乃肝木失疏，七情抑郁，凝涎生痰，前医处温胆汤，实对证之方也，但 10 余剂仅见小效，仍迁延不愈。余诊之，脉弦滑，苔见白腻，知痰气互结，肝郁难解。乃再投温胆，独加橘络，于是，声音顿开，言笑复旧。

余用橘络，恒入成方，如治肝郁气强，情怀不遂之噎膈，或以之入左金，或以之入启膈；治肝郁日久之胁痛、胸痛、胃脘疼痛，则以之伍甘松，或入四逆散，或入一贯煎，皆取效甚捷，若弃之，则效力顿减。由是而观，橘络疏肝解郁之功大矣！谨志之。[《三湘医萃·医话》——赵尚久]

螳　螂

　　为节肢动物门昆虫纲螳螂目螳螂科昆虫大刀螂或小刀螂、薄翅螳螂等的全虫，又名蚀肬。一般体长7～10cm，绿色或黄褐色，头圆三角形，体瘦长，有膜质翅，能飞，足三对，前足变为镰刀状的捕捉足；多生活于豆类、瓜藤之间，以蝇、蛾、蝗等为食，各地均有产。秋季产卵于树枝上，经日晒后，坚凝成螵蛸，名"桑螵蛸"，次年5月孵化。成虫可于秋季捕捉，处死，晒干备用。《医林纂要》谓其味甘咸，性温，但从其医疗作用来看，则以性凉或平为近似，归心、肝、肾三经。

　　螳螂蛸临床用途

　　本品之功效为：①息风缓肝，定惊止搐；②补养肝肾，兴痿治遗；③散瘀泄热，利咽镇咳。

　　李时珍还提到"生者能食肬目"，验之确实如此，即以活螳螂置于人体的疣赘部，它能用嘴食之，故有"蚀肬"之名。

　　本品一般药肆不备，故应用较少，但民间常用其治小儿惊痫、咽喉肿痛、咳逆上气以及痔疮等疾。内服每日用5～8g，丸散1～2g，外用适量。其临床应用如下。

　　（1）小儿急惊：本品善于息风缓肝，定惊止搐，民间每以之治小儿急惊抽搐，每次4～5只煎服，有显著定惊止搐之功。《圣济总录》以本品组成"中分散"，对惊搐吹鼻，奏效更佳。方用"螳螂一个，蜥蜴一条，赤足蜈蚣一条，各中分之，随左右研末，配定男用左，女用右；每以一字（按：一字本为二分半，量似太多，《中药大辞典》谓每用一刻耳较宜）吹鼻内，搐之。吹左即左定，吹右即右定也"。曩曾配用，收效殊为满意，以其三者均有息风定惊之功，同用则有协同加强之效。至于不中分而混合使用，是否影响疗效，未作实验，暂存其说。

　　（2）咽喉肿痛溃腐：咽喉肿痛，破溃腐烂，福建民间取螳螂（晒干）1只、净冰片3g、硼砂2.2g、正绿萼梅（去蒂）1.6g，共研细末，瓶贮备用；每取少许，吹入喉内，日三四次，能消肿定痛、祛腐生肌，是一张很合理的喉科验方。

（3）咳嗽：凡咳逆上气，频频不已，或百日咳，用本品5～7只，煎汤服之，连用3～5天可以奏效，亦镇痉之功也。昔在农村巡回医疗时，凡咳逆上气，痰量不多，或小儿百日咳，均嘱捕捉螳螂煎服，恒收佳效。

（4）痔疮：据《本草纲目》载，用螳螂（褐色者）烧服之，治痔疮有效。

（5）创伤：跌仆外伤肿痛者，局部多有淤血瘀滞，单方：螳螂1个，巴豆半粒，研敷伤处；如有痒感，以黄连、贯众煎汤洗之。有活血化瘀、消肿定痛之效，可以应用。[《中国名老中医经验集萃》——朱良春]

藿　香

为唇形科植物广藿香的干燥地上部分。主产于广东、海南等地。夏、秋季枝叶茂盛时采割。切段生用。辛，微温。归脾、胃、肺经。

因地制宜话"藿香"

医道之要，在于辨证施治，施治之要，在于因人、因时、因地制宜。然此三者，临证时须合参细辨，不可偏废。

余春夏日临证用藿香者，十之八九。有后学者私曰："此乃藿香先生。"余不以为然。因古人有训："上下之位，气交之中，人之居也。"此因时、因地制宜之谓，敢不谨守之？

己末年夏，袁某就诊，症见高热头痛，兼恶风寒，肠鸣腹泻，日行8次，泻下秽水。临厕昏倒。因高热为其主症，似可"热者寒之"，急治其标。细审其脉证，实属风寒袭表，湿浊伤脾之证。拟辛温解表、芳香化湿法，予藿香正气散加味，每日2剂，分4次服，4剂而愈。有莫测者诧曰：藿香乃辛温芳香之品，盛夏见高热理论上，复用辛温，岂不违

"因时制宜""用温远温"之诫？答曰：只知其时，未辨其地也。

　　武汉地处长江中下游和千湖之乡，每至夏日，酷热难熬，究其原因，是为烈日上曝，水湿下蒸，且地势低洼，散热不易，故闷热异常，人皆以火炉名之。湿为祟也，凡此，各病家，无不兼见身首裹闷不适者。

　　藿香辛温，其气芳香，乃祛湿辟秽，快气和中为散。为醒脾快胃、振动清阳之妙品，暑湿时令之要药。武汉夏日多湿为地域气候特点，时逢暑令，若拘于"用温远温"而筛去祛湿辟秽要药藿香，岂非愚哉！

　　若用性凉之品，湿得寒凉，阴邪更生，湿不去，热不解，高热之标证不去，脾胃清气之本不复，病必不愈。

　　暑夏之时，湿盛之地，病外感者，藿香可解表；病内伤者，藿香可和中；无病者，亦可清暑快气，故余家中常备之。[《长江医话》——黄少华]

麝　香

　　为鹿科动物林麝、马麝或原麝的成熟雄体香囊中的干燥分泌物。主产于四川、西藏、云南、陕西、内蒙古等地。野生或饲养。多在冬、春二季采取。野生者，割下香囊，用纸吸取水分，阴干。家养者，手术挖取香囊中的麝香，密闭遮光贮藏。辛，温。归心、脾经。

麝香的鉴别经验

　　将麝香燃烧时，呈现绛色火焰、时发香气并留有白灰为上品。若有臭气又留下黑灰，则表示掺有血液等物。[《医林拔萃》——周瑞生]

麝香的临床代替

　　治血瘀头痛以血府逐瘀汤合通窍活血汤加减，因麝香昂贵且药源缺乏，每以葱茎、生姜、石菖蒲、郁金配伍代用取效。[《著名中医学家的学术经验》——孙允中]

参考文献

[1] 刘越. 刘越医案医论集 [M]. 北京：学苑出版社，1998.

[2] 黄文东. 著名中医学家的学术经验 [M]. 长沙：湖南科学技术出版社，1981.

[3] 孙继芬. 黄河医话 [M]. 北京：北京科学技术出版社，1994.

[4] 袁家玑. 医林拔萃——贵州名老中医学术思想及医疗经验选编 [M]. 贵阳：贵州人民出版社，1985.

[5] 宝山县卫生局. 宝山县老中医经验选编 [M]. 宝山：宝山县卫生局，1984.

[6] 孙一民. 临证医案医方（修订本）[M]. 郑州：河南科学技术出版社，1985.

[7] 魏长春. 中医实践经验录 [M]. 北京：人民卫生出版社，1986.

[8] 洪广祥，匡奕璜. 豫章医萃——名老中医临床经验精选 [M]. 上海：上海中医药大学出版社，1997.

[9] 杨进，吴成. 孟澍江中医学术集萃 [M]. 北京：北京科学技术出版社，2000.

[10] 胡建华工作室. 胡建华学术经验撷英 [M]. 上海：上海中医药大学出版社，2005.

[11] 陈彤云. 燕山医话 [M]. 北京：北京科学技术出版社，1996.

[12] 王永炎. 董建华医学文集 [M]. 北京：北京科学技术出版社，2000.

[13] 中医研究院西苑医院. 岳美中医话集 [M]. 北京：中医古籍出版社，1981.

[14] 赵尚华，张俊卿，整理. 张子琳医疗经验选辑 [M]. 太原：山西人民出版社，1978.

[15] 李桂茹，闫慧敏，陈颂芳，等整理. 儿科名医刘韵远临证荟萃 [M]. 北京：中医古籍出版社，1994.

[16] 傅明波，潘学义，赵华，等. 傅魁选临证秘要 [M]. 上海：上海科学技术出版社，2002.

[17] 叶显纯. 叶显纯论方药 [M]. 上海：上海中医药大学出版社，2003.

[18] 曹志刚，贾树培. 临证集要 [M]. 天津：天津科学技术出版社，1993.

[19] 姜春华. 姜春华论医集 [M]. 福州：福建科学技术出版社，1986.

[20] 徐景藩. 徐景藩脾胃病治验辑要 [M]. 南京：江苏科学技术出版社，1999.

[21] 朱进忠. 中医临证经验与方法 [M]. 北京：人民卫生出版社，2003.

[22] 上海中医药大学中医文献研究所. 眼科名家陆南山学术经验集 [M]. 上海：上海中医药大学出版社，2001.

[23] 高春媛，陶广正. 中医当代妇科八大家 [M]. 北京：中医古籍出版社，2001.

[24] 刘尚义. 南方医话 [M]. 北京：北京科学技术出版社，1991.

[25] 孙浩. 孙谨臣儿科集验录 [M]. 兰州：甘肃科学技术出版社，1990.

[26] 湖南省中医药研究所. 三湘医萃·医话 [M]. 长沙：湖南省中医药研究所，1983.

[27] 左季云. 左季云证治实验录 [M]. 北京：中国医药科技出版社，1999.

[28] 靳文清. 五十年临证得失录 [M]. 太原：山西科学教育出版社，1988.

[29] 马凤彬. 中国百年百名中医临床家·何炎燊 [M]. 北京：中国中医药出版社，2001.

[30] 宁夏回族自治区卫生厅. 宁夏中医药学术经验汇编（第一集）[M]. 银川：宁夏回族自治区卫生厅，1986.

[31] 上海中医研究所. 张赞臣临床经验选编 [M]. 北京：人民卫生出版社，1981.

[32] 单兆伟. 中医临证与方药应用心得 [M]. 北京：人民卫生出版社，2000.

[33] 巫君玉. 瓣杏医谈 [M]. 北京：北京科学技术出版社，1996.

[34] 叶进，朱雪萍，王莉珍，等. 叶景华医技精选 [M]. 上海：上海中医药大学出版社，1997.

[35] 詹文涛. 长江医话 [M]. 北京：北京科学技术出版社，1996.

[36] 班秀文. 班秀文临床经验辑要 [M]. 北京：中国医药科技出版社，2000.

[37] 于有山. 高辉远经验研究 [M]. 北京：中国中医药出版社，1994.

[38] 吕奎杰. 诊余随笔 [M]. 天津：天津科学技术出版社，1992.

[39] 何任. 何任医学经验集 [M]. 杭州：浙江科学技术出版社，2005.

[40] 谢海洲. 谢海洲临床经验辑要 [M]. 北京：中国医药科技出版社，2001.

[41] 江苏省中医管理局. 医海拾贝——江苏当代老中医经验选 [M]. 南京：江苏科学技术出版社，1992.

[42] 干祖望. 干祖望医书三种 [M]. 济南：山东科学技术出版社，2002.

[43] 孙润斋. 孙润斋医案医话 [M]. 邢台：邢台地区卫生局，1980.

[44] 韩志文. 名医医术精萃 [M]. 重庆：重庆出版社，1992.

[45] 龚士澄. 杏林小品 [M]. 北京：人民卫生出版社，1994.

[46] 王新陆. 王新陆文集 [M]. 上海：上海中医药大学出版社，2005.

[47] 刘强，王维澎. 名老中医医话 [M]. 重庆：科学技术出版社重庆分社，1985.

[48] 鸥阳勋. 医林漫笔 [M]. 广州：科学普及出版社广州分社，1987.

[49] 任继学. 中国名老中医经验集萃 [M]. 北京：北京科学技术出版社，1993.

[50] 颜德馨. 颜德馨临床经验辑要 [M]. 北京：中国中医药出版社，2000.

[51] 董汉良，毛水泉，柴中元. 越医汇讲 [M]. 北京：人民卫生出版社，1994.

[52] 柳学洙. 医林锥指 [M]. 天津：天津科学技术出版社，1984.

[53] 张琪. 张琪临床经验辑要 [M]. 北京：中国医药科技出版社，1998.

[54] 蔡光斗，林禾禧，整理. 蔡友敬临床经验集 [M]. 厦门：厦门大学出版社，1993.

[55] 来圣祥，来圣吉，整理. 来春茂医镜 [M]. 昆明：云南科技出版社，1999.

[56] 王鹏宇. 内蒙古名老中医临床经验选粹 [M]. 北京：中医古籍出版社，1991.

[57] 德尊，陈梦月，姚勇，等. 申江医萃——内科名家陈道隆学术经验集 [M]. 上海：上海中医学院出版社，1993.

[58] 上海中医学院. 老中医临床经验选编 [M]. 上海：上海中医学院，1978.

[59] 赵晖. 赵敬华临床医案及学术研究 [M]. 北京：中医古籍出版社，2006.

[60] 来春茂. 来春茂医话 [M]. 昆明：云南人民出版社，1984.

[61] 夏洪生. 北方医话 [M]. 北京：北京科学技术出版社，1988.

[62] 李今庸. 李今庸临床经验辑要 [M]. 北京：中国医药科技出版社，1998.

[63] 谢海洲. 谢海洲论医集 [M]. 北京：中国医药科技出版社，1993.

[64] 王霞芳，邓嘉成. 中国百年百名中医临床家·董廷瑶 [M]. 北京：中国中医药出版社，2001.

[65] 姜建国. 中国百年百名中医临床家·李克绍 [M]. 北京：中国中医药出版社，2001.

[66] 盛云龙，柯联才，整理. 盛国荣医案选 [M]. 厦门：厦门市医药研究所，1978.

[67] 赵金铎. 赵金铎医学经验集 [M]. 北京：北京出版社，1986.

[68] 周建川宣，吴盛荣，整理. 吴光烈临床经验集 [M]. 厦门：厦门大学出版社，1996.

[69] 陈熠，陈明华，陈建平，徐景藩，校阅. 陈苏生医集纂要 [M]. 上海：上海科学技术文献出版社，1994.

[70] 王象礼，赵通理. 中国百年百名中医临床家丛书·李翰卿 [M]. 北京：中国中医药出版社，2001.

[71] 张继泽，邵荣世，单兆伟，整理. 张泽生医案医话集 [M]. 南京：江苏科学技术出版社，1981.

[72] 贾美华. 菁菁园诊余笔谈 [M]. 北京：中国中医药出版社，1991.

[73] 邱友文. 医林漫步 [M]. 长沙：湖北科学技术出版社，1985.

[74] 沈绍功. 中国百年百名中医临床家·叶心清 [M]. 北京：中国中医药出版社，2001.

[75] 刘桂荣，阎兆君. 张志远学术经验辑要 [M]. 济南：山东科学技术出版社，2002.

[76] 何绍奇. 读书析疑与临证得失 [M]. 北京：人民卫生出版社，1999.

[77] 朱良春. 朱良春用药经验集 [M]. 北京：人民卫生出版社，2005.

[78] 中医研究院广安门医院. 医话医论荟要 [M]. 北京：人民卫生出版社，1982.